肝癌临床多学科综合诊断与鉴别诊断

主 编 邵国良 任正刚

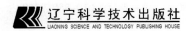

辽宁科学技术出版社

LIAONING SCIENCE AND TECHNOLOGY PUBLISHING HOUSE

图书在版编目(CIP)数据

肝癌临床多学科综合诊断与鉴别诊断 / 邵国良, 任正刚主编.
-- 沈阳 : 辽宁科学技术出版社, 2017.5
 (临床恶性肿瘤多学科综合诊断与鉴别诊断 / 毛伟敏, 季加孚主编)
 ISBN 978-7-5591-0111-2

Ⅰ. ①肝⋯ Ⅱ. ①邵⋯ ②任⋯ Ⅲ. ①肝癌 – 诊断 Ⅳ. ①R735.704

中国版本图书馆 CIP 数据核字(2017)第 057788 号

出版发行：辽宁科学技术出版社
　　　　　北京拂石医典图书有限公司
地　　址：北京市海淀区车公庄西路华通大厦 B 座南塔 15 层
联系电话：010-88019650/024-23284367
传　　真：010-88019377
E – mail：fushichuanmei@mail.lnpgc.com.cn
印　刷　者：北京亚通印刷有限责任公司
经　销　商：各地新华书店

幅面尺寸：170mm×235mm
字　　数：500 千字　　　　　　　　印　　张：23.75
出版时间：2017 年 4 月第 1 版　　　印刷时间：2017 年 4 月第 1 次印刷

策划编辑：李俊卿　夏庆民　　　　　责任校对：梁晓洁　夏庆民
责任编辑：陈　钢　夏庆民　　　　　封面设计：永诚天地
封面制作：永诚天地　　　　　　　　版式设计：永诚天地
责任印制：高春雨

如有质量问题，请速与印务部联系　联系电话：010-88019750

定　　价：105.00 元

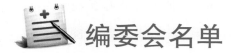 # 编委会名单

主　　编　邵国良　任正刚

副主编　胡智明　陈公英

参加编写人员:(按姓氏拼音排序)

鲍艳婷(杭州师范大学附属医院)

陈　钢(《预防医学》编辑部)

陈公英(杭州师范大学附属医院)

陈万青(国家癌症中心/全国肿瘤登记中心)

丁国军(浙江省肿瘤医院)

葛　珂(杭州师范大学附属医院)

韩苏阳(杭州市肿瘤医院)

胡智明(浙江省人民医院)

胡　超(浙江省肿瘤医院)

蒋天安(浙江大学附属第一医院)

李　鸽(杭州师范大学附属医院)

任正刚(复旦大学附属中山医院)

尚敏杰(浙江省人民医院)

邵国良(浙江省肿瘤医院)

石　磊(浙江省肿瘤医院)

苏　影(浙江省肿瘤医院)

王新保(浙江省肿瘤医院)

吴　伟(浙江省肿瘤医院)

杨　岗(武警浙江总队杭州医院)

杨立涛(浙江省肿瘤医院)

杨永波(浙江省肿瘤医院)

叶争渡(浙江大学附属第一医院)

余齐鸣(浙江省肿瘤医院)

张联合(武警浙江总队杭州医院)

郑荣寿(国家癌症中心/全国肿瘤登记中心)

临床恶性肿瘤多学科综合诊断和鉴别诊断丛书

传承创新

提高诊疗水平

造福癌症患者

壬卯冬日　孙燕

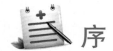 序

　　肝癌是一种发生率及死亡率极高的恶性肿瘤,在我国分别占据恶性肿瘤发病率的第三位和恶性肿瘤死亡率的第二位,严重威胁着人民群众的生命和健康。造成这种局面的因素有很多,其中最主要的是乙型肝炎病毒的感染和肝癌没有得到早期发现与及时诊治。众所周知,中国是一个人群感染乙型肝炎病毒比例极高的国家,乙型肝炎病毒感染如果没有得到及时有效的治疗,常常会导致肝硬化,部分患者在肝硬化的基础上进一步发展成肝癌。据统计,在我国肝癌患者中有超过80%的患者存在乙型肝炎病毒的感染。其次,由于肝癌患者早期缺乏症状或症状不明显,容易和胃肠道疾病引起的症状混淆,往往造成患者自身或临床医生的忽视。临床上有2/3以上的患者在确诊时已是肿瘤的中晚期,失去了有效治疗的机会。

　　鉴于此,如何能够早期发现肝癌,并及时做出正确诊断十分重要,这与患者的生存期长短密切相关。随着现代医学的发展,尤其是实验室诊断、影像学诊断等方面取得的成就,以及对肝癌流行病学、病理生理学的进一步了解和深入的研究,使肝癌的早期发现和早期诊断率得到明显的提高,也使部分疑难病例得到正确的诊断,让更多的患者能够得到根治性的治疗。

邵国良教授从事肝癌临床诊治工作 20 余年，在肝癌的诊断和鉴别诊断方面具有丰富的经验。他与复旦大学附属中山医院的任正刚教授组织了一批在该领域具有较高学术造诣和丰富实践经验的专家、学者编写了《肝癌临床多学科综合诊断与鉴别诊断》一书，从肝脏的生理、解剖、肝癌的流行病学、病因学、临床症状学、病理学、实验室诊断、影像学诊断及鉴别诊断、临床分期、预后因素等诸方面，结合现代医学的发展成果，主要围绕肝癌的诊断和鉴别诊断作了系统的论述，书中同时配附了丰富的图片资料。该书的出版为从事肝癌诊治工作的临床内外科、肿瘤科、影像科等医务人员提供了非常有用的参考，尤其对于提高基层医务人员在肝癌诊断领域的相关医学知识和临床技术水平颇有裨益。

中国工程院院士
浙江大学附属第一医院　郑 树 森
2017 年 3 月

前　言

　　我们从事肝癌临床诊治工作已 20 余年,积累了一些知识和经验,也得到了许多经验教训,深感要提高肝癌的根治率和长期生存率,目前至关重要的任务之一便是早期发现和正确诊断。医学科技的进步和发展,使我们有能力在这方面做得比以往更好。本书主要编委以浙江省肿瘤医院肝癌多学科团队(multi-disciplinary team,MDT)为班底,同时邀请了在肝癌诊治领域具有较高学术造诣和丰富临床经验的专家、学者,目的不外乎为从事该领域工作的医务同行提供一本有用的参考用书,为他们今后的临床实践带来些许帮助,使肝癌患者能从中获益。同时该书编写过程本身也是编者们学习的过程。

　　感谢本丛书总主编毛伟敏教授对本书编写的支持!

　　感谢编辑部夏庆民主任为本书的出版付出的辛勤劳动!

　　特别感谢郑树森院士为本书撰写序言!

　　由于知识水平有限,在本书中难免存在不足和谬误,敬请批评和指正!

邵国良　任正刚

2017 年 3 月

目 录

第一章　肝脏的应用解剖学与生理功能 ………………………………（1）

第二章　肝癌的流行状况 ………………………………………………（28）

第三章　肝癌的病因学研究 ……………………………………………（39）

第四章　肝脏肿瘤的病理学 ……………………………………………（90）

第五章　肝癌的实验室检查 ……………………………………………（174）

第六章　肝癌的临床症状学 ……………………………………………（194）

第七章　肝脏肿瘤的影像学诊断 ………………………………………（214）

第八章　肝脏肿瘤的鉴别诊断 …………………………………………（296）

第九章　肝癌的临床诊断路径 …………………………………………（324）

第十章　肝癌的临床分期 ………………………………………………（334）

第十一章　肝癌复发和转移的诊断及鉴别诊断 ………………………（346）

第十二章　肝癌的预后因素和随访 ……………………………………（356）

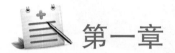

第一章
肝脏的应用解剖学与生理功能

第一节　肝脏的应用解剖学

　　肝脏是人体最大的实质性器官,由肝实质和伴随着一系列管道的间质所组成。肝脏呈楔形,横径约 25.6cm,前后径最长可达 15.2cm。男性肝重 1.4~1.8kg,女性肝重 1.2~1.4kg,成年人肝重占体重之 1/50~1/30。胎儿期因造血功能活跃,肝脏相对较大,占体重之 1/20~1/16。

　　1. 位置与毗邻

　　肝脏主要位于右季肋区和腹上区,小部分位于左季肋区,除位于腹上区的部分外,其余均被肋骨、肋软骨覆盖。小儿肝脏下缘低于肋弓,但不超过 2cm,7岁以后不能触及。肝脏上方紧邻膈,左叶后上部毗邻食管腹段,下部与胃前壁相邻,右叶下方前部、中部、后部分别与结肠右曲、十二指肠上曲、右肾上腺和右肾相邻,并有相应的凹陷(图 1-1-1)。肝尾状叶与第 10~11 胸椎相对应,左后方为腹主动脉,两者以右膈下动脉和右膈肌脚相间隔。肝脏尖端朝向脾脏。

　　2. 肝脏被膜与韧带

　　肝脏包膜包括紧密连接的两层结构。内层是纤维性的 Glisson 膜,完整覆盖肝脏,外层是腹膜,覆盖了肝脏的大多数区域,但未包括肝膈面后部与膈之间(裸区)、胆囊床、肝门。腹膜反折形成肝脏的韧带将肝脏与膈面和腹壁等结构连

1

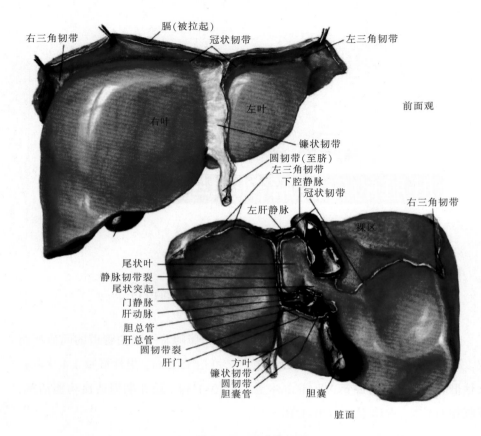

图 1-1-1 肝脏表面观

接固定,包括肝上方的镰状韧带、冠状韧带和左、右三角韧带,肝下方的肝胃韧带和肝十二指肠韧带(图 1-1-2)。镰状韧带是位于膈穹隆下方与肝上面之间矢状位的双层腹膜结构,位于前正中线右侧,其前部沿腹前壁向下连于脐,侧面观呈镰刀状,将肝脏连接于膈肌和腹前壁。其游离的下缘肥厚,内含肝圆韧带,后者由胚胎时的脐静脉闭锁后形成,当出现门脉高压时可重新开放。冠状韧带呈冠状位,分前、后两层,由膈下及肝上面的腹膜移行而成,前层向前与镰状韧带相延续,前、后两层间相隔较远处的肝表面未被腹膜覆盖的区域称为肝裸区。冠状韧带左、右两端处,前、后两层彼此粘合增厚形成了左、右三角韧带(left,right triangular ligament),左三角韧带中通常含有肝纤维附件,后者是新生儿特有的

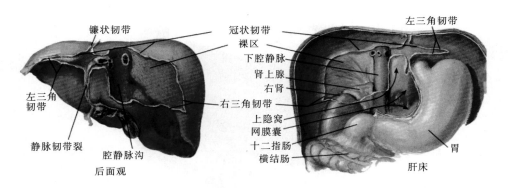

镰状韧带　　　　　冠状韧带　　　　　　　　　　左三角韧带
　　　　　　　　　　裸区
　　　　　　　　　　下腔静脉
　　　　　　　　　　肾上腺
左三角　　　　　　　右肾
韧带　　　　　　　　右三角韧带
　　　　　　　　　　上隐窝　　　　　　　　　　　　　胃
静脉韧带裂　　腔静脉沟　网膜囊
　　　　　　　后面观　十二指肠
　　　　　　　　　　横结肠　　　　　　　　　肝床

图 1-1-2　肝脏的韧带

肝残留物。肝胃韧带和肝十二指肠韧带构成小网膜,由镰状韧带连接下腔静脉左侧的腹膜反折向后延续所成,其附着于脏面的肝门处,肝胃韧带在小网膜左侧从膈、肝静脉韧带裂连于胃小弯,肝十二指肠韧带在小网膜右侧从肝门连接至十二指肠上部,后者包绕着胆总管、肝固有动脉、肝门静脉、肝神经丛及淋巴结等结构。此外,肝右侧脏面还有肝结肠韧带和肝肾韧带。

3. 肝门与肝蒂

肝脏脏面由 2 条纵沟和 1 条横沟组成标志性的"H"形:横沟即为第一肝门,常谓之肝门,是肝固有动脉的左右支、肝门静脉左右支、左右肝管、淋巴管及神经出入肝的部位,肝十二指肠韧带的结缔组织与包裹门静脉和胆管的纤维鞘相延续,并随之进入至肝内更细的分支;左纵沟前部内有肝圆韧带,后部内有静脉韧带;右纵沟前部为胆囊窝,后部为腔静脉沟。腔静脉沟后上端为肝静脉汇入下腔静脉处,即第二肝门;腔静脉沟的下段处,下腔静脉还接受来自右半肝脏面的副肝右静脉和尾状叶的一些小静脉,统称为肝短静脉,此处即为第三肝门。

肝十二指肠韧带的上端、肝胃韧带及其所含出入第一肝门的肝外胆道、肝固有动脉及其分支、肝门静脉及其属支、淋巴管和神经等,共同被包于结缔组织内,总称为肝蒂(图 1-1-3)。肝蒂上段为前中后结构:在第一肝门部以肝管分叉部位置最高且在前方,肝固有动脉分叉点最低,位于中间,门静脉位于肝管和肝动脉的后方。左肝门处,门静脉左干位于横沟和脐静脉窝内,肝左动脉位于门静脉左干之下偏前方,左肝管位于门静脉左干横部与肝方叶之间,位置较深。右肝

3

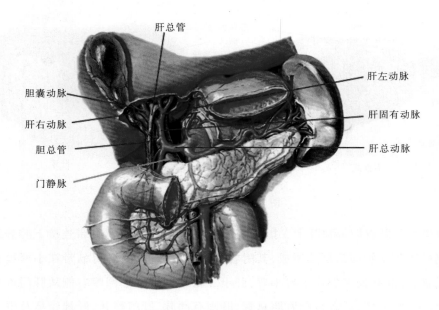

图 1-1-3　肝蒂内的管道结构

门处,右肝管最高,位于上前方,门静脉右干位于下后方,两者之间为肝右动脉。而肝蒂下段为倒"品"字形:胆总管位于右前方、肝动脉位于左前方、门静脉位于后方稍偏左。

4. 分叶与分段

　　传统分法将肝腹侧的镰状韧带与背侧沿着小网膜至脐切迹之连线作为肝左、右叶的分界线,但这种分叶法并不能确切反映肝内部结构,尤其是血管分布、引流的情况,不符合肝脏血供、胆管系统的走行特征。1957 年,法国外科医生克劳德奎诺(Claude Couinaud)根据 Glisson 系统分支、分布及肝静脉走行,提出了目前国际通用的肝八段分法(图 1-1-4)。位于肝脏正中裂的肝中静脉,将肝脏分为左右两半,这一分界面贯穿下腔静脉至胆囊窝,也称为坎特利线(Cantlie's line)。肝段就是以 Glisson 系统为中心,包括其所属血供和胆汁引流的肝组织所构成的一个独立的功能单位。肝左静脉将左肝分为内侧段和外侧段。走行于右肝段间裂的肝右静脉将右肝分为右肝前段和后段。根据门脉走行,进一步将肝脏分为独立的八段,每段中心都有门静脉、肝动脉和胆管的分支,在段周边有引

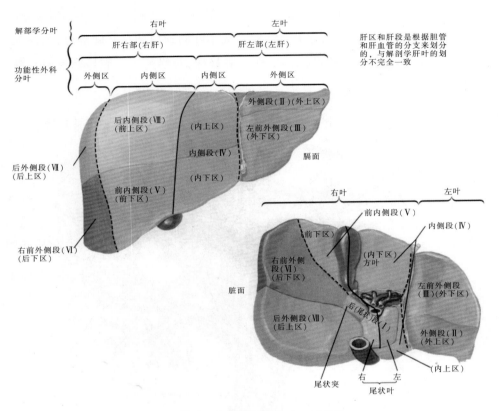

图 1-1-4　肝脏的 Couinaud 分段

流的肝静脉。尾状叶是第Ⅰ段,它同时接受左右门静脉分支供血,由一条或多条肝静脉直接引流至下腔静脉。近期研究发现,尾状叶可分为左侧部分(或 Spiegel 叶或Ⅰ段)和右侧部分(或Ⅸ段或腔静脉旁部分)。第Ⅱ~Ⅷ段按顺时针方向依次排序。第Ⅱ、Ⅲ段均位于肝左静脉和镰状韧带左侧,门脉左支以上为第Ⅱ段,以下水平为第Ⅲ段,第Ⅳ段位于肝中静脉和肝左静脉之间,门脉左支水平以上为第Ⅳa段,以下为第Ⅳb段。肝右静脉和肝中静脉之间,门脉右支水平以下为第Ⅴ段,以上为第Ⅷ段,肝右静脉后方,门脉右支以下为第Ⅵ段,以上为第Ⅶ段。

5. 血　管

肝脏接受门静脉和肝动脉的双重供血。其中,门脉血供约为75%,收集来自脾脏、胃肠道和其他相关器官的静脉血,主要负责运送营养和代谢物质;肝动脉提供剩余 25% 左右的血供。门脉系统和肝动脉系统各提供肝脏一半的需氧量。两者并行入肝后反复分支,在肝小叶间形成小叶间动脉和小叶间静脉,均注入肝窦中;后经中央静脉、小叶间静脉而入肝静脉,最终汇入下腔静脉返回心脏(图 1-1-5)。

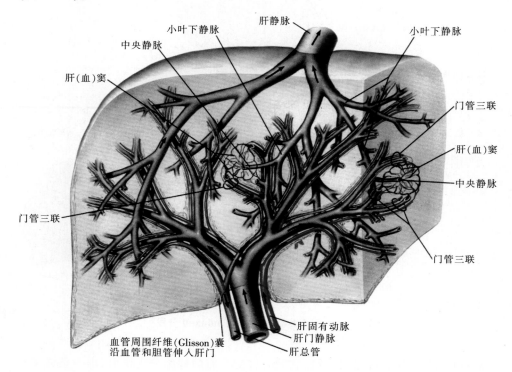

图 1-1-5 肝脏内各管道系统的走行

肝固有动脉在肝门处发出左、右 2 个分支,分别供应左、右半肝。肝右动脉一般在进入肝实质前发出右前、右后动脉支(约 78%),与门静脉支伴行;此外,还分出尾状叶右段支,有时还可分出左内叶上段组支、左内叶动脉支等。肝左动脉发出的分支多经门静脉左干的浅面进入左肝,分布于左内叶、左外叶和尾状叶左段。肝中动脉可从肝外起自肝左动脉或肝右动脉,多经门静脉左干横部的浅面,前行至矢状部内侧,供应肝方叶。肝动脉入肝后,先后分支形成叶间动脉、小叶间动脉,穿过界板,与门静脉的血液共同注入肝窦内。

　　门静脉进入肝门沟之前分出 2 个分支：门静脉右支短而粗，长 1~3cm,约 75%在进入肝实质前分为右前支和右后支,此外还有尾状叶右段支和胆囊旁门静脉分支;左支长而较右支细,接受脐静脉和脐旁静脉,由静脉韧带与下腔静脉相连,可分为横部、角部、矢状部和终末部。临床和实验资料表明,门静脉内血液未充分混合,存在血液分流现象:来自肠系膜上静脉的血大部分经右支进入右肝,而肠系膜下静脉和脾静脉的血则多经左支进入左肝。

　　肝静脉源自肝小叶中央静脉,引流小叶内肝窦的血液,导入小叶下静脉,最后汇合成较大的肝静脉。肝静脉多为左、中、右 3 支,每支有 4~6 个层次的呈锐角分叉的轴性静脉和极多更细的近乎直角的分支。其中肝右静脉是肝静脉中最长的一条,它主要收集来自肝右后叶(Ⅵ段、Ⅶ段)的血液,也回收部分肝右前叶(Ⅴ段、Ⅷ段)的血液。肝中静脉接收来自左内叶(Ⅳ段)和右前叶(Ⅴ段、Ⅷ段)的血液。有时肝中静脉也接收来自右后叶下段(Ⅶ段)的部分回血。肝左静脉接收来自左外叶(Ⅱ段和Ⅲ段)的血流以及左内叶(Ⅳ段)的部分血流。此外,在脏面下腔静脉沟下段处,下腔静脉还接收来自右半肝脏面的右副肝静脉(肝右后静脉)和尾状叶的一些小静脉,统称为副肝静脉(accessory hepatic vein,AHV,肝短静脉)。53%的患者有至少 1 条右副肝静脉,12%者有 2 条,有引流尾状叶副肝静脉者占 12%。开口于左前壁的副肝静脉主要接收来自左尾状叶的静脉回流,开口于右前壁的副肝静脉主要接收来自右尾状叶(尾状突)和肝右后叶脏面的静脉回流。最常见的副肝静脉是肝右下静脉(inferior right hepatic vein,IRHV),又被称为肝后静脉、肝背侧叶静脉、肝背下静脉、肝右后静脉等。

　　6. 胆管系统

　　按照胆汁的生成及其流向,胆管系统起源于肝内胆小管,止于 Vater 壶腹(肝胰壶腹)。胆道系统包括胆小管、肝内外胆管、胆管周围腺体、胆囊、Vater 壶腹,其中肝总管分叉以上习惯称之为肝内胆管。右肝管较短,平均仅 0.84cm,由右前叶和右后叶的肝管汇合而成,并接收尾状叶的部分肝管,而约半数的人可见右肝管汇合的变异,最常见为右后肝管开口的变异。左肝管较长,平均长 1.3~1.7cm,由坚实致密的结缔组织包绕,于门静脉左干上方在横沟内走行,被肝方叶掩盖,位置较深。左肝外胆管绝大多数在门静脉矢状部或角部的深面通过。而

7

尾状叶的引流变化较多,尾状突胆管一般开口于右肝管系统,尾状叶左段胆管开口于左肝管系统,而尾状叶右段胆管可开口于左肝管或右肝管。左、右肝管在肝门沟的右侧汇合为肝总管, 长 1~5cm (平均 2cm), 直径 0.4~13cm (平均 0.66cm), 位于肝动脉右侧、门静脉前方。肝门处的三叉形肝管汇合也较常见 (7.3%~14.0%),但无右肝管。

7. 淋巴系统

肝淋巴通道分为深、浅两种,深者伴行于门静脉和肝静脉的分支,浅者分布于肝包膜,两层淋巴网有许多交通支贯穿肝包膜。肝脏产生的淋巴液主要经深部淋巴结输出, 始于小叶间的毛细淋巴管, 汇合成较大的集合淋巴管,伴随 Glisson 系统和肝静脉分别抵达第一肝门和第二肝门。经第一肝门输出的淋巴管可有 15~18 根,在肝十二指肠韧带内注入肝门淋巴结,后输入腹腔淋巴结,经肠淋巴管至乳糜池而进入胸导管,其中一部分淋巴管可直接注入胸导管,或经肝胃韧带进入胃左淋巴结;经第二肝门输出的淋巴管则伴随肝静脉注入下腔静脉旁的淋巴结;肝顶部的浅淋巴管形成密集的网络,汇合为淋巴管,经冠状韧带、镰状韧带及膈肌,引流至食管及剑突胸骨淋巴结;肝脏下面的淋巴管引流至肝门淋巴结。其中门静脉旁淋巴管可引流 80% 的肝淋巴液。

肝门淋巴结一般沿肝动脉和胆管分布,数量不一,但位置较恒定,见于胆囊管与肝总管交界处以及十二指肠上部胆总管旁:一般门静脉后方有 3~4 个淋巴结,附着于肝门横沟的后筋膜,埋藏在脂肪组织中,最常见位置是肝方叶处门静脉横部的后方,其次为门静脉主干分叉部后方偏左侧,再则是静脉韧带处连接肝方叶的部位;左肝动脉分叉处有 1~2 个淋巴结;肝门部的门静脉淋巴结及肝动脉淋巴结均与十二指肠韧带上的淋巴结相交通。当发生肝脏或胆道炎症时,肝门部淋巴结常肿大,胆管癌和原发性肝癌也可发生肝门淋巴结转移。

8. 神 经

肝脏的支配神经来自下胸部神经节、腹腔神经丛、迷走神经、右膈神经的纤维,大多数组合成前、后神经丛经肝门进入肝内,少数进入肝静脉、韧带及肝外胆道系统。交感神经分别来自左、右腹腔神经节,节前神经纤维各自源于左、右交感干之第 7~8 脊髓侧角;副交感神经直接由左、右迷走神经发出,经左、右腹腔神经节各自抵达肝前丛和肝后丛。入肝的神经纤维随 Glisson 鞘的各级分支在小叶间及小叶内形成神经丛,其末梢附于肝细胞和肝窦内皮细胞的表面。肝动脉和门静脉主要由交感神经支配,胆管有交感和副交感神经纤维。刺激围绕肝动脉和门静脉的神经,可改变肝脏的代谢和血流动力。此外,来自右膈神经的感觉纤维分布于镰状韧带、冠状韧带及邻近肝包膜内,部分与肝丛结合深入至肝内外胆道系统。

9. 变 异

肝脏在大体解剖和局部解剖上存在变异。如左右叶的相对大小并非恒定;右叶向尾方延长为 Riddel 叶,可能造成肝肿大的假象;约 19% 的人肝左叶向左及后方延长为镰状肝左叶,俗称"象鼻肝";约 4% 的人左叶严重萎缩,可能由于胚胎发育时血管变异或后天血管闭塞而致;左叶可能由一窄的蒂与余肝相连;副肝可能发生于韧带、系膜、胆囊、肾上腺、脾脏的表面。

肝脏的管道结构解剖学变异也很多:①多数情况下,第一肝门部以肝管分叉部位置最高且在前方,但有 12%~15% 肝右动脉在肝管分叉前方通过。肝动脉位于胆管左侧,所分出的肝右动脉约 80% 经肝总管后方至右肝门。②约有半数的人可发生肝动脉的变异:最重要的是肝右动脉源于肠系膜上动脉以供应右肝(14%)和肝左动脉发自胃左动脉自肝门左角入肝(14%~25%);肝Ⅳ段的门静脉和肝动脉分支,可能首先跨至脐裂左侧,然后再转向右侧;脐窝及尾状叶周围处,肝左、中、右动脉的终末支及次终末支可有广泛的交通支;可存在肝左、右动脉间吻合支;肝动脉可从来源于腹腔动脉或肠系膜上动脉的血管获得侧支血供;肝总动脉的主要吻合支是胃左右动脉、胃网膜左右动脉、胃十二指肠动脉、十二指肠上动脉、十二指肠后动脉、胰十二指肠上下动脉、异位肝动脉、膈下动脉。③肝门部门静脉分支较为恒定,而有 10%~15% 的门静脉分支可能为三叉形,单独的一支自门静脉分叉处发出至尾状叶。在肝门左侧,门静脉左支在进肝前发出分支到肝方叶和尾状叶,但约有 6% 的门静脉左干起始部发出右前门静脉或右肝上段的分支,这类分支有时很粗大,位于肝管前方并合并有肝管狭窄。其他变异相对少见,如十二指肠前门静脉、先天性门静脉缺失、静脉导管未闭锁、门静脉闭锁等。④肝静脉多为左、中、右 3 支,有 65%~85% 的人肝中静脉与

9

肝左静脉汇合后汇入下腔静脉；约18%的人有2支肝右静脉汇入下腔静脉；约23%的人有另一独立的肝中静脉或右下肝静脉各自引流肝Ⅴ段或Ⅵ段。⑤胆管的变异较多：约有6%的人右肝的一部分可能引流至左胆管系统,在左肝部分切除术中可能损及右侧肝管；左内叶的段肝管开口于肝外的段肝管,提示肝左外叶切除术中肝脏切缘不能过分紧靠左矢状裂。肝总管可能接纳副肝管；无肝总管,左、右肝管分别下行到进入十二指肠前才汇合,此时右肝管接收胆囊管；胆囊管与胆管常汇成一个角度,也可与胆管平行或绕至后方呈螺旋状；其他,如主要肝管汇至胆囊管、胆囊管汇至右肝管、右肝管汇至胆囊管。

第二节　肝脏的生理功能

一、肝脏的生理功能类型

肝脏是体内体积最大、物质代谢最活跃的器官。它有着多种重要功能：储存重要的产物和能源物质(如糖原、脂肪、蛋白质和维生素),产生细胞活动的"燃料"(如葡萄糖、脂肪酸和酮酸),合成血浆蛋白和凝血因子,代谢毒素和药物,排泄某些物质(如胆红素),以及生成胆汁酸。在胚胎时期肝脏还具有造血功能。

(一)能量代谢

1. 糖代谢

饮食中的淀粉和糖类消化后变成葡萄糖,经肠道吸收后,由门静脉到达肝脏：一部分由肝脏合成肝糖原储存,另一部分则经肝静脉进入血液循环被运输到全身组织。糖原是糖在体内的储存形式,在正常情况下,肝糖原的合成和分解保持动态的平衡。一般成人肝内约含100g肝糖原,达肝重的5%。肝脏通过糖原的合成和分解、糖原异生等途径来维持糖类代谢平衡,是体内调节血糖的主要器官。肝脏疾病导致肝功能异常,常可干扰葡萄糖的代谢,引起低血糖或高血糖。

(1)糖的分解代谢：同体内其他组织细胞一样,肝脏内糖的分解代谢主要有

4种类型:无氧条件下进行的糖酵解途径、有氧条件下进行的有氧氧化、生成磷酸戊糖的磷酸戊糖通路、生成葡萄糖醛酸的糖醛酸代谢。这一系列过程所产生的能量和其他反应产物,可保证肝细胞内核酸和蛋白质的代谢,促进肝细胞的再生和肝功能的恢复。

(2)糖原的合成与分解:葡萄糖是生物体能利用的能源,但这种小分子物质不能在细胞内储存,需以糖原的形式储存在胞浆内。糖原是由许多葡萄糖分子聚合而成的大分子,可作为能量的储备,在有需要时(禁食、创伤、外科手术等),可在相关酶的作用下迅速转变为小分子的葡萄糖,释放到血液中供组织利用。糖原的合成与分解受肾上腺素和胰高血糖素的调节。长期以来,餐后肝糖原储备被认为是肝脏直接利用葡萄糖合成糖原,现在认为,进食后肝糖原增多,不仅是直接从葡萄糖合成糖原,而大部分是葡萄糖先在周围组织分解成三碳化合物,再转运到肝内合成糖原,实际上是糖异生途径合成糖原。

(3)糖异生:当肝糖原迅速耗尽时,肝脏可从其他非糖物质转变为葡萄糖或糖原,主要包括生糖氨基酸、乳酸、甘油、丙酮酸等,这对维持血糖水平至关重要。当慢性肝病如肝硬化时,肝内糖原储量减少,糖异生增强,可加重负氮平衡和低白蛋白血症。糖异生受胰岛素、胰高血糖素和肾上腺皮质激素的调节。

2. 蛋白质代谢

从食物来源的外源性氨基酸和机体组织蛋白分解产生的内源性氨基酸,共同构成了肝脏内氨基酸库的来源。肝细胞不停地利用氨基酸合成蛋白质和将蛋白质分解成氨基酸,故肝内蛋白质的代谢极为活跃,更新速度较快,半衰期仅约10d。一方面可以清除异常的蛋白质,另一方面可以通过酶或调节蛋白来调节蛋白质的合成和分解,进而调节细胞代谢。

(1)氨基酸的分解与生物合成:肝脏是氨基酸代谢的重要器官,大部分氨基酸都在肝脏进行分解代谢。氨基酸分解代谢的主要途径是脱氨基生成氨和相应的 α 酮酸,脱氨基作用可有四种类型:氧化脱氨基作用、转氨基作用、联合脱氨基作用和非氧化脱氨基作用。脱下的氨主要依靠肝脏合成尿素排出体外,酮酸可进一步氧化分解生成 CO_2 和 H_2O,也可转变生成糖或脂肪储存于体内。另一途径则是脱羧基生成 CO_2 和胺,如谷氨酸的产物 γ-氨基丁酸、组氨酸的产物组胺和色氨酸的产物 5-羟色胺,均具有非常重要的生理功能。

在组成人体蛋白质的氨基酸中,必需氨基酸必须从食物中摄取,而其他非必需氨基酸则可利用某些代谢中间产物合成,如丙酮酸、草酰乙酸、α-酮戊二酸和 3-磷酸甘油等,从而满足人体的需要。

(2)蛋白质的合成与分解:除维生素外,氨基酸几乎可以转变为体内各种含氮物质,如蛋白质、肽类激素、嘌呤碱、肌酸、辅酶等,进入血循环供全身器官组织需要。肝脏可利用氨基酸合成蛋白质,还可利用糖、脂肪转化为蛋白质。肝脏旺盛的蛋白质代谢,不仅表现在其本身结构性酶的迅速更新,还表现在它不断地合成多种血浆蛋白。特别是白蛋白,作为体内各种组织蛋白更新的重要来源,肝脏是其体内合成的唯一场所。肝细胞均具有合成白蛋白的功能,但正常肝内只有约 15% 的肝细胞合成并分泌白蛋白,故只有当肝细胞广泛受损时,临床上才出现明显的低白蛋白血症。此外,个体的营养状态、血管内胶体渗透压、甲状腺激素、肾上腺皮质激素、创伤及手术均会影响白蛋白的水平。

肝脏在血浆蛋白质的分解代谢中也起重要作用。肝表面有特异性受体可识别某些血浆蛋白质,如铜蓝蛋白、α_1-抗胰蛋白酶等,经胞饮作用被吞入肝细胞,再被溶酶体水解酶降解。降解后的氨基酸又可在肝脏进行转氨基、脱氨基、脱羧基等进一步分解。除了支链氨基酸在肌肉中分解外,其余氨基酸特别是芳香族氨基酸主要在肝脏分解。故严重肝病时,血浆中支链氨基酸与芳香族氨基酸的比值下降。

3. 脂肪酸代谢

肝脏在脂类的消化、吸收、分解、合成及运输等代谢过程中有重要作用。首先,脂类只有依赖肝脏分泌的胆汁方可被消化和吸收。消化吸收后的一部分脂肪进入肝脏,以后再转变为体脂而贮存。饥饿时,贮存的体脂可先被运送到肝脏,然后进行分解。其次,肝脏是氧化分解脂肪酸的重要场所,也是体内生成酮体的主要场所。β 氧化过程释放的能量可供肝脏自身需要,而酮体经血液循环到其他组织(心、肾、骨骼肌等)方可氧化利用,是这些组织的良好供能原料。

(1)脂肪酸的分解:脂肪酸是机体的主要能量来源之一,在氧气充足的情况下,可通过 β 氧化分解产生 CO_2、H_2O 和大量能量,其中约有 40% 可为机体利用合成高能化合物。脂肪酸 β 氧化也是脂肪酸的改造过程,可将长链脂肪酸改造成长度适宜的脂肪酸而为机体代谢所需。脂肪酸分解产生的乙酰辅酶 A 还是许多重要化合物合成的原料,如胆固醇、胆汁酸和类固醇激素等。

(2)脂肪酸的合成:人体内的脂肪酸大部分来源于食物,即外源性脂肪酸,在体内被加工利用。同时肝脏还可利用糖和蛋白质转变为脂肪酸及内源性脂肪酸,用于三酰甘油的生成和能量贮存。胰岛素、胰高血糖素、肾上腺素及生长素等均参与对脂肪酸合成的调节,其中胰岛素是调节脂肪代谢的主要激素,能诱导乙酰辅酶 A 羧化酶、脂肪酸合成酶和柠檬酸裂解酶的合成,以及乙酰辅酶 A 羧化酶的去磷酸化而使之活性增强,从而促进脂肪酸的合成。当脂肪代谢紊乱时,可使脂肪堆积于肝脏内形成脂肪肝。

(二)物质代谢

1. 胆固醇

肝脏是体内合成胆固醇最旺盛的器官,每天合成 1.0~1.5g,约占全身总合成量的 80%。肝内胆固醇的代谢主要包括以下方面:①内源性胆固醇的合成受激素调控,其中胰高血糖素减少胆固醇合成,胰岛素增加其合成;而甲状腺素同时具备促进胆固醇合成和促进胆固醇转变为胆汁酸的作用,后者的作用更强,故甲亢时患者血清胆固醇含量下降。②胆固醇在卵磷脂胆固醇酰基转移酶(LCAT)的作用下形成胆固醇酯,在正常人空腹血清中占胆固醇含量的 50%~70%。肝病患者体内 LCAT 活力减低,故血浆内胆固醇酯与游离胆固醇的比值降低。③胆固醇在肝脏进行降解,可分解成为胆汁酸,还原为双氢胆固醇或未经转化即从胆汁中排出。④血液中胆固醇浓度升高可反馈抑制肝脏中胆固醇的合成,而且周围组织内的胆固醇转运至肝脏需要肝脏合成的脂蛋白的协助。

2. 胆汁酸

胆汁酸是由胆固醇在肝内转化而来,是胆汁的重要组成成分。胆汁酸可促进食物内脂类的消化和吸收,而且胆汁酸的分泌是形成胆汁流的主要推动力,并可抑制胆固醇在胆汁中析出。胆汁酸按照化学结构可分为两类:游离型胆汁酸,包括胆酸、脱氧胆酸、鹅脱氧胆酸和少量的石胆酸;结合型胆汁酸为上述游离型胆汁酸与甘氨酸或牛磺酸结合的产物。胆汁酸的合成量远不及肠道内食物消化所需的量,故排出的胆汁酸约95%可通过肠肝循环回收。胆汁酸的合成受核受体的调节和通过肠肝循环回吸收到肝脏的胆汁酸的负反馈调节。在胆汁淤积性疾病患者中,胆汁酸从胆道排出障碍,改从肾脏排出。

3. 胆红素

血红蛋白、细胞色素和肌红蛋白中的血红素是胆红素的主要来源。结合胆红素在外周血中含量很低,游离胆红素因可透过血脑屏障和肝窦的肝细胞膜对组织造成损伤,故需通过血浆白蛋白运载至肝脏;经肝细胞摄取后反应形成结合胆红素,后经肝细胞排入胆道。任何一个过程的障碍都可致胆红素积聚于血液内而出现黄疸。结合胆红素在小肠内基本不能重吸收,在回肠末端和结肠内被细菌分解成尿胆原后,可有小部分被重吸收至肝脏。

4. 磷 脂

肝脏是合成磷脂的重要器官,不仅满足本身的需要,还合成血浆中的磷脂。肝内磷脂的合成速度可因摄取胆固醇、膳食内缺乏胆碱、甲硫氨酸或肌醇而减慢,从而使肝内脂肪代谢紊乱,造成脂肪肝。而胆碱、胆胺、半胱氨酸和甲状腺激素可加速磷脂的合成。

5. 脂蛋白

脂蛋白是不同分子的脂类与载脂蛋白结合而成,有利于运输和代谢。根据其密度的大小,可分为乳糜微粒、极低密度脂蛋白、低密度脂蛋白和高密度脂蛋白。它们可将食物中的脂类运载至周围组织和肝脏,并可将肝脏合成的三酰甘油和胆固醇从肝脏释出。

6. 维生素

肝脏可贮存脂溶性维生素,约95%的维生素 A 都贮存在肝内,维生素 C、D、E、K、B_1、B_6、B_{12},烟酸,叶酸等多种维生素均在肝内贮存和代谢。肝脏实质性疾病或是胆道阻塞时,可继发维生素 A 缺乏而出现夜盲或皮肤干燥综合征,维生素 D 缺乏而出现骨质营养不良,维生素 K 缺乏而导致出血倾向等。

7. 激素代谢

正常情况下,各种激素的生成与灭活处于相对平衡状态,许多激素如醛固酮、肾上腺皮质激素、抗利尿激素、各种性激素、胰岛素、甲状腺激素、类固醇激素等,在肝内灭活,然后随胆汁或尿液排出体外。如胰岛素是通过肝脏产生的特异性谷胱甘肽胰岛素转氢酶水解而灭活;雄激素在肝脏有两个主要代谢途径:60%~70%的睾酮在肝脏降解后经尿排出,其余形成两种有活性的代谢物,即经还原酶作用被还原的双氢睾酮和经芳香化酶作用转变而来的雌激素。肝功能长期受损时可出现激素灭活障碍:胰岛素降解障碍,出现高胰岛素血症,从而影响糖代谢,造成低血糖及糖耐量降低;雌激素灭活障碍,且外周芳香化酶活性增高使雄激素向雌激素转化,女性患者可产生月经失调、闭经、不孕等,男性患者常有性欲减退、睾丸萎缩、乳房发育等表现,此外雌激素过多引起小动脉扩张,患者可出现蜘蛛痣、肝掌;醛固酮和抗利尿激素的灭活障碍可引起钠和水在体内潴留,对腹腔积液的形成及加重起重要的作用。

(三)消化与吸收功能

机体对脂肪的消化和吸收依赖于胆汁。胆汁由肝细胞制造,每天泌入胆道系统约 1000ml,进入胆囊后被浓缩;进餐后胆囊收缩,将胆汁排入十二指肠。胆汁中含有多种类似于血浆内的电解质、HCO_3^- 及许多有机物质, 如结合胆汁酸、结合胆红素、脂类、蛋白质、氨基酸和多肽、IgA、核苷、维生素、重金属等,固体成分不足 5%。在非消化期间胆汁存于胆囊中。在消化期间,胆汁则直接由肝脏及胆囊大量排至十二指肠内。

胆汁具有重要的生理功能:①帮助食物脂肪消化和脂类及脂溶性维生素吸收;②稳定胆汁内的脂质,使胆固醇不易析出和形成结晶;③排泄胆固醇、药物、重金属和其他有害物质;④清除肾脏不能滤过的脂溶性物质;⑤分泌 IgA 和炎性因子,防御肠源性细菌感染;⑥保持肝肠循环,回收胆汁酸盐等物质;⑦所含的激素类物质有利于机体的发育和生长。

肝内胆管细胞有很多受体,可影响胆汁的分泌量和成分,其中以胰泌素受体和嘌呤受体对胆汁分泌的影响最大,可明显增加胆汁的分泌量;而生长抑素和胃泌素抑制胆汁的分泌。

(四)生物转化功能

在机体代谢过程中,门静脉收集来自腹腔的血液,外来或体内代谢产生的有毒物质,均要在肝脏经生物转化变为无毒的或溶解度大的物质,随胆汁或尿液排出体外。肝脏是人体主要的解毒器官,易受年龄、性别、昼夜节律、营养状态、饥饿、妊娠、内分泌及遗传因素等影响。其解毒原理包括:①化学作用:肝脏有氧化、还原、分解及结合作用,其中结合作用是肝脏解毒的最重要方式,毒物与肝内物质结合变成无害物质后排出;②分泌作用:一些重金属如汞及来自肠道的细菌,可经胆汁分泌排出;③蓄积作用:某些生物碱如吗啡可蓄积于肝脏,然后逐渐小批量释出,减轻中毒程度;④吞噬作用:细菌、染料及其他颗粒性物质可被肝脏的星状细胞吞噬消化。

1. 氨

氨基酸代谢经脱氨作用所产生的以及肾脏和肠道来源的具有毒性的氨,可通过肝脏内鸟氨酸循环的特殊酶系合成尿素以达到解毒目的。而且,尿素合成中消耗了 CO_2,故在维持机体酸碱平衡中也具有重要作用。

2. 胺

肠道细菌作用于氨基酸可产生芳香胺类等有毒物质,被吸收入血后,可在肝细胞中进行转化以减少其毒性。但当肝功能不全或门—体侧支循环形成时,这些芳香胺类可不经过处理进入神经组织,生成类似于儿茶酚胺的类神经递质,从而抑制神经系统的功能,这与肝性脑病的发生有一定关系。

3. 药 物

某些亲脂性药物可使肝内药酶合成显著增加,从而对其他药物的代谢能力增强,称为酶的诱导作用。目前已知至少 200 多种药物和化学物质具有酶诱导作用,如苯巴比妥、利福平、安体舒通等。药酶诱导作用有时可造成药物性肝损害或化学致癌。另外,也有些药物可通过抑制药酶,使另一药物的代谢延迟,药物作用时间延长和加强,称为酶的抑制作用。微粒体酶的专一性不高,多种药物可以作为同一酶系的底物,因而出现各种药物对药酶的竞争性抑制。如保泰松可抑制甲磺丁脲的代谢,而增强其降血糖作用。

(五)维持机体凝血及免疫功能

几乎所有的凝血因子都由肝脏制造。在人体凝血和抗凝两个系统的动态平衡中,肝脏起着重要的调节作用。因此肝功能破坏的严重程度常与凝血障碍的程度相平行,肝功能衰竭者常有严重的出血。血浆白蛋白、纤维蛋白原和凝血酶原的合成、维持和调节都需要肝脏参与。

1. 凝　血

肝脏是人体内合成凝血因子的主要场所,肝病时可引起凝血因子缺乏造成凝血时间延长及发生出血倾向。肝硬化时最常见的是因子Ⅶ降低,其次是因子Ⅴ、凝血酶原和因子Ⅹ降低。凝血因子的降低与患者的临床症状及肝脏的病理学改变成正比,故临床上一直把凝血酶原时间作为肝脏术前评估的重要指标。梗阻性黄疸可导致脂溶性维生素K吸收障碍,而部分凝血因子(Ⅱ、Ⅶ、Ⅸ、Ⅹ)的前体合成后,需要维生素K将其活化,故此类凝血异常在注射维生素K后即可纠正。此外,肝脏还可以清除已经活化了的凝血因子和合成抗凝物质肝素,以防发生血管内凝血,使血管内的血液保持流动状态。

2. 造　血

胎儿时期肝脏为主要造血器官,至成人时由骨髓取代。在某些病理情况下肝脏造血功能可恢复,如慢性失血所致的小红细胞;危重肝病在严重贫血与溶血的同时,可出现棘细胞(齿轮细胞);肝炎时嗜酸细胞增多,此时肝脏释放出大量嗜酸细胞趋化因子以吞噬抗原—抗体复合物。正常时肝内静脉窦可以贮存一定量的血液,在机体失血时,从肝内静脉窦排出较多的血液,以补偿周围循环血量的不足。

3. 免疫防御功能

肝脏是体内最大的网状内皮细胞吞噬系统,对免疫和维持内环境稳定方面起着重要作用。肝静脉窦内皮层含有大量的Kupffer细胞,其生理功能为:①吞噬性,可高效地吞噬、清除门静脉血流里的有毒物质,如细菌、内毒素、活化的凝血因子、溶解的免疫复合物等;②消化其内含物;③激活后生成生物活性物质,如溶酶体水解酶、中性蛋白水解酶、干扰素、内致热原、前列腺素、溶菌酶等;④抵御微生物和肿瘤细胞;⑤急性或慢性炎症的表达;⑥启动、调节、表达免疫反应。此外,肝窦内皮细胞,寄居于肝脏的树突细胞,天然免疫的NK细胞和NKT细胞,获得性免疫的T细胞、B细胞和胆管上皮细胞均参与肝脏的免疫防御机能。

门管及肝窦内可存在少量淋巴细胞:门管区90%的淋巴细胞为T细胞;肝

窦内 60% 为 T 细胞,30% 为 NK 细胞。肝窦内很多淋巴细胞体积大,胞浆内含有像葡萄核的颗粒,故又称为陷窝细胞,被认为在杀死肿瘤细胞和受病毒感染的细胞时起作用。Kupffer 细胞能增强陷窝细胞的灭肿瘤活性。

当 Kupffer 细胞群减少或功能减退时, 来自肠道经门静脉血流的内毒素等有毒物质便可溢入血循环,肠道内细菌也得以移位。罹患肝病的机体将失去一线免疫防御功能,临床上出现各种严重细菌感染;机体的免疫功能障碍和异常免疫应答也将导致肝脏病理改变;对自身抗原丧失免疫耐受性将出现自身免疫性肝病。

(六)肝脏的再生能力

肝脏是成年人体内唯一在损伤后具有明显再生能力的重要器官。肝部分切除术后,啮齿类肝脏可在 10d 内长大至接近原来的重量,而人类需要数周至数月。肝移植后,新的肝脏可按照宿主的身体尺度而生长(有丝分裂)或缩小(细胞凋亡)。

肝脏再生的启动是由于肝损伤后肝脏微环境发生改变,增强了对严重受损细胞的清除和对轻度受损细胞的修复,以及通过存活细胞的增殖来取代死亡细胞,最终使肝脏恢复到原有的健康状态。而且,为了保证组织的完整性,需要平衡肝脏重建的各种细胞群:肝细胞、胆管上皮细胞、内皮细胞、星状细胞、淋巴细胞、巨噬细胞以及支持以上细胞的细胞外基质。但是这种再生常被干扰,或是难以发生,或者是以一种无序或不完全的方式再生。这种再生异常对肝硬化、肝癌的病理发生过程及暴发性肝衰竭起着促进作用。

目前关于参与再生的肝细胞的来源尚有争议,多认为有 3 个:①原来静止的正常肝细胞增殖,这种代偿性机制可见于部分肝切除和实验动物四氯化碳中毒时。②肝内干细胞的激活,形成肝细胞或胆管细胞,可见于毒物如氨基半乳糖对鼠肝的损害或人类的肝大块性坏死。③来自骨髓的干细胞,一般不会生成肝实质细胞,而是生成如肝窦内皮细胞、Kupffer 细胞和胆管细胞等非主质细胞。

目前公认的启动肝细胞周期的信号包括:肝细胞生长因子(由所有主要的非实质性肝细胞合成)、表皮生长因子(在唾液腺及肝细胞合成)、转化生长因子-α(TGF-α,由肝细胞合成)和肿瘤坏死因子。一般认为肝再生包括 3 个阶段:

启动、增殖和终止。在启动阶段,信号通路/蛋白包括转录激活蛋白-1(AP-1)、核因子-κB(NF-κB)、信号转导与转录激活因子(STAT3)、细胞外信号调节激酶(ERK)等,参与这个阶段的各种细胞因子和生长因子的活动都是经过精细调控的。再生过程中,肝细胞可表达多种引导复制过程的细胞周期蛋白,包括细胞周期蛋白 D1 (cyclin-D_1) 和细胞周期蛋白 E (cyclin-E),还可表达表皮生长因子(EGF)和肝细胞生长因子(HGF)等多种生长因子,同时肝细胞也可以表达多种炎性因子,如肿瘤坏死因子(TNF-α)和白细胞介素-6(IL-6)等。在肝切除术后体现为:肝切除术后 48h 内,残肝的重量增加不明显,肝细胞 DNA 合成不活跃,增殖系数相对较低,即为启动状态;48h 后,残肝的重量增加较快,DNA 的合成在48~72h 达到高峰,是肝细胞增殖最活跃的时期。

　　肝细胞再生的复杂过程尚未被充分了解,但显然多种细胞来源的细胞因子和生长因子参与此过程。此外,肠源性内毒素、胰腺激素、活化的 Kupffer 细胞及肝窦血流均对肝细胞的再生有影响:内毒素刺激 TNF 分泌,而 TNF 刺激 Kupffer细胞分泌 IL-6,是肝细胞再生的重要介质。HGF 及 TGF-β 结合于细胞外基质。胰岛素和高血糖素支持肝细胞在培养基和体内生长。

　　(七)其　他

　　肝脏通过神经及体液的作用参与水的代谢过程,抵消脑下垂体后叶抗利尿激素的作用,以保持正常的排尿量;肝脏还有调节酸碱平衡及矿物质代谢的作用;安静时机体的热量主要由身体内脏器官提供,而肝脏代谢旺盛,血流温度比主动脉高 0.4~0.8℃,是安静时机体内的主要热量供给器官;正常时肝窦可以贮存一定量的血液,在机体失血时,从肝静脉窦内排出较多的血液,以补偿周围循环血量的不足,从而调节血液循环量。

二、肝功能不全

　　肝脏是体内最重要的代谢器官,功能非常复杂。当肝脏受到某些致病因素的损害时,可以引起肝脏形态结构的破坏(变性、坏死、肝硬化)和肝功能的异常。轻度的损害,通过肝脏的代偿功能,一般不会发生明显的功能异常;如果损害比较严重而且广泛,可引起明显的物质代谢障碍、解毒功能降低、胆汁的形成和排泄障碍及出血倾向等肝功能异常改变,即肝功能不全。了解肝脏的功能改变及其储备情况是非常关键的,特别是对于肝脏手术的患者,可影响其手术设计和围手术期处理。目前,反映肝脏生理功能的实验室检查项目已达700多种,新的项目还在不断地发展和建立。肝功能不全主要体现在四个方面:①肝细胞损伤;②肝脏排泄功能减弱;③肝脏储备功能减弱;④肝脏间质变化。

(一)肝细胞损伤

肝脏含酶特别丰富,其中,酶蛋白约占肝脏总蛋白的2/3。在病理情况下,肝脏酶(尤其是转氨酶)的含量常有所改变,且可反映血液内酶含量的变化,故临床上可根据血清内酶活力的增高或降低来了解肝脏病变的性质和程度,辅助诊断肝胆系统疾病。主要有血清谷丙转氨酶(ALT)、血清谷草转氨酶(AST)、碱性磷酸酶(ALP)、γ-谷氨酰转肽酶(γ-GT或GGT)等。以上各项酶在肝细胞中均存在,当肝细胞膜受损或细胞坏死时,这些酶进入血清便增多。通过测定血清或血浆中酶的活性,即可反映肝细胞受损情况及损伤程度。其中,ALT和AST能敏感地提示肝细胞损伤及损伤程度。反映急性肝细胞损伤以ALT最敏感;反映急性肝细胞损伤程度则以AST较敏感。在急性肝炎恢复期,ALT虽然正常,但γ-GT持续升高,提示患者已处于肝炎的慢性期。在慢性肝炎和肝硬化时,AST升高程度超过ALT,AST主要反映的是肝脏损伤程度。慢性肝炎患者的γ-GT若持续不降,则提示有病变活动。在重症肝炎时,由于大量肝细胞坏死,血中ALT逐渐下降,而此时胆红素却进行性升高,即出现"胆酶分离"现象,这常常是肝坏死的前兆。酒精性肝病的患者,AST的活性也常常大于ALT。碱性磷酸酶(ALP)和γ-谷氨酰转肽酶(GGT或γ-GT)是诊断胆道系统疾病时常用的指标。

1. 谷丙转氨酶

ALT参考值为小于50单位,是诊断肝细胞实质损害的主要项目,其高低往往与病情轻重相平行。在急性肝炎、慢性肝炎及肝硬化活动期,ALT均可升高。但ALT缺乏特异性,许多肝脏疾病和肝外疾患均可升高,另外,ALT活性变化与肝脏病理组织改变缺乏一致性,有的严重肝损害患者ALT并不升高。

2. 谷草转氨酶

AST升高的意义在诊断肝炎方面与ALT相似,在一般情况下,其升高幅度不及 ALT,如果 AST 值高于 ALT,说明肝细胞损伤、坏死的程度比较严重。如果测定其同工酶则意义更大,轻度肝损害时仅有 ASTs 升高,而重度损害则 ASTm 明显升高。

3. 碱性磷酸酶

ALP 正常参考值为 30~90U/L。由 3 种以上同工酶组成,即肝脏型、肠型(含量极微)及胎盘型(仅见于中后期孕妇),还有一部分来自骨骼。ALP 经由胆道排出。因此,肝脏疾患出现排泄功能障碍、胆道疾患、骨骼疾患(如成骨肉瘤、转移性骨瘤)均可使 ALP 上升。

4. γ-谷氨酰转肽酶

健康人血清中 GGT 水平甚低(小于 40 单位),主要来自肝脏,少许由肾、胰、小肠产生。GGT 在反映肝细胞坏死损害方面不及 ALT,但在黄疸鉴别方面有一定意义,肝脏内排泄不畅(肝内梗阻)、肝外梗阻(如胆道系统阻塞)以及肝硬化、中毒性肝病、脂肪肝、肝肿瘤均可升高。

(二)肝脏分泌和排泄功能

胆红素是肝功能的重要指标之一,正常总胆红素(TBIL)的水平<1.1mg/dl(17.1μmol/L),其中 70% 是间接胆红素,不能从肾滤过。只有直接胆红素才能从尿排出。当患有病毒性肝炎、药物或酒精引起的中毒性肝炎、溶血性黄疸、内出血等时,都可以出现总胆红素升高。

人红细胞的寿命一般为 100~120d。红细胞死亡后产生间接胆红素,经肝脏转化为直接胆红素,组成胆汁,排入胆道,最后经大便排出。间接胆红素与直接胆红素之和就是总胆红素。上述的任何一个环节出现障碍,均可使人发生黄疸。①如果红细胞破坏过多,产生的间接胆红素过多,肝脏不能完全把它转化为直接胆红素,可以发生溶血性黄疸;②当肝细胞发生病变时,或者因胆红素不能正常地转化成胆汁,或者因肝细胞肿胀致肝内胆管受压,排泄胆汁受阻,使血中的胆红素升高,这时就发生了肝细胞性黄疸;③一旦肝外的胆道系统发生肿瘤或出现结石,将胆道阻塞,胆汁不能顺利排泄,可发生阻塞性黄疸。

肝炎患者的黄疸一般为肝细胞性黄疸,也就是说直接胆红素与间接胆红素均升高,而淤胆型肝炎的患者以直接胆红素升高为主。需注意:①肝功能正常

21

时,溶血性黄疸时 TBIL<正常的 5 倍(85μmol/L);②肾功能正常时,任何原因黄疸,TBIL<500μmol/L;③有黄疸,但是尿胆红素阴性,说明是间接胆红素升高;④许多单纯以间接胆红素升高为主的黄疸是 Gilbert 综合征,这种综合征肝脏组织没有病理组织改变,对机体没有明显的影响,一般无需特殊的治疗。若肝胆疾病中胆红素水平显著升高,表明患者的肝细胞已有严重损害。

(三)肝脏合成储备功能

1. 吲哚氰绿试验

吲哚氰绿(ICG)是一种三碳花青色素,经静脉注入后,与血中 α₁ 脂蛋白和白蛋白结合,全部被肝细胞摄取,全部经胆汁排泄,在肝细胞内无结合,不参与肠肝循环,无肾路排泄,本身无毒性,不良反应少。即使在有黄疸的情况下,血浆中浓度也易于测定。故 ICG 排泄试验已成为使用最多的非常规的肝功能测定方法,是反映肝储备功能的灵敏指标。肝脏清除 ICG 是一个可饱和的过程,其最大清除速率可反映肝细胞的总量,以了解肝脏的总体储备功能,可作为定量的肝功能检查指标,其结果可用于正常的及再生的肝脏。当肝病变时,肝有效血流量和肝细胞总数降低时,血浆 ICG 清除率降低,一般认为 ICG 15min(ICGR15)可较好地反映肝排泄功能和储备能力。故临床上常用 ICGR15 评价肝的储备功能,正常时应低于 10%。

2. 反映肝细胞蛋白质合成功能的指标

(1)白蛋白:白蛋白主要由肝脏合成,每天可合成约 30g,是最重要的血浆蛋白,在体内起到营养细胞和维持血管内渗透压的作用,同时也是反映慢性肝损伤很好的指标之一。血清白蛋白的正常值为 35~50g/L,球蛋白为 20~30g/L,A/G 比值为 1.3~2.5。

一旦肝脏合成功能下降,白蛋白在血液中浓度随之降低,可以反映肝脏合成白蛋白的能力及白蛋白的容积分布变化,其降低程度与肝脏合成功能损害程度呈正相关。慢性肝炎、肝硬化时常出现白蛋白减少而球蛋白增加,使 A/G 比例倒置。慢性乙肝患者,长期白球比例倒置,警惕有肝硬化迹象,预后较差。如果血清白蛋白的水平降低且不易恢复,往往预后不良。测定白蛋白还可用于观察肝实质储备功能及追踪治疗效果。如白蛋白水平下降越明显,表明患者的肝脏损害越严重。反之,治疗后血清白蛋白水平回升可作为某种治疗药物或方法有效的最好证明。

白蛋白的半衰期约20d,故血浆白蛋白水平并不是反映肝病急性期的良好指标。另外,血浆白蛋白水平是一项静态指标,并不反映体内白蛋白的转换。白蛋白的合成障碍、分布异常(如有腹水,白蛋白在血管外分布)、分解代谢均可影响其血浆水平;而营养、内分泌平衡状况,血浆渗透压,肝病等均可影响肝脏合成白蛋白。氨基酸缺乏(特别是色氨酸)最易抑制肝脏合成白蛋白。

(2)凝血酶原时间:肝脏合成的凝血因子是Ⅰ、Ⅱ、Ⅴ、Ⅶ、Ⅸ、Ⅹ,凝血酶原时间是测定这些凝血因子的共同作用,但这些因子中的某一个单独的凝血因子或所有因子均有不足时,都会使凝血酶原时间延长,常引起出血、淤血等临床表现,故可用以检测肝脏的合成功能和反映肝细胞的损害程度,这是肝功能异常的早期预测指标之一。当凝血酶原活动度低于正常值的50%而不能用维生素K纠正时,提示手术有出血危险;当凝血酶原时间比正常延长4s以上,若不能用维生素K纠正,说明肝实质有严重损害。

维生素K缺乏时,凝血酶原时间也会延长。维生素K主要影响因子Ⅱ、Ⅶ、Ⅸ、Ⅹ的合成,其中以Ⅶ的半衰期最短,故最先受到影响。凝血因子Ⅴ由肝脏合成,不依赖于维生素K,故其血浆含量可以鉴别凝血酶原时间延长是由于维生素K缺乏(如梗阻性黄疸等),或是由于肝损害所致。另外,如果注射维生素K$_1$后,在24h内凝血酶原活动度恢复正常或改善至少30%,说明维生素K缺乏是造成凝血酶原时间延长的主要原因,否则为肝功能障碍或其他原因所致。

(3)脂质和脂蛋白:脂质和脂蛋白不是肝脏损害的敏感指标,但是在肝细胞损害时,可了解肝病时脂质代谢障碍情况。正常人空腹血清胆固醇含量为3.9~5.9mmol/L(150~230mg/dl),其中酯化胆固醇占50%~70%。肝病时,卵磷脂胆固醇酰基转移酶活性降低,血浆内胆固醇酯与游离胆固醇的比值降低;而且血清胆固醇酯水平降低与肝脏的损害程度呈正比。如严重肝脏损害,总胆固醇和胆固醇酯均可下降,而阻塞性黄疸或脂肪肝时胆固醇可增加。慢性肝脏疾病时,脂蛋白也降低,而且其水平与转氨酶、胆红素呈负相关。

(四)肝脏间质变化

当肝内结缔组织异常增生,导致肝内弥漫性细胞外基质(ECM),特别是胶原在肝脏内过度沉积,即肝纤维化,可反映在血清的某些物质上。它们在血清中的含量可以反映肝内皮细胞、贮脂细胞和成纤维细胞的变化,是检测肝纤维化和肝硬化的重要指标。

透明质酸酶(HA)是一种大分子非胶原糖蛋白,由间质细胞合成,经血液循环到达肝血窦内皮细胞降解,是结缔组织基质中的主要成分。肝脏损伤时,肝脏清除能力下降,肝内间质细胞合成增加,肝窦内皮细胞受损,数量减少,使 HA 分解减少。

层粘连蛋白(LN)是一种 ECM 非胶原糖蛋白,主要由内皮细胞和贮脂细胞合成。正常肝脏 LN 含量极少,若 LN 升高,则反映了间质细胞增生。但 LN 为非特异性指标,恶性肿瘤和胰腺疾病患者血清 LN 也可升高。

Ⅲ型前胶原肽(PⅢP)是完整的 Ⅲ 型前胶原分子,也是肝脏 ECM 的主要胶原成分,直接反映Ⅲ型胶原的代谢状况。肝纤维化早期 PⅢP 合成比较旺盛,但晚期合成速度放慢,PⅢP 水平下降。因而 PⅢP 作为纤维化程度的指标尚不够敏感,它只能作为活动性纤维化的指标。此外,PⅢP 无特异性,其他器官(如肺)纤维化时,PⅢP 也升高。

Ⅳ型胶原(Ⅳ-C)是肝脏基底膜的主要成分。正常肝脏的窦壁上Ⅳ-C 呈不连续分布,但肝纤维化时Ⅳ-C 合成与沉积增加,转为连续性,且在早期即可出现。Ⅳ-C 与持续沉积的层粘连蛋白(LN)形成完整的基底膜,即"肝窦毛细血管化",从而逐渐形成门脉高压。

此外,反映胶原代谢的酶及其抑制物(如基质金属蛋白酶、单胺氧化酶等)和某些细胞因子(如转化生长因子-β_1、结缔组织生长因子等)也可在一定程度上反映肝纤维化的发生。

三、肝功能衰竭

肝损害的各种病因作用于肝组织后,导致任何一种或数种肝细胞功能丧失,均可引起不同程度的肝细胞损伤与肝功能障碍,产生肝功能不全,机体往往

24

陆续出现黄疸、出血、腹水、继发性感染、肝性脑病、凝血障碍、肾功能障碍等一系列临床表现,即为肝功能衰竭。

肝实质细胞一般首先发生的是代谢排泄功能障碍(高胆红素血症、胆汁淤积症),其后为合成功能障碍(凝血因子合成减少、低蛋白血症),最后发生解毒功能障碍(激素灭活功能低下,血氨、胺类及芳香族氨基酸水平升高等)。

按病理组织学特征和病情进程可分为四类:①急性肝衰竭:起病急,发病2周内出现Ⅱ度以上肝性脑病为特征的肝衰竭,病变多可逆,恢复后不留后遗症。在欧美等发达国家,药物是导致急性肝衰竭的主要病因。在发展中国家,尤其是在我国,急性肝衰竭常见的原因主要是病毒性肝炎。②亚急性肝衰竭:起病较急,发病15天至26周内出现腹水和肝性脑病等临床表现,可逆性差,预后差,恢复后可有肝硬化等后遗症。③慢加急性肝衰竭:在慢性肝病基础上出现的急性或亚急性肝功能失代偿。④慢性肝衰竭:在肝硬化基础上,肝功能进行性减退导致的以腹水或门脉高压、凝血功能障碍和肝性脑病等为主要表现的慢性肝功能失代偿。

肝衰竭(慢性肝衰竭除外)以不同程度的肝细胞坏死、残留肝细胞再生为主要表现,坏死的部位和范围因病因和病程不同而不同。而慢性肝衰竭除分布不均的肝细胞坏死外,主要为弥漫性肝纤维化以及异常结节形成。

此外,还有一部分患者原来的肝功能正常,在创伤或手术后出现黄疸(常合并有休克和感染),又称为创伤后肝内淤胆症或创伤后肝功能不全综合征。轻型患者一般能自行恢复,但也有患者伴有广泛的肝细胞坏死,甚至发展为急性肝功能衰竭。一般可分为三个阶段:①低灌注期:可发生于创伤或手术大量失血、低血压或肝血流阻断、缺血,其持续时间或长或短。此时多为缺氧性损害,细胞内能量消耗、亏缺。根据损伤程度和持续时间,可能是可逆或是不可逆的。②功能障碍期:出现明显的肝功能障碍及黄疸,胆红素水平在10~12d达到高峰,如无并发症或感染,2周后即明显下降;否则,血清胆红素可持续升高或降低后又升高,甚至发生严重黄疸和肝功能衰竭,或出现多器官衰竭的症状。③肝功能恢复期:一般于2周之后,随着全身情况的恢复,黄疸可消退。

肝功能衰竭是肝切除术后患者死亡的最重要原因,特别是对于合并有肝硬化的肝癌患者,常见有:①肝切除量过大,残肝不能承担生理负荷;②肝硬化时肝脏的再生能力受限,再生代偿缓慢,不能适应急性应激下的需要;③肝脏手术所致的肝血流阻断和再灌注后损伤。故术前应明确肝脏的储备功能,制订合理的切除计划。

(杨永波　石　磊)

参考文献

[1]　Wu S,Tu R,Liu G,et al. Anatomical variation of the liver with elongated left lobe may be a trap for the ultrasound detection of focal liver lesion[J]. Med Ultrason,2015,17(1):12－15.

[2]　Németh K,Deshpande R,Máthé Z,et al. Extrahepatic arteries of the human liver－anatomical variants and surgical relevancies[J]. Transpl Int,2015,28(10):1216－1226.

[3]　Watson CJ,Harper SJ. Anatomical variation and its management in transplantation[J]. Am J Transplant,2015,15(6):1459－1471.

[4]　Gandhi SP,Modi P,Sutariya H,et al. Rare Anatomical Variation of Dual IVC with Left Sided IVC Draining into Hemiazygous Vein－A Case Report [J]. J Clin Diagn Res,2016,10(3):TD14－5.

[5]　Farias F,Vincente Bigolin A,Totti Cavazzola L,et al. Anatomical study of the intrahepatic biliary ducts. Parameters that guide the surgical approach in transplanting the left lobe of the liver[J]. G Chir,2013,34(7－8):210－215.

[6]　Shilal P,Tuli A. Anatomical variations in the pattern of the right hepatic veins draining the posterior segment of the right lobe of the liver [J]. J Clin Diagn Res,2015,9 (3):AC08－12.

[7]　Dixon AK,Nunez DJ,Bradley JR,et al. Failure of percutaneous liver biopsy:anatomical variation[J]. Lancet,1987,2(8556):437－439.

[8]　Sultana ZR,Khalil M,Rahman H,et al. Study of anatomical variation of right and left hepatic arteries[J]. Mymensingh Med J,2009,18(1 Suppl):S29－33.

[9]　Choi JW,Kim TK,Kim KW,et al. Anatomic variation in intrahepatic bile ducts:an analysis of intraoperative cholangiograms in 300 consecutive donors for living donor liver transplantation[J]. Korean J Radiol,2003,4(2):85－90.

［10］ Busuttil RW，Klintmalm GB.Transplantation of the Liver ［M］//Renz JF，Kinkhabwala M. Surgical Anatomy of the Liver. Amsterdam：Elsevier，2014. 23-39.

［11］ Bisset RAL，Khan AN. Differential Diagnosis in Abdominal Ultrasound ［M］. New Delhi ：Elsevier，2008.

［12］ Erwin K，Hans-Dieter K. Liver resection［M］//Hepatology：Textbook and Atlas. 3rd edition. Berlin：Springer，2009. 900-903.

［13］ Singh I. The Liver Pancreas and Spleen［M］// Textbook of Anatomy with Colour Atlas. New Delhi：Jaypee Brothers Medical Publishers，2007. 592-606.

［14］ Skandalakis LJ，Skandalakis JE. Liver ［M］// Surgical Anatomy and Technique：A Pocket Manual. 4th edition. New York：Springer，2013. 497-531.

［15］ Kleinman RE，Goulet OJ. Pediatric Gastrointestinal Disease［M］. New York：McGraw-Hill，2008. 751.

［16］ Strunk H，Stuckmann G，Textor J，et al. Limitations and pitfalls of Couinaud´s segmentation of the liver in transaxial Imaging［J］. European Radiology，2003，13（11）：2472-2482.

［17］ 尤金·R·希夫索. 希夫肝脏病学[M].第 9 版. 北京：化学工业出版社,2006.

［18］ Schiff ER. Schiff´s Diseases of the Liver ［M］. 10th edition. Pennsylvania：Lippincott Williams and Wilkins，2007.

［19］ 姚光弼. 临床肝脏病学[M]. 第 2 版. 上海：科学技术出版社,2011.

［20］ 黄志强. 黄志强外科手术学[M]. 第 2 版. 北京：人民军医出版社,2007.

［21］ Manivel JC. The Liver Biology and Pathobiology ［M］. 5th edition. New York：John Wiley & Sons Ltd，2009.

［22］ 刘树伟. 断层解剖学[M]. 北京：高等教育出版社,2006.

［23］ 柏树令. 系统解剖学[M]. 第 7 版. 北京：人民卫生出版社,2008.

［24］ 彭裕文. 局部解剖学[M]. 第 7 版. 北京：人民卫生出版社,2008.

［25］ 朱大年. 生理学[M]. 第 7 版.北京：人民卫生出版社,2008.

［26］ 金惠铭. 病理生理学[M]. 第 7 版. 北京：人民卫生出版社,2008.

［27］ Netter FH. 奈特人体解剖图谱 ［M］. 第 7 版. 北京：人民卫生出版社,2005.

［28］ Hansen JT. 奈特人体生理学彩色图谱[M]. 第 7 版. 北京：人民卫生出版社,2005.

第二章
肝癌的流行状况

　　肝癌是严重威胁人类健康的主要恶性肿瘤之一。根据全球癌症状况最新数据(GLOBOCAN 2012)的估计,肝癌发病位居全球癌症发病的第 6 位,死亡位居全球癌症死亡的第 2 位,2012 年全球肝癌发病约 78.2 万例, 死亡 74.6 万例,其中 83%的肝癌死亡病例发生在欠发达国家或地区,超过 50%的肝癌死亡病例发生于中国。本章通过分析全国肿瘤登记中心的肝癌数据,对目前全国肝癌负担和变化趋势进行分析,为科学地制订肝癌的预防和控制策略提供参考依据。

一、肝癌全球流行状况

　　世界卫生组织(WHO)国际癌症研究机构(IARC)发布的 GLOBOCAN 2012 数据显示,全球 2012 年癌症新发病例约 14 067 894 例,其中肝癌 782 451 例,占全球癌症发病的 5.56%,全球肝癌粗发病率为 11.1/10 万,世界人口标化发病率为 10.1/10 万。男性肝癌发病约 554 369 例,全球男性肝癌粗发病率为 15.6/10 万,世界人口标化发病率为 15.3/10 万。女性肝癌发病约 228 082 例,全球女性肝癌粗发病率为 6.5/10 万,世界人口标化发病率为 5.4/10 万。从全球肝癌地理分布看,肝癌高发主要集中在蒙古、中国、越南、老挝等亚洲国家,欧美发达国家的肝癌发病率相对较低。肝癌死亡分布基本和发病一致。参见图 2-1-1,图 2-1-2。

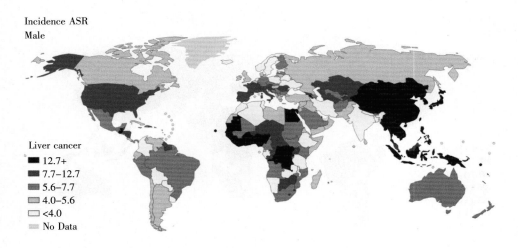

Source：GLOBOCAN 2012（IARC）

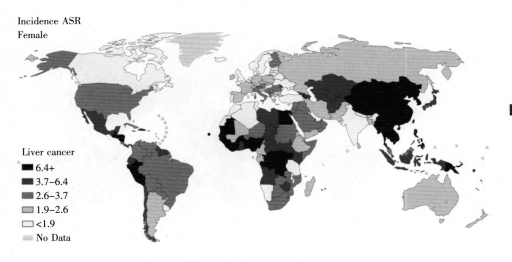

Source：GLOBOCAN 2012（IARC）

图 2-1-1 全球肝癌发病分布

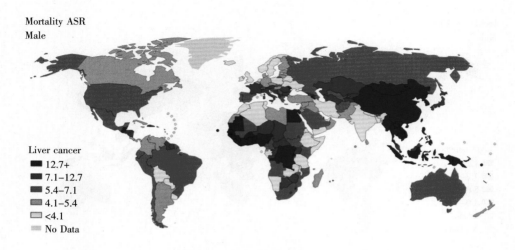

Mortality ASR
Male

Liver cancer
- 12.7+
- 7.1–12.7
- 5.4–7.1
- 4.1–5.4
- <4.1
- No Data

Source：GLOBOCAN 2012(IARC)

Mortality ASR
Female

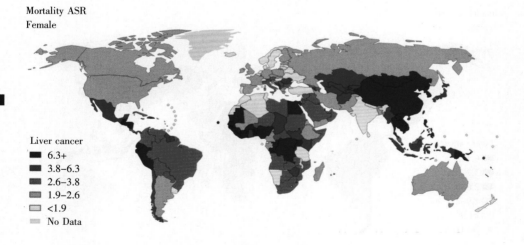

Liver cancer
- 6.3+
- 3.8–6.3
- 2.6–3.8
- 1.9–2.6
- <1.9
- No Data

Source：GLOBOCAN 2012(IARC)

图 2-1-2　全球肝癌死亡情况

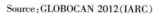

二、我国肝癌流行现况

(一)肝癌发病情况

1. 肝癌发病

2011年全国肝癌发病估计约35.6万例(男性26.5万例,女性9.1万例),约占恶性肿瘤发病的10.54%,位居发病第3位。其中,城市地区肝癌发病约16.5万例,占同期城市地区恶性肿瘤发病的9.11%,位居发病第4位;农村地区发病约19.1万例,占12.20%。2011年全国肝癌发病率为26.39/10万(男性为38.32/10万,女性为13.85/10万),中标率为19.48/10万,世标率为19.10/10万,累积率为2.22%。城市地区肝癌发病率为23.82/10万,中标率为17.07/10万,世标率为16.75/10万,累积率为1.93%。农村地区肝癌发病率为29.10/10万(男性为41.51/10万,女性为15.93/10万),中标率为22.20/10万,世标率为21.73/10万,累积率为2.53%。

由表2-1-1可见,无论城市还是农村,男性肝癌的发病率、中标率和世标率均明显高于女性;无论男性还是女性,农村发病率均高于城市,调整年龄结构后,城乡差距缩小,但农村仍然高于城市。

由图2-1-3可见,肝癌发病率随年龄增加而逐渐上升,但在30岁之前处于较低水平,30岁以后开始快速升高,在80岁年龄组达到高峰。城乡年龄别发病

表 2-1-1 2011 年中国肝癌发病情况估计

地区	性别	病例数	发病率 (1/10 万)	构成比 (%)	中标率 (1/10 万)	世标率 (1/10 万)	累积率 (%)	发病顺位
城市	男性	124294	35.25	12.51	26.02	25.51	2.93	3
	女性	40234	11.90	4.96	8.11	8.00	0.92	7
	男女合计	164528	23.82	9.11	17.07	16.75	1.93	4
农村	男性	140341	41.51	15.17	33.03	32.18	3.71	3
	女性	50726	15.93	7.91	11.36	11.27	1.33	5
	男女合计	191067	29.10	12.20	22.20	21.73	2.53	4
全国	男性	264635	38.32	13.79	29.30	28.65	3.30	3
	女性	90960	13.85	6.26	9.64	9.55	1.11	5
	男女合计	355595	26.39	10.54	19.48	19.10	2.22	3

率变化趋势相似,但农村地区肝癌发病率高于城市地区。年龄别发病率男女性城乡比较显示,男性各年龄组肝癌发病率农村普遍高于城市。

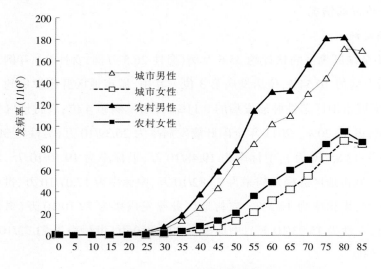

图 2-1-3 2011 年中国肝癌年龄别发病率

2. 肝癌发病变化趋势

2000~2011 年中国 22 个肿瘤登记地区肝癌发病率变化趋势分析:通过 JoinPoint 趋势分析, 结果显示, 全部肿瘤登记地区肝癌发病率平均每年升高 1.0%(95%CI:0.5%~1.4%),其中男性平均每年升高 1.1%(95%CI:0.6%~1.6%),女性平均每年升高 0.9%(95%CI:0.4%~1.5%)。肝癌世标发病率平均每年下降 1.8%(95%CI:-2.4%~-1.2%),其中男性平均每年下降 1.8%(95%CI:-2.4%~-1.2%),女性平均每年下降 2.1%(95%CI:-2.7%~-1.5%)。

城市地区肝癌发病率平均每年升高 1.2%(95%CI:0.7%~1.8%), 其中男性平均每年上升 1.4%(95%CI:0.9%~2.0%), 女性平均每年上升 0.9%(95%CI:0.2%~1.6%)。世标率平均每年下降 1.6%(95%CI:-2.2%~-0.9%),其中男性平均每年下降 1.5%(95%CI:-2.1%~-0.8%),女性平均每年下降 2.1%(95%CI:-2.8%~-1.4%)。

农村地区男性肝癌发病率平均每年升高 1.1%(95%CI:0.5%~1.8%), 世标率平均每年下降 1.4%（95%CI：-2.5%~-0.3%），其中男性平均每年下降 1.7% （95%CI：-2.8%~-0.5%），女性变化趋势不明显。参见表 2-1-2，表 2-1-3。

表 2-1-2　2000~2011 年中国 22 个肿瘤登记地区肝癌发病率年度变化

地区	性别	趋势变化 1			趋势变化 2			AAPC	95%CI（%）
		年份	APC（%）	95%CI（%）	年份	APC（%）	95%CI（%）		
城市	男性	2000–2009	1.8	0.9~2.7	2009–2011	-1.4	-10.5~8.6	1.4	0.9~2.0
	女性	2000–2009	1.2	0.1~2.3	2009–2011	-1.3	-12.6~11.4	0.9	0.2~1.6
	男女合计	2000–2009	1.6	0.7~2.4	2009–2011	-1.6	-10.3~8.0	1.2	0.7~1.8
农村	男性	2000–2004	3.0	0.2~5.8	2004–2011	-0.2	-1.3~1.0	0.8	0.0~1.6
	女性	2000–2008	3.0	1.4~4.6	2008–2011	-1.0	-7.7~6.1	2.2	1.2~3.1
	男女合计	2000–2004	3.1	0.7~5.6	2004–2011	0.3	-0.7~1.3	1.1	0.5~1.8
全国	男性	2000–2005	1.8	0.0~3.7	2005–2011	0.5	-0.9~1.9	1.1	0.6~1.6
	女性	2000–2009	1.2	0.3~2.1	2009–2011	-1.4	-10.8~9.0	0.9	0.4~1.5
	男女合计	2000–2009	1.2	0.5~2.0	2009–2011	-1.3	-9.2~7.3	1.0	0.5~1.4

表 2-1-3　2000~2011 年中国 22 个肿瘤登记地区肝癌世标发病率年度变化

地区	性别	趋势变化 1			趋势变化 2			AAPC	95%CI（%）
		年份	APC（%）	95%CI（%）	年份	APC（%）	95%CI（%）		
城市	男性	2000–2009	-1.0	-1.9~-0.0	2009–2011	-5.6	-15.0~4.9	-1.5	-2.1~-0.8
	女性	2000–2009	-1.6	-2.7~-0.5	2009–2011	-6.2	-16.8~5.8	-2.1	-2.8~-1.4
	男女合计	2000–2009	-1.0	-2.0~-0.1	2009–2011	-5.8	-15.0~4.3	-1.6	-2.2~-0.9
农村	男性	2000–2005	1.7	-1.1~4.6	2005–2011	-4.2	-6.2~-2.1	-1.7	-2.8~-0.5
	女性	2000–2007	1.4	-1.0~3.8	2007–2011	-4.9	-10.0~0.6	-0.6	-1.9~0.7
	男女合计	2000–2006	1.0	-0.8~3.0	2006–2011	-4.4	-6.7~-2.0	-1.4	-2.5~-0.3
合计	男性	2000–2009	-1.4	-2.2~-0.5	2009–2011	-5.3	-13.8~4.1	-1.8	-2.4~-1.2
	女性	2000–2009	-1.6	-2.5~-0.8	2009–2011	-6.1	-14.4~3.2	-2.1	-2.7~-1.5
	男女合计	2000–2009	-1.4	-2.2~-0.6	2009–2011	-5.6	-13.6~3.2	-1.8	-2.4~-1.2

33

（二）肝癌死亡情况

1. 肝癌死亡

2011 年全国肝癌死亡估计约 32.2 万例（男性 23.9 万例，女性 8.3 万例），约占恶性肿瘤死亡的 15.26%，位居死亡第 2 位。其中，城市地区肝癌死亡约 14.7

万例,占同期城市地区恶性肿瘤死亡的21.22%,位居死亡第2位;农村地区死亡约17.6万例,占26.78%。2011年全国肝癌死亡率为23.93/10万(男性为34.64/10万,女性为12.67/10万),中标率为17.48/10万,世标率为17.17/10万,累积率为1.98%。城市地区肝癌死亡率为21.22/10万(男性为31.09/10万,女性为10.94/10万),中标率为15.04/10万,世标率为14.79/10万,累积率为1.68%。农村地区肝癌死亡率为26.78/10万(男性为38.34/10万,女性为14.50/10万),中标率为20.23/10万,世标率为19.83/10万,累积率为2.30%。

　　无论城市还是农村,男性肝癌的死亡率、中标率和世标率均明显高于女性;无论男性还是女性,农村死亡率均高于城市,调整年龄结构后,城乡差距缩小,但农村仍然高于城市。参见表2-1-4。

　　肝癌死亡率随年龄增加而逐渐上升,但在35岁之前处于较低水平,35岁以后开始快速升高,城市地区在85岁年龄组达到高峰,农村地区在80岁年龄组达到高峰。城乡年龄别死亡率变化趋势相似,但农村地区肝癌死亡率高于城市地区。年龄别死亡率男女城乡比较显示,男性各年龄组肝癌死亡率农村普遍高于城市;女性死亡率在80岁以前农村高于城市,80岁以后城市高于农村。参见图2-1-4。

　　2. 肝癌死亡变化趋势

　　2000~2011年中国22个肿瘤登记地区肝癌死亡率变化趋势分析:通过

表2-1-4　2011年中国肝癌死亡情况估计

地区	性别	病例数	死亡率 (1/10万)	构成比 (%)	中标率 (1/10万)	世标率 (1/10万)	累积率 (%)	死亡顺位
城市	男性	109610	31.09	16.33	22.86	22.51	2.57	2
	女性	37008	10.94	9.36	7.26	7.15	0.8	4
	男女合计	146618	21.22	13.75	15.04	14.79	1.68	2
农村	男性	129608	38.34	19.2	30.37	29.7	3.41	2
	女性	46190	14.5	12.43	10.13	10.02	1.16	3
	男女合计	175798	26.78	16.8	20.23	19.83	2.3	2
全国	男性	239218	34.64	17.77	26.38	25.9	2.97	2
	女性	83198	12.67	10.85	8.61	8.51	0.97	3
	男女合计	322416	23.93	15.26	17.48	17.17	1.98	2

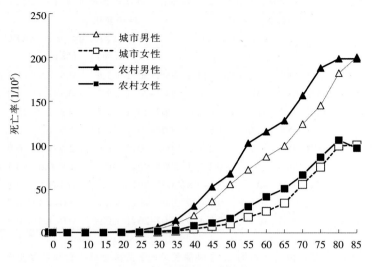

图 2-1-4　2011 年中国肝癌年龄别死亡率

JoinPoint 趋势分析，结果显示，全部肿瘤登记地区肝癌死亡率平均每年升高 0.7%(95%CI:0.2%~1.2%)，其中男性平均每年升高 0.8%(95%CI:0.3%~1.4%)，女性平均每年升高 0.7%(95%CI:0.2%~1.1%)。肝癌世标死亡率平均每年下降 2.3%(95%CI:-3.0%~-1.5%)，其中男性平均每年下降 2.2%(95%CI:-3.0%~ -1.4%)，女性平均每年下降 2.6%(95%CI:-3.2%~-2.0%)。

城市地区肝癌死亡率平均每年升高 1.1%(95%CI:0.5%~1.8%)，其中男性平均每年上升 1.3%(95%CI:0.6%~2.0%)，女性平均每年上升 1.0%(95%CI: 0.4%~1.6%)。世标率平均每年下降 1.9%(95%CI:-2.7%~-1.0%)，其中男性平均每年下降 1.8%(95%CI:-2.7%~-0.9%)，女性平均每年下降 2.2%(95%CI:-3.1% ~-1.4%)。

农村地区男性肝癌死亡率变化趋势不明显(AAPC 为 0.3%,P>0.05)，女性平均每年升高 0.9%(95% CI:0.1%~1.7%)。世标率平均每年下降 2.2%(95%CI: -3.2%~-1.2%)，其中男性平均每年下降 2.2%(95%CI:-3.2%~-1.2%)，女性平均每年下降 2.1%(95%CI:-3.3%~-0.8%)。参见表 2-1-5,表 2-1-6。

表 2-1-5　2000~2011 年中国 22 个肿瘤登记地区肝癌死亡率年度变化

| 地区 | 性别 | 趋势变化 1 | | | 趋势变化 2 | | | AAPC | 95%CI (%) |
		年份	APC (%)	95%CI (%)	年份	APC (%)	95%CI (%)		
城市	男性	2000–2002	−1.8	−13.7~11.8	2002–2011	1.6	0.4~2.8	1.3	0.6~2.0
	女性	2000–2003	−0.1	−4.6~4.6	2003–2011	1.3	0.3~2.3	1.0	0.4~1.6
	男女合计	2000–2002	−1.4	−12.7~11.4	2002–2011	1.4	0.3~2.6	1.1	0.5~1.8
农村	男性	2000–2004	2.0	−1.5~5.6	2004–2011	−0.4	−1.9~1.0	0.3	−0.4~1.0
	女性	2000–2005	2.7	0.2~5.2	2005–2011	−0.6	−2.4~1.3	0.9	0.1~1.7
	男女合计	2000–2005	1.8	0.2~3.4	2005–2011	−0.6	−1.8~0.6	0.4	−0.1~1.0
全国	男性	2000–2003	−0.4	−3.4~2.8	2003–2011	1.1	0.5~1.8	0.8	0.3~1.4
	女性	2000–2008	0.9	−0.1~1.9	2008–2011	−0.2	−4.6~4.3	0.7	0.2~1.1
	男女合计	2000–2002	−0.7	−10.3~9.8	2002–2011	0.9	0.0~1.8	0.7	0.2~1.2

表 2-1-6　2000~2011 年中国 22 个肿瘤登记地区肝癌世标死亡率年度变化

| 地区 | 性别 | 趋势变化 1 | | | 趋势变化 2 | | | AAPC | 95%CI (%) |
		年份	APC (%)	95%CI (%)	年份	APC (%)	95%CI (%)		
城市	男性	2000–2009	−1.8	−3.1~0.3	2009–2011	1.6	−21.3~14.7	1.3	−2.7~−0.9
	女性	2000–2009	−0.1	−3.3~−0.5	2009–2011	1.3	−19.0~10.8	1.0	−3.1~−1.4
	男女合计	2000–2009	−1.4	−3.0~0.1	2009–2011	1.4	−20.3~12.9	1.1	−2.7~−1.0
农村	男性	2000–2005	2.0	−2.0~3.3	2005–2011	−0.4	−6.3~2.4	0.3	−3.2~−1.2
	女性	2000–2006	2.7	−1.7~3.0	2006–2011	−0.6	−8.3~−2.4	0.9	−3.3~−0.8
	男女合计	2000–2005	1.8	−0.8~2.5	2005–2011	−0.6	−5.6~−3.2	0.4	−3.2~−1.2
合计	男性	2000–2007	−0.4	−3.6~0.4	2007–2011	1.1	−8.1~1.3	0.8	−3.0~−1.4
	女性	2000–2008	0.9	−3.2~−0.8	2008–2011	−0.2	−9.8~0.7	0.7	−3.2~−2.0
	男女合计	2000–2007	−0.7	−3.4~0.2	2007–2011	0.9	−7.8~0.7	0.7	−3.0~−1.5

三、肝癌生存率

中国肿瘤登记地区 17 个肿瘤登记处人群中肝癌患者的 1、3 和 5 年观察生存率分别为 27.2%、12.7% 和 8.9%,5 年相对生存率为 10.1%(95%CI:9.5%~10.7%)。其中男性 5 年观察生存率和 5 年相对生存率分别为 8.7%(95%CI:8.2%~9.2%)和 10.2%(95%CI:9.5%~11.0%),女性 5 年观察生存率和 5 年相对生存率分别为 9.7%(95%CI:8.8%~10.6%)和 10.3%(95%CI:9.4%~11.4%)。

　　城市地区肝癌患者的 1、3 和 5 年观察生存率分别为 32.9%、19.4% 和 14.7%，农村地区肝癌患者的 1、3 和 5 年观察生存率分别为 24.0%、9.0% 和 5.7%，城市地区肝癌患者的观察生存率相对较好。城市和农村地区肝癌患者的 5 年相对生存率分别为 16.1%（95%CI：15.0%~17.2%）和 6.3%（95%CI：5.7%~7.0%）。肝癌生存率总体相对较低，农村地区无论男女性肝癌患者的生存率均低于城市地区。见表 2-1-7。

表 2-1-7　2003~2005 年中国 17 个肿瘤登记处肝癌生存率

地区	性别	观察生存率			相对生存率	
		1 年 (95%CI)	3 年 (95%CI)	5 年 (95%CI)	5 年	95%CI
城市	男性	32.7(31.3~34.1)	19.2(18.0~20.3)	14.5(13.5~15.5)		
	女性	33.5(31.1~36.0)	20.3(18.2~22.3)	15.2(13.4~17.1)	16.8	14.9~19.1
	男女合计	32.9(31.7~34.1)	19.4(18.4~20.4)	14.7(13.8~15.6)	16.1	15.0~17.2
农村	男性	24.1(23.1~25.0)	8.6(8.0~9.2)	5.4(4.9~5.9)	6.3	5.5~7.3
	女性	23.7(22.1~25.3)	10.1(8.9~11.2)	6.6(5.7~7.6)	6.8	5.8~8.0
	男女合计	24.0(23.2~24.8)	9.0(8.4~9.5)	5.7(5.3~6.1)	6.3	5.7~7.0
合计	男性	27.2(26.4~28.0)	12.4(11.8~13.0)	8.7(8.2~9.2)	10.2	9.5~11.0
	女性	27.1(25.8~28.5)	13.6(12.6~14.7)	9.7(8.8~10.6)	10.3	9.4~11.4
	男女合计	27.2(26.5~27.8)	12.7(12.2~13.2)	8.9(8.5~9.3)	10.1	9.5~10.7

（陈　钢　陈万青　郑荣寿）

37

参考文献

[1] International Agency for Research on Cancer.GLOBOCAN 2012：Estimated Cancer Incidence,Mortality and Prevalence Worldwide in 2012,2014[EB/OL]. [2016-12-16].http://globocan.iarc.fr

[2] 全国肿瘤防治研究办公室,卫生部卫生统计信息中心,全国肿瘤登记中心.中国肿瘤登记工作指导手册[M].北京：中国协和医科大学出版社,2004.48-50.

[3] 郑荣寿,左婷婷,曾红梅,等.中国肝癌死亡状况与生存分析[J].中华肿瘤杂志,2015(9):697-702.

[4] 左婷婷,郑荣寿,曾红梅,等.中国肝癌发病状况与趋势分析[J].中华肿瘤杂志,2015(9):691-696.

[5] Zeng H,Zheng R,Guo Y,et al. Cancer survival in China,2003-2005: a population-

basedstudy[J]. Int J Cancer,2015,136(8):1921-1930.

[6] Kim HJ,Fay MP,Feuer EJ,et al. Permutation tests for joinpoint regression with applications to cancer rates[J]. Stat Med,2000,19(3):335-351.

[7] 陈万青,郑荣寿,曾红梅,等. 2011 年中国恶性肿瘤发病和死亡分析[J]. 中国肿瘤,2015,24(1):1-10.

[8] 陈万青,张思维,曾红梅,等. 中国 2010 年恶性肿瘤发病与死亡[J]. 中国肿瘤,2014,23(1):1-10.

[9] 陈万青,张思维,郑荣寿,等. 中国 2009 年恶性肿瘤发病和死亡分析[J]. 中国肿瘤,2013,22(1):2-12.

[10] 郑荣寿,张思维,吴良有,等. 中国肿瘤登记地区 2008 年恶性肿瘤发病和死亡分析[J]. 中国肿瘤,2012,21(1):1-12.

[11] 陈万青,郑荣寿,张思维,等. 2003—2007 年中国癌症发病分析[J]. 中国肿瘤,2012,21(3):161-170.

[12] Siegel RL,Miller KD,Jemal A. Cancer statistics,2016 [J]. CA Cancer J Clin,2016,66(1):7-30.

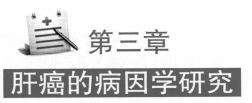

第三章
肝癌的病因学研究

第一节　遗传因素

引起肝癌的危险因素包括感染性因素、化学性因素、个体行为因素、遗传因素及其他因素等,其中病毒感染(HBV、HCV 等)是我国目前肝癌发生最常见的因素,然而肝癌的发病有家庭聚集性、遗传易感性特点,其中遗传因素扮演着重要角色。癌基因和抑癌基因的突变是肝细胞癌(hepatocellular carcinoma,HCC)发生的分子基础,肝细胞的癌变是一个多基因参与、多阶段的过程。病毒感染的机会性和环境因素的多样性,增加了遗传易感性研究的复杂性,肝癌的环境因素及遗传因素的交互作用促进了肝癌的发生和发展。

一、HCC 发生与遗传危险因素

我国 HCC 主要危险因素是肝炎病毒(HBV 和 HCV)慢性感染、摄入黄曲霉素 B_1(AFB$_1$)、长期过量饮酒以及某些遗传性代谢病(如血色素沉着症等)引起的肝硬化。肝癌发生具有家族聚集性:①患者亲属患病率或发病率高于对照亲属;②家庭中其他成员经统计学表明患有该肿瘤的危险性高于普通人员;③发病率随亲缘关系降低而降低。一般认为,一个家庭中有 2 个或 2 个以上的成员患该肿瘤则高度怀疑家庭聚集性。

HCC 家族聚集性与儿童时期暴露 HBV 及 HBV 慢性感染有关。HBV 流行也呈家庭聚集性,HCC 在男性中的患病率是女性的 2.44 倍 (我国 HCC 男女比例为 3:1),但是女性 HCC 先证者的子女 HCC 死亡率明显高于男性 HCC 先证者的死亡率,HBsAg 阳性母亲的子女 HBsAg 阳性率为 66%, 提示围生期 HBV 传播及母亲病毒负荷与子代 HCC 发生有关。复旦大学一项研究表明:HCC 的家庭聚集性与 HBV 感染的家庭聚集性具有统计学关联。全国乙型肝炎流行病学调查中观察到,母亲传播导致 HBV 慢性感染诸多家庭中,有的家庭 HCC 高发,有的家庭无 HCC,提示遗传因素与 HCC 的发生有关。在我国台湾地区进行的队列研究表明, 有 HCC 家族史 HBsAg 携带者相对无家族史 HBsAg 携带者 HCC 的 RR 值为 2.58,RR 值随着亲属中 HCC 病例数增加而增加。在有 HCC 患者家族史的 HBV 慢性感染者中,截止 70 岁累计危险率为 88.9/1000,差异非常显著。研究还发现,HCC 患者年龄越年轻,其一级亲属患 HCC 的风险越大,凸显遗传因素的决定性作用。

二、分子遗传学研究

1. 早期 HCC

组织病理学和分子生物学研究表明,HCC 的发展是一个多步骤过程, 从不典型再生性结节 /低级发育障碍到高级发育障碍,再到早期肝细胞癌。在起初接触或被致癌物刺激后,人体可能会经历几年甚至几十年时间来积累必要的遗传和后天的损伤,这些损伤引起肿瘤形成前的疾病并最终发展为 HCC。慢性炎症、病毒转化激活和肝细胞修复及再生造成变性,从而上调 TGF-α 和 IGF-2,促进肿瘤细胞增殖。慢性肝炎和肝硬化以及 HCC 中异常的低甲基化或超甲基化是 DNA 甲基转移酶(DNMT)增加造成的,该酶与慢性肝炎和肝硬化有关。肿瘤发生前会出现杂合性丢失(loss of heterozygosity,LOH)及小随体不稳定。染色体基因座 1q 的获得是发育异常小瘤和小型 HCC 中最常见的现象,在近 40% 的发育异常小瘤和早期 HCC 中都检测到染色体 8p21.3~p22 上的 LOH。在 15.8% 的发育异常小瘤和 31.6% 的 HCC 中都发现有染色体 11p13 上的 LOH。其他有价值的标志物还包括等位基因染色体臂 1q、14q、TATA 盒结合蛋白(TBP)和 BRCA1。

受累细胞总体中等位基因缺失的多样性在慢性肝炎中较低,在发育异常损伤中有所上升,在 HCC 中最高。HCC 前期损伤中独特的分子改变有利于对其进行早期诊断。然而,多项研究显示,肿瘤发生前或发育异常小瘤中发生的遗传或者基因组变化并不一定出现在 HCC 细胞中。这些遗传或基因组差异提示,不是所有前期损伤中的早期基因组改变都会诱发肝细胞的恶性转化。因此,大多数前期损伤中所见的分子改变并不适用于诊断的目的。虽然已证明许多候选分子标志物(如 HSP70、CAP2、磷脂酰肌醇蛋白聚糖 3 和谷氨酰胺合成酶)可用于对早期 HCC 的组织学诊断,但这些结果尚缺乏常规病理诊断的证实。

2. 染色体异常

HCC 中的基因组异常高度异源化。染色体 10q 的获得是 HCV 相关 HCC 的特有现象,而 4q 和 16q 的缺失与 11q 的获得则主要见于 HBV 阳性病例。传统的细胞遗传学研究显示,大多数 HCC 都含有多种染色体异常,包括多个染色体臂上非随机的周期性 DNA 拷贝数丢失(1p、4p、5q、6q、8p、9p、13q、16p、16q、17p)以及其他染色体臂的获得(1q、6p、8q 和 17q)。染色体 1q 是最易发生异常的位置。HCC 中最易因 LOH 丢失的染色体区含有许多肿瘤抑制基因和一些癌基因(*p53*、*Rb*、*p16*、*PTEN*、*DLC1* 和 *IGF2R*)。染色体 1p 处的 LOH 常见于早期、小型或高度分化的 HCC,而染色体 16p 和 17p 处的 LOH 常意味着晚期 HCC、高转移性肿瘤以及较差的预后。1 号染色体结构重排是肝癌中最常见的结构畸变,肝癌细胞系和实体瘤染色体显带分析表明,1 号染色体结构畸变较复杂,但总体结果是其短臂的丢失。有研究表明,肝癌患者 DNA 非程序化合成比正常人高 50%,而肝癌患者的一级亲属与肝癌患者的差异无显著性。同时,HCC 患者中染色体杂合丢失(LOH)是恶性转移信号,染色体 10q、17q、22q 上未知基因的丢失有助于 HCC 进展。研究显示,微卫星不稳定(MSI)、DNA 甲基化异常参与了 HCC 发生与发展。

3. 信号通路失控

所有 HCC 中都会发生主要信号转导通路的失控,常见的有 TGF-α、MAP/ras、IGF、磷酸酶以及紧张素同系物基因(PTEN)、p53 及 Rb1 通路的异常激活,这些异常激活很可能反映了常见的致病机制,如慢性肝损伤和肝硬化。然而,不

41

同病因所致 HCC 对信号通路影响各自不同:HCV 相关的 HCC 表现出 Wnt/α-catenin 与 MAP 激酶通路的明显异常；HBV 相关的 HCC 更常见 Wnt/α-catenin、p53、pRb、MAP 激酶通路的异常；酒精中毒相关的肿瘤比 HCV 感染引起的肿瘤更易发生 Rb1 和 p53 通路的改变；黄曲霉素相关的 p53 密码子 249 突变只见于高黄曲霉素含量的地区(亚洲和非洲)。

4. HCC 基因表达谱异常

DNA 微阵列和其他分子展示技术等为 HCC 的分子遗传学研究提供了新的视角。这些技术提供的数据表明,在大多数 HCC 病例中那些直接或间接促进细胞增殖、生长的转录都被上调,而那些抑制细胞增殖、生长的转录都被下调。许多细胞通路都受到这些被下调的基因和基因产物的影响,如细胞外基质、细胞骨架、癌基因、肿瘤抑制基因、凋亡相关基因、信号转导/翻译调节基因以及与生物转化/代谢有关的基因。而且,基因表达谱数据证明 HCV 相关 HCC 与 HBV 相关 HCC 具有不同的分子遗传学,这符合这两种疾病衍生的肝癌发生的不同病理生理学机制的理论。这些基因和基因产物均可被用作肿瘤标志物,能通过血清或分子测试被可靠地检测到。另外,一些基因谱或特征性的基因意味着癌细胞具有更大的转移和复发可能性。

5. HCC microRNA 的异常表达

MicroRNA 是一种微小的非编码 RNA,具有臂环结构,通常结合到 mRNA 转录体 3′端非编码区以调控基因表达。HCC 肿瘤发生过程中多种 miRNA 异常表达,而且 miRNA 异常表达与 HCC 的病理和临床表现相关。miR-221 和 miR-21 的上调可减少肿瘤的凋亡并导致血管生成和侵袭。受体酪氨酸激酶 RAS 和 PI3K 通路不仅受 miR-1、miR-199a 及 Let-7 下调的影响,同时也受 miR-2 上调的影响。这些结果会导致细胞生长、存活、迁移、侵袭和转移。利用 miRNA 基因芯片,Murakami 等比较了 25 例肝癌和非肝癌标本,鉴定出 3 个上调和 5 个下调 miRNAs,发现 miR-692、miR-620 和 miR-618 表达水平与肝癌分化负相关,miR-139 表达预示预后欠佳,miR-222 C19MC miRNA 预示 HCC 易复发、生存期短等。

6. 主要组织相容性复合体、人类白细胞抗原基因多态性

正常人群中在某一基因位点上存在两个或两个以上不同等位基因,谷胱甘

肽转硫酶(glutathione-s-transferase，GST)基因存在多态性现象，并且与包括肝癌在内的多种肿瘤的发生发展有密切联系。国内外的相关研究进展表明，HCC 与机体的免疫应答以及某些遗传因素有密切关系，且病程的发展常伴随自身免疫疾病的出现，提示免疫遗传紊乱在 HCC 的发生和发展中起重要作用。主要组织相容性复合体(MHC)在杀灭病毒及肿瘤防御方面发挥着至关重要的作用。人类白细胞抗原(HLA)是 MHC 的基因产物，HLA 是已知的最为复杂的遗传多态性系统，该基因系统在机体的免疫反应中起着关键性的免疫识别和调节作用，其中 HLA-DRB1 的基因多态性最为复杂。HLA 多态性赋予着大量遗传易感性，并介导免疫相关的疾病及一些肿瘤。肿瘤的种族分布差异、家族聚集现象及免疫缺陷易导致肿瘤形成，均提示免疫状态和遗传因素在肿瘤发生中起着重要作用。Bateman 认为，HLA 的多态性是影响肿瘤易感性和发展的因素，而且多与 HLA 介导的 T 淋巴细胞的免疫有关，HLA 表达和等位基因的突变是肿瘤发展的重要影响因素。王义成等研究发现，HLA-DR1 在肝癌患者中的分布频率明显高于慢性乙肝及肝硬化患者，HLA-DR13 的分布频率在肝癌组明显高于慢性乙肝组，而与肝硬化组无明显差异。推测 HLA-DR1 可能是肝细胞癌的易感基因，携带 HLA-DR13 基因位点的 HBV 感染者更易发展为肝细胞癌。EI-Chennawi 等研究发现，HLA-DRB1*04 和 DQB1*02 在 HCC 患者中明显高于正常组，而 DQB1*06 则明显低于正常组，从而推测 HLA-DRB1*04 和 DQB1*02 可能为肝癌的易感基因(OR 分别为 4.4 和 3.8)，DQB1*06 可能为保护基因(OR=0.259)。

7. 肿瘤相关基因表达异常

目前至少有 13 种肝癌相关基因表达异常，即 *N-ras*、*c-myc*、*p53*、*c-ets-2*、*c-erbB-2*、*raf*、*c-fms*、*IGF-II*、*IGF-IR*、*p21*、*p16*、*TGF-IR*、*nm23* 等。对 HCC 抗癌基因的研究报道不尽相同，但大多数研究发现在 11p、4q、11p 等位点有基因缺失，提示 HCC 中存在多个抗癌基因并相对专一。*p53* 基因突变是 HCC 侵袭和转移能力增强的重要环节，也是门静脉癌栓形成的重要机制。*N-ras* 基因可能是维持癌细胞恶性表现型的重要基因，将 *N-ras* 基因表达阻断时，肝癌细胞停止生长，提示 N-ras 可能与肝癌的演进有关。c-myc 在肝癌中的表达可能与病毒的整合有关。HCC 自分泌的生长因子 HGF 通过结合到 C-mci 编码的蛋白质即特异性受体而发挥作用。nm23-H1 蛋白的表达与肿瘤大小、Edmondson 组织病理分级、包膜侵犯等无关,但与 HCC 肝内转移密切相关,nm23-H2 蛋白表达与上述病理因素均无显著相关性。IGF-Ⅱ 的过量表达与癌前肝细胞分化、增殖相关,反映 IGF-Ⅱ 基因表达调控发生异常, 这些改变可能引起肝细胞呈持续增殖状态,导致肝细胞的恶性转化及肝癌的发生。Kai-1 基因表达在大肝癌与小肝癌、有无完整包膜肝癌、AFP 阴性与阳性肝癌之间无显著性差异,但发现 Kai-1 基因转录水平降低可能与肝癌转移灶形成有关。研究发现,化学致癌剂诱发的大鼠肝结节增生和肝癌中可见 c-myc、c-Ha-ras 基因的 DNA 甲基化模式改变, 而相应癌基因表达增加。

8. 其他随机遗传因素

细胞因子是体液免疫中的重要武器,在宿主病毒清除及抗肿瘤过程中发挥关键作用。IFN-γ 是 TH1 细胞因子中的重要成员,与促进病毒清除和细胞免疫有关。由于慢性炎症使肝细胞持续的坏死导致残留肝细胞增殖并增加了基因改变的频率, 无效的免疫应答可能是病毒感染者的致癌因素。IFN-γ 基因启动子区、编码区单核苷酸多态性可能影响细胞因子的整个转录、翻译和表达过程,导致个体细胞因子含量及宿主免疫功能的差异, 影响 HBV 携带者的不同临床转归,所以 HBV 相关 HCC 患者的基因异质性可能是影响疾病或者疾病表型的标志物。许多研究发现 IFN-γ 的内含子单核苷酸多态性与 HBV 感染和 HCC 有关。亚洲人的 IFN-γ 基因型比白种人多,导致了 IFN-γ 基因低表达,这暗示着 IFN-γ 基因低表达可能与亚洲人中 HBV 高易感性之间存在联系。IFN-γ 的单核苷酸多态性可能导致 IFN-γ 水平或活性降低从而增加 HCC 风险。

端粒的缩短及端粒酶的活化在肝癌发生与形成中具有非常重要的作用。但端粒及端粒酶与肝癌的因果关系及酶切作用途径仍不明确。

肝细胞抗原受体变化是肝癌细胞行为异常的分子基础, 包括凝集素受体、转铁蛋白受体、性激素受体等。肝细胞膜上糖蛋白糖基化的改变是目前对肝癌和良性肝病状态下糖蛋白研究的最广泛领域之一。

热休克蛋白(heat shock protein,HSP)是指细胞在应激原特别是环境高温诱导下所生成的一组蛋白质。它广泛存在于生物界从原核到真核细胞中,具有高度保守性,当细胞在受到某些不利因素(如高热、感染、缺血、缺氧及化学物质等)刺激时,会迅速短暂地大量合成,并通过与细胞内部分变性的蛋白质结合,协助其复性或将其运送至溶酶体降解而发挥细胞保护功能。印度 Medhi 等研究发现,热休克蛋白的多态性与肝癌的发生风险相关,HSPA1L2437 BB 基因型或 B 等位基因频率肝癌高于慢性肝炎 (OR:9.82,P=0.000);HBV 相关性肝癌高于 HBV 慢性肝炎 (OR:3.44,P=0.004);HCV 相关性肝癌高于 HCV 慢性肝炎(OR:6.32,P=0.010)。HSPA1B1267 纯合等位基因是预测 HCV 相关性肝癌好的生物学标志;同时不考虑肝癌发生原因,通过与正常对照组比较,HSPA1B 频率预测慢性肝炎和肝癌发生风险较 HSPA1L 更显著。

三、遗传因素和环境因素的交互作用

目前仍然不能完全阐明 HBV 引起 HCC 发生的机制,较有影响的模式有以下 4 个:①慢性炎症致肝细胞坏死后肝细胞增生,Hedgehog、Wnt-1 信号途径活跃导致 HCC 发生;②HBV-DNA 嵌入激活某些原癌基因;③HBX 的反式激活其他肿瘤相关基因;④HCC 发生的多阶段模式。虽然 HBV 感染是引起 HCC 的一个重要因素,然而在 HBV 携带者中只有少部分发展成为肝硬化和 HCC,这就提示了 HCC 的发生存在其他环境因素和遗传易感因素。

HBV 慢性感染病例中发现了 HBV 基因在肝细胞内随机整合,这种整合有可能影响肝癌的发生。同样在 HBV 相关 HCC 组织中也发现了病毒 DNA 整合到基因组的现象。病毒 DNA 随机插入的突变方式引起宿主染色体的重排,从而增加了宿主细胞基因组遗传的不稳定性。HBV 基因的整合不仅在病毒宿主之间,还发生在不同 HBV 基因型之间的整合,如 A/D、B/C,增加了病毒的变异及其免疫逃逸功能,使得 HBV 感染呈现慢性化。在江苏省海门市的一项对慢性 HBV 感染引起的非肝脏疾病死亡的队列研究表明:慢性 HBV 的感染造成了机体免疫系统的免疫耐受或免疫缺陷,增加了慢性 HBV 感染者患肝癌的危险性。

绝大多数 HBV 慢性感染者不发生 HCC,而 HCC 发生与 HBV 复制水平呈正相关,提示 HBV 慢性感染所致炎症损伤程度、肝细胞坏死和增生过程中遗传易感性增加可能是 HCC 发生的主要因素。HBV 相关 HCC 的遗传易感性只有在

HBV 慢性感染时才外显 HCC 性状，通过该性状才发现遗传基因及其遗传方式改变。众多的研究表明，不能用遗传因素或环境因素单独来解释 HBV 相关 HCC 的家庭聚集性，只有将两者结合起来才能更好地阐明其发生机制，这些易感基因具有多态性，被环境危险因素刺激才形成 HCC。因此，基因—环境的交互作用可能是家庭聚集性 HCC 的一个重要机制。

从发现肝癌高发的主要致病危险因素的研究结果来看，饮用污染的水源、化学致癌物质、HBV 感染尤其是 HBV 的复制、遗传因素是我国肝癌高发点的主要致病危险因素。是遗传因素直接导致了原发性肝癌的易感，还是遗传因素导致 HBV 的易感和 HBV 的复制活跃，在 HBV 感染及复制活跃的基础上易发生肝癌的家族聚集性需进一步深入研究。肝癌的发生和演进是典型的多因素、多基因、多阶段、多途径的复杂过程，是遗传与环境因素相互作用的结果。HCC 患者基因组不稳定性改变是 HCC 演进中的一个重要阶段，表达在细胞水平上为染色体遗传不稳定性。其中因遗传学、表观遗传学改变引起的原癌基因的活化和抑癌基因的灭活是癌变的中心生物学过程。另一方面，上述各类基因的改变又成为肝癌预防和治疗的新靶点，也为临床早期诊断、监测和预后提供了新的生物学标志。肝癌发生的分子机制尚未被很好阐明，今后应加强对肝癌相关基因及其异常改变的研究，特别是应用大样本、高通量的基因组技术，研究重要肝癌变途径基因与特定病因因素相关的遗传多态性以及肝癌特征性的表达谱和单体型，还要加强临床应用的研究，特别是应用微创的血清等遗传学和表观遗传学标志用于临床肝癌高危人群监测、早期诊断和预后等的研究。由于表观遗传学改变是抑癌基因灭活的主要机制，并可用小分子逆转，今后应加强这一有潜力而又未深入开发领域的研究。因肿瘤家族史在 HCC 患者的恶性转归中有促进作用，PHC 的一级亲属是肿瘤高风险易感人群，加强对这部分人群的监测，在 HCC 的预防和早发现中有十分积极的意义。

第二节　病毒感染因素

目前的观点认为肝癌是多因素、多通路且各因素间相互作用引起的。其中乙型肝炎病毒(hepatitis B virus,HBV)感染,丙型肝炎病毒(hepatitis C virus,HCV)感染,饮食中高水平的黄曲霉素及饮酒等是目前肝癌公认的致病因素。根据高发区流行病学调查,原发性肝癌最重要的病因是病毒性肝炎。它与相关肝炎病毒感染有关,包括常见的 HBV、HCV 感染。输血传播病毒(TTV)从 1997 年发现以来,一直受到国内外学者的重视,被认为与肝癌发生发展相关。

一、乙型肝炎病毒

(一)流行病学研究

流行病学及实验研究资料已经表明,HBV 持续感染是国内外研究一致证实的肝癌最重要的病因之一。据世界卫生组织统计分析显示:80%HCC 患者都与 HBV 感染有关,在他们的血液中检测到了 HBsAg 和抗-HBc 阳性,说明 HBV 感染与 HCC 发生之间存在密切的关系。每年有 0.4%~0.6%HBV 慢性感染者被诊断为肝癌,其危险性比非感染者高 25~37 倍。HBV 感染流行区以非洲、南太平洋、东南亚和我国为代表,肝癌的发病率明显高于 HBV 未感染人群,提供了 HBV 感染与 HCC 发生之间存在相关性的线索。我国有研究显示,原发性肝癌组 HBV 感染率明显高于对照组,分别为 68.92%和 7.49%(χ^2=200.0675,$P<0.0001$)。HBV 慢性感染者发生肝癌的危险性是非感染者的 27.4 倍 (95%CI:16.0%~46.9%)。我国台湾地区有研究已经证实,慢性 HBV 感染的男性患者发生肝癌的概率是无 HBV 感染人群的 102 倍,其肝癌人群 HBsAg 的阳性率高达 80%。在肝癌低发地区,HBV 感染人群发生肝癌的概率也显著高于 HBV 未感染人群。例如在美国,每年肝癌发病率为 387/10 万,而加拿大有关研究显示,HBsAg(+)患者每年肝癌的发病率为 470/10 万。肝癌患者感染 HBV 也显著高于自然人群。如英国肝癌患者中 HBsAg 阳性率为 25%,显著高于正常人群1%的阳性率。

年轻人感染乙肝病毒是导致肝癌发生的危险因素。婴幼儿是获得 HBV 感染的最危险时期,新生儿通常不具有来自母体的先天性抗-HBs 而普遍易感,这都具有潜在致癌性。在我国,由于是乙型肝炎高发区,HBV 可以通过母婴传播、密切的生活接触传播,感染发生的年龄早,有家庭聚集和地区流行的现象,在西方国家相对较少。相反,在儿童普遍接种 HBV 疫苗后,可显著减少儿童和青少年乙肝发病,HBV 相关肝癌的发病率明显下降,使肝癌发病年龄高峰推迟了 20 年。

（二）发病机制

HBV 导致肝癌的具体发病机制一直未阐明,这给全人类的健康造成了严重的威胁,全世界尤其是发展中国家面临着艰难的挑战。因此,探究 HBV 感染引起 HCC 的致病机制及其与 HCC 发生、发展和预后的关系,对于治疗 HCC、预防乙肝患者发展为 HCC,将有重大的意义。目前认为,HBV 感染诱发肝癌过程中,有多种机制共同发挥作用。主要是通过肝脏的慢性炎症、肝细胞增生、HBV DNA 嵌入(整合)至宿主细胞中的 DNA、HBV 基因产物与肝细胞基因组间的相互作用。

1. HBV 基因型与肝癌

根据 HBV 全基因组核苷酸差异≥8%或 S 基因序列差异≥4%,可划分为不同的基因型。目前 HBV 有 A、B、C、D、E、F、G、H 8 种基因型。而根据 HBV 全基因序列异质性(多态性)≥4,≤8 分为不同的亚型。不同的基因型及其亚型有不同的地理及种族分布。在世界范围内,A 基因型主要分布于非洲的南部和西部(亚型 A1、A3、A5)及欧洲的西北部(A2),基因 B 和 C 型主要分布于亚洲的东部和南部,D 基因型主要分布于地中海地区、中东地区及非洲西部的其他地区,E 基因型主要分布于非洲西部,F 基因型主要分布于中美洲,G 基因型主要分布于美国、法国、哥伦比亚和西班牙,H 基因型主要分布于南美洲。我国主要流行 A、B、C、D 四种基因型,其中 B 和 C 型共占 95%,南方以 B 型为主,而北方以 C 型为主。Ding 等发现,在 HBV 慢性携带者、慢性乙型肝炎、乙肝合并肝纤维化、乙肝合并肝细胞癌患者中 C 基因型者占有比例逐渐增加,而 B 基因型者占有比例逐渐减少,认为 C 基因型与 HCC 发生有密切相关性。关于基因型的致癌机制目前仍未阐明。有观点认为,不同 HBV 基因型的疾病进展及预后的不同与 B、C 基因型的 HBx 存在氨基酸差异有关。在诱导凋亡及抗增殖作用方面,B 基因型的 HBx 比 C 基因型的 HBx 弱,但 B 基因型 HBx 的反式激活能力却强于 C 基因型 HBx。较强的抗增殖作用或诱导凋亡作用可导致肝细胞的破坏并促进肝内病毒的扩散,因此 C 基因型 HBV 感染有可能造成更严重的肝脏损坏,而较强的反式激活能力使肝细胞较早发生恶变，这可能是 B 基因型 HBV 患者发生肝癌的年龄较小的原因。

2. HBV 基因变异与肝癌

基因序列的多态性是 HBV 基因分型的基础，与 HBV 特异性基因变异的产生有关。研究发现，对于发生前 S 区变异的 C 基因型感染者，前 S 区缺失变异及前 S2 区起始密码子突变，前 S1 区 A81T 突变及前 S2 区 F141L 突变都可以加速 C 基因型感染者的疾病进程，使其发生 HCC 的风险显著增加。而且不同疾病阶段的 C 基因型感染者前 S 区的缺失变异率明显高于 B 基因型。

前 C 区 1896 变异是基因型依赖的，在 B、C、D 和 E 型的 G1896 与 T1858 配对的 ε 茎襻结构不稳定，1896 的 G-A 变异使 ε 茎襻结构稳定，而 A 和 F 型的 1858 位核苷酸为 C，能与 1896 位核苷酸 C 形成稳定的结构，较少发生变异。所以，前 C 区 1896 变异的流行率与基因型相关，这就造成 HBeAg 阴性 HBV 感染流行率与地区优势基因型相关的现象，这一观点已被广泛论证。

C 区启动子(basic core promoter, BCP)变异也与基因型相关。Chan 等观察了 45 例慢性肝炎患者，发现 1858 位核苷酸为 C 的基因型 (A、F 基因型)较 1858 位核苷酸为 T 的基因型(B、C、D、E 基因型)更易出现 BCP 区变异。Orito 等对 50 例 HBV B 和 C 基因型感染的患者研究发现，C 基因型中 BCP 区 A1762T、G1764A 双突变发生率(58%)显著高于 B 基因型(16%)。

3. HBV 基因整合、变异与肝癌

HBV 侵入人体后，未被单核—巨噬细胞系统清除的病毒到达肝脏，与肝细胞膜融合，导致病毒侵入，首先 HBV DNA 进入肝细胞核，在 DNA 聚合酶的作用下，两条链的缺口均被补齐，形成超螺旋的共价闭合环状 DNA 分子(cccD-NA)，以此为模板合成前基因组 mRNA。前基因组 mRNA 进入胞浆作为模板合成负链DNA，负链 DNA 作为模板合成正链 DNA，至此，两者形成完整的 HBV DNA。

HBV DNA(HBV 基因)为部分环状双链 DNA，约有 3200 个碱基对，由一条较长的长度不变的负链和一条短的长度变化大的正链组成，两链的 5′末端有长达250~300 个互补的碱基，通过碱基配对构成环状 DNA 结构。Loearnini 将负链划分为 4 个开放读码区,分别为 S 区、C 区、P 区和 X 区,分别编码外膜蛋白、核壳、聚合酶和 X 蛋白,X 蛋白由于开始鉴定时功能不明而称 X,其中 S 区又分为前 S1、前 S2 和 S 三个编码区,分别编码 PreS1、PreS2 和 S 蛋白,C 区又可分为前 C 区(precore)和核心区(core),分别编码 HBeAg 和 HBcAg。后有研究发现,X 区包含多个基因表达调控序列,包括 2 个直接重复序列(DR1、DR2)、2 个增强子(EN1、EN2)和 4 个启动子(SP1、SP2、XP 和 CP)。由于 HBV 通过 RNA 中间体复制(以 cccDNA 为模板合成的前基因组 mRNA),HBV 聚合酶缺乏校正机制,而每天有约 10^{13} 个拷贝的 HBV 复制,以血清 HBV 的半衰期 1~2d 计算,HBV 的突变率为 $(1.4~3.2)*10^{(-5)}$ 核苷酸替代/(位点 * 年)。所以 HBV 为了逃避机体内部或外在选择压力,筛选出新的核苷酸替代,这就是变异(mutants)。

此外,HCC 可以由于 HBV 基因组嵌入至宿主肝细胞中引起。整合位点也是研究的热点,最常发生整合的片段是 HBV X 基因(区)。目前认为 HBV DNA 是随机整合的,这表明病毒整合并不一定导致基因突变(mutants)。

(1)前 S/S 区变异与肝癌:S 区分为前 S1(nt2848~3204)、前 S2(nt3205~154)和 S 基因区(nt155~83)3 个编码区,3 个区共同合用 5′端的终止密码子,分别编码 PreS1、PreS2 和 S 蛋白。S 基因编码 S 蛋白(或称主蛋白),即 HBsAg,是目前乙型肝炎疫苗的常用中和位点。前 S1 基因编码的 PreS1 是由 108 个氨基酸或 119 个氨基酸组成的多肽,不含糖基,N 端游离,C 端与 PreS2 N 端连接,有很强的免疫原性,主要参与病毒颗粒的感染、包装和分泌。前 S2 基因编码的 PreS2 为 55 个氨基酸组成的多肽,C 端与 S 蛋白 N 端相连,含有糖基。PreS2 能与聚合人血清白蛋白(polymerized human serum albumin,PHSA)受体结合,由于肝细胞表面也含有此受体,HBV 可以通过 PHSA 与肝细胞间接结合而感染肝细胞。早期研究认为,前 S2 区只有 5′端的前 5 个氨基酸是病毒成熟、分泌及感染人肝细胞所必需的,其他部位氨基酸的缺失并不影响病毒的复制及感染。前 S1 区除第 78~87 位氨基酸部分缺失不影响病毒的感染性外,该区的第 3~77 位氨基酸均参与调节病毒成熟、分泌以及感染肝细胞。

①前 S1 区变异:前 S 区变异可导致这些功能位点缺失,在引起慢性 HBV 感染过程中较为常见,并且与疾病进展及 HCC 有关,尤其前 S2 基因变异与

HCC 高度相关。以往报道最多的是前 S2 区缺失变异及前 S2 基因起始密码突变,HCC 患者中以"前 S2 基因缺失变异"最常见,其次为"前 S2 基因起始密码突变",前 S1 基因和前 S2 基因联合变异率较低,单纯"前 S2 基因区缺失变异"明显高于"前 S1 基因变异"。在亚洲地区儿童 HCC 也发现"前 S1 基因变异"(5/27,18.5%),并认为"前 S1 基因变异"可能与 HCC 有关,前 S1 基因变异往往出现在 HBV 感染的早期阶段。在慢性 HBV 感染者及 HCC 患者的研究中还发现前 S1 区存在点突变,其抗体结合区域(58~100 氨基酸)内第 73 位氨基酸易发生 G→S 突变,及第 84 位氨基酸易发生 I→T/M 突变,这种变异会影响 PreS1 的抗原性,使抗-PreS1 不能发挥作用,宿主难以清除 HBV,HBV 在肝细胞内的长期慢性炎症刺激是诱发 HCC 的可能机制。

②前 S2 区变异:前 S2 区变异主要发生于 HBV 感染的晚期阶段,包括 HCC。我国台湾地区学者对 200 例不同疾病阶段的 HBV 感染者进行研究发现,随病程进展,前 S2 区的缺失变异率逐渐升高,急性 HBV 感染者仅为 7%,慢性 HBV 携带者为 37%,而 HCC 患者则高达 60%,与先前大多数研究结果一致。大多研究认为,前 S2 区缺失变异是 HCC 的独立危险因素。Yeung 等通过病例对照研究,排除年龄、性别、乙型肝炎 e 抗原状态及 HBV 基因型等干扰因素影响,仍发现 HCC 患者前 S2 区缺失变异率明显高于非 HCC 患者。

51

③前 S 区变异、毛玻璃样肝细胞:由 PreS1、PreS2 和 S 蛋白共同组成的融合蛋白称为乙型肝炎病毒表面抗原大蛋白 (large surface proteins,LHBs),HBV 表面抗原中蛋白(middle surface proteins,MHBs)是由 PreS2 和 S 蛋白组成的融合蛋白,LHBs、MHBs 与 S 蛋白在内质网与核心颗粒一起组装为成熟的病毒颗粒(Dane 颗粒),然后分泌到细胞外。MHBs 与 S 蛋白在没有其他病毒颗粒时,以小球形或管状的亚病毒颗粒形式分泌。LHBs 则不能单独分泌,必须与 MHBs 和 S 蛋白组装成亚病毒颗粒或成熟病毒颗粒后分泌。当 LHBs 与其他表面蛋白一起表达时,病毒颗粒能否组装、分泌取决于 LHBs 的量,当其数量较少时,病毒颗粒成熟分泌;而数量过多时则抑制病毒颗粒的组装与分泌。在感染的细胞中,LHBs 水平远少于 MHBs、S 蛋白,其比例仅占 1%~2%,MHBs 比例为 5%~15%,S 蛋白含量最丰富。这 3 种蛋白之间的平衡主要由两个不同的启动子来调节,上游的

前 S1 启动子通过控制 2.4 kb 前 S1 区 mRNA 转录以调控 LHBs 的转录和翻译，下游的 S 启动子通过控制 2.1kb 前 S2 区/S 区 mRNA 转录而调控 MHBs 及 S 蛋白的转录和翻译。通常前 S1 区 mRNA 的量远远少于前 S2 区/S 区 mRNA，使 LHBs 的量维持低水平而不足以抑制病毒的成熟与分泌。

有研究显示，S 启动子缺失变异可导致前 S2 区/S 区 mRNA 转录减少和前 S1 区 mRNA 转录增加，使得 MHBs、S 蛋白合成减少，LHBs 合成增加，LHBs 数量过多时可抑制病毒颗粒的组装与分泌。过度表达的 LHBs 聚集于肝细胞内质网上形成毛玻璃样肝细胞(ground glass hepatocytes，GGH)。GGH 分为 GGH Ⅰ 和 GGH Ⅱ 两种类型。GGH Ⅰ 由前 S1 区 nt2947~2985、nt3155~3196、nt3201~3203、nt3040~3111 等基因片段缺失变异形成，经常出现在 HBV 感染的早期病毒携带阶段。GGH Ⅱ 主要由前 S2 区缺失变异形成，前 S2 区 nt 2~55 或 4~57 缺失变异，出现于 HBV 感染的晚期阶段或是病毒的低复制阶段，并与肝硬化、HCC 高度密切相关。目前，GGH 是公认的主要致癌因素，特别是 GGH Ⅱ 聚集于肝细胞内质网上，可引起内质网应激，产生大量活性氧自由基，导致氧化性 DNA 损伤、诱发基因突变、引起基因组的不稳定性以及肝细胞异常增殖等，最终诱导肿瘤形成。

④前 S 区变异、细胞信号转导：前 S 区变异引起的内质网应激可激活 3 条信号通路：第一条途径是通过核因子 κB(NF-κB)和 p38 丝裂原活化蛋白激酶途径上调环氧化酶 2(COX-2)；第二条途径是通过血管内皮生长因子激活蛋白激酶 B(PKB)/哺乳动物雷帕霉素靶蛋白(mTOR)信号，并由此保护肝细胞免受细胞凋亡、促进细胞周期进程；第三条途径是激活 JAB1/p27/Rb/腺病毒 E2 结合因子/细胞周期蛋白 A、D 等信号来启动细胞周期进程，使细胞周期进展失控以及细胞异常增殖，最终形成肝癌。

(2)C 区/BCP 变异与肝癌：C 区分为前 C 区(nt1814~1900)和 C 区(nt1901~2452)，可以编码 HBeAg 和 HBcAg。前 C 区共 87 个核苷酸，编码 29 个氨基酸，HBeAg 是从前 C 区开始编码(含前 C 区和 C 区)的蛋白质。HBcAg 是从 C 区(仅含 C 区) 开始编码的蛋白质。HBV C 区启动子(basic core promoter，BCP)(nt1742~1849)与 X 区重叠，可调控 HBV 前 C 区(基因组)mRNA 和前基因组

mRNA 转录,因此 HBV BCP 是 HBV 复制的关键性调控区。

HBV 慢性感染的自然病程中会发生特定的 HBeAg 自发性血清学转换,在 3 岁以前较少出现,每年仅有 2%;3 岁以后,这种自发转换率逐渐增加到每年 5%。我国有研究显示,慢性乙型肝炎 HBeAg 阳性率为 63.3%,抗-HBe 阳性率为 25.69%;但原发性肝癌 HBeAg 阳性率为 18.03%,抗-HBe 阳性率为 60.66%。虽然 HBeAg 阳性是病毒复制活跃的参考指标,但随着慢性乙型肝炎病程中 HBeAg 自发血清学转换,肝病活动性及肝纤维化程度逐渐加重,发生癌变的概率也大大提高了。HBeAg 阳性的发生一般和 HBV 前 C 区或/和 C 基因启动子区的突变有关。

前 C 区突变将导致 HBeAg 表达下降以逃避机体的免疫。最常见的是 1896 位核苷酸 G 到 A 的变异,导致 28 位密码子 TGG 变异为终止密码子 TAG,从而减少或停止 HBeAg 的合成。常见于基因型 B、C、D、E 型。

HBV BCP 区核苷酸 (nt)1762 碱基由 A→T 和 1764 碱基由 G→A 变异,是 HBV BCP 变异的热点,具有重要的临床意义。目前已经发现,HBV BCP 变异可能在 HCC 的发生中起一定的作用。有研究数据:慢性 HBV 感染的病例中,HCC 组 HBV BCP 变异阳性率为 70.0%,而慢性肝病组的阳性率为 37.8%,两者间存在统计学差异($P<0.01$),提示 HBV BCP 变异可能在 HCC 的发生中起一定的作用。

前 C 区的 G1896A 及 BCP 区的 A1762T/G1764A 双变异与肝癌之间的关系一直是国内外研究的一个热点。最近的研究发现,G1896A,A1762T/G17645,HBV DNA 高载量($\geqslant 10^5$)是 HCC 发生的独立危险因素。

此外,还存在其他变异位点,如有研究发现,位于前 C/C 基因的 G1899A、C2002T、A2159G、A2189C 和 G2203W(A 或 T)变异可能与我国江苏启东地区肝癌发生相关。

(3)X 区整合/变异与肝癌:X 基因(nt1374~1838)编码 X 蛋白,即 HBxAg,包含有基本核心启动子 (basic core promoter,BCP)、核心上游调节序列(curs,CURS)、负性调节元件(negative regulating elements,NRE)、增强子 Ⅱ (enhancer Ⅱ,Enh Ⅱ)和 ORI2 等基因表达调控序列。其中 BCP 区(nt1742~1849)与 C 区

53

重叠,调控 HBV 前 C 基因组 mRNA 和前基因组 mRNA 转录,是 HBV 复制的重要调控区。X 基因的编码区与调控元件的序列是重叠的,因此,此处的核苷酸发生变异或缺失时,影响的不只是单一的基因或调控元件,而是整个 HBV 的基因组。所以 X 基因变异可能影响到控制 HBV 复制的调节元件,如 BCP 和 EnHⅡ。同样,BCP 的 A1762T 与 G1764A 联合变异点位于与 X 基因的读码框架重叠区,引起 X 蛋白 XK130M 和 XV131I 变异。与 X 基因重叠处变异的意义需进一步研究。

①X 基因整合:HBV DNA 整合入肝细胞基因组后可激活一系列癌基因,是肝癌致癌的条件之一。有研究表明,我国乙肝相关性肝癌中有较高的病毒整合率。HBV X 基因(区)是 HBV 基因组中最常发生整合的片段,被认为是 HBV 致肝细胞性肝癌的重要因素,包含能调节细胞的多个基因和蛋白,从而影响细胞信号转导、细胞增殖与分化、细胞凋亡、细胞癌变以及癌症转移等。HBV X 基因(区)整合可发生于 X 基因的任何长度,并不集中于 DR1 或 DR2 区。 HBV 整合多发生于细胞基因的内含子和上游调控区,整合不发生在基因的外显子区。受 HBV 整合影响的基因大多与调控细胞基本生命活动(即生长和死亡)有关,提示了 HBV 具有插入诱变的作用,但很少情况下整合位点位于生长调节基因,如细胞周期蛋白 A(cyclin A)或视黄酸(retinoid acid)受体基因附近。MLL4、GNAT1、FN1、MAPK1 等肝细胞基因多次被 HBV 基因整合,表明肝癌组织中 HBV 整合子在染色体上的分布并不均衡,有力地支持了 HBV 的顺式致癌作用。

②X 基因、HBx 突变体:HBV 基因产物对细胞的反式激活也是肝癌形成的一个重要原因。HBV X 蛋白是一种具有反式激活作用的蛋白。全长的 X 蛋白具有促细胞凋亡的功能,作用机制包括抑制 Bcl-xL 的表达,激活 NF-κB,上调细胞周期抑制蛋白 p21,干扰细胞内钙离子稳态,与线粒体相互作用而导致线粒体跨膜电位丧失,以及 HBx 蛋白自身的结构功能域羧基端截短(C 端截短型 HBx 突变体)后,促细胞凋亡的功能消失,表现出诱导细胞转化的功能。Wang 等报道 HCC 患者中存在 X 基因的 3′端截短变异(10/14),另有多人在人体及小鼠血清及组织中均发现 HCC 患者有检出率很高的 X 蛋白的表达,并且存在 X 蛋白的缺失突变。在裸鼠实验中也发现截短的 X 蛋白较野生型 X 蛋白具有更强的成

瘤性。研究也进一步证实,由 APOBEC3s 编辑 HBX 基因引起 G→A 超突变可编辑产生 C 端截短型 HBx 突变体而促进肝细胞性肝癌的发生。另有研究表明,X 蛋白对细胞的凋亡有着双重作用:一方面,X 蛋白可以阻断凋亡,另一方面却起着促凋亡作用,但目前尚没有一个统一的定论。X 蛋白引发的促或抗凋亡作用可能因其作用不同阶段和不同细胞环境而异。同时 X 蛋白可以促进细胞增殖,促进细胞从 G_0 期向 S 期转变;且 X 蛋白协同 preS1 能激活 NF-κB 及 AP-1 启动子,而这些启动子多与细胞生长关系密切。

③HBx(X 蛋白)、细胞信号转导:HBx 激活相关信号途径导致肝癌的发生发展。HBx 可激活细胞癌基因,抑制 *p53* 的表达和功能,并激活 PKC,Jak1-STAT,PI3K-Akt,SAPK/JNK,Ras/Raf/MAPK,Wnt/β-catenin 等信号级联通路。HBx 主要通过 3 个方面阻断 p53:与 p53 直接结合,抑制 p53 入核发挥作用,HBx 的 C 端第 102~136 位氨基酸能够与 p53 的 DNA 结合区和寡聚化功能区结合；通过细胞内的其他信号因子对抗 p53 诱导的凋亡, 如 HBV X 基因整合入肝细胞基因组后,HBx 可通过活化 NF-κB, 上调 SAPK/JNK 通路, 进而控制 p53 通路的表达,抑制 Fas 介导的凋亡；表达 HBx 细胞增殖迅速,促进 p53 的突变和功能缺失,从而使细胞生长失控。

蛋白激酶 C(PKC)信号传导途径可通过肿瘤诱发物介导细胞转化,HBx 可使 PKC 的内源性激活子 sn-1 和 2-DAG 过表达,从而活化 PKC。JAK/STAT 途径的活化与生长因子和肝细胞的增殖密切相关,HBx 能与 JAK1 激酶直接作用,促进各种 STAT 激酶的磷酸化,提高 STAT 与 DNA 的结合能力。激活转录 HBx 能通过激活 SAPK/JNK 途径及 Ras/Raf/MAPK 级联通路, 从而调节肝细胞的凋亡和增殖。PI3K 是细胞生存级联反应的重要通路,HBx 可以从多个方面激活 PI3K,HBx 促进生长因子 IL-6、IGF-1 及生长因子受体 ICF-ⅠR、EGFP 等表达从而激活 PI3K 信号通路中的亚基。HBx 可以上调人正常肝细胞系 LO2 细胞中 β-catenin 的表达,提示 HBx 可能通过调控 β-catenin 的异常表达激活 Wnt 信号通路,促进原发性肝癌的发生。Wnt 信号传导主要取决于 β-catenin 在细胞内的水平:β-catenin 水平低下时,Wnt 途径关闭；当 β-catenin 水平升高时,Wnt 途径开启,而 Wnt 信号的激活与肿瘤的发生密切相关。

55

④HBx、表观遗传学:HBx 介导的表观遗传学改变主要包括 DNA 甲基化改变和组蛋白修饰。$p16$ 是人类肿瘤中最常见的抑癌基因,其表达的蛋白是细胞周期蛋白激酶抑制剂,该抑制剂通过结合并抑制细胞周期依赖的蛋白激酶 CDK4 和 CDK6,使 Rb 磷酸化程度降低来调控细胞通过 G_1 期,从而抑制细胞的增殖。HBx 能够在 mRNA 和蛋白水平上诱导甲基转移酶 1(DNA methyltransferase 1,DNMT1)的高表达,使得 p16(INK4A)的启动子区超甲基化,从而抑制 p16 表达。另外,在 HBx 转基因小鼠和 HBV 感染的肝癌患者中,HBx 提高 HDAC1 的蛋白水平,促进去乙酰化缺氧诱导因子(hypoxia-inducible factor-1alpha,HIF-1α)和乙酰基转移酶(acetyltransferase 1,ARD1)的作用,使 HIF-1α 稳定表达,对肝癌的血管生成和肿瘤转移有重要作用。

(4)P 区、HBV DNA 聚合酶与肝癌:HBp 基因(P 区)产物也可促进肝癌的发生。HBp 基因主要编码 HBV 的 DNA 聚合酶,在 HBV 复制过程中起着至关重要的作用。由 HBV 感染所造成的肝癌中 Fas 的表达下降为 HBV 相关肝癌逃避免疫系统攻击的机制之一,HBp 可通过下调 Fas 的表达,抗凋亡基因 Bcl-2 和 Bcl-xl 的表达上升,促凋亡基因 Bax 和 Bad 的表达下降,显著降低 NK 细胞杀伤的敏感性,最终抑制肝癌细胞的凋亡。但 HBp 发挥作用的具体机制尚不清楚。

4. HBV 感染后免疫应答、癌基因与肝癌

HBV 感染后,肝细胞是否发生慢性炎症取决于机体的免疫应答,NK 细胞和 CD_8^+T 细胞在清除 HBV 病毒过程中都发挥了重要作用,NK 细胞表面的活化性受体 NK p30,NK p44,NK p46 通过与靶细胞表面配体的结合杀伤病毒感染的肝细胞,而 CD_8^+ T 细胞可通过释放细胞毒性蛋白来清除病毒。Wieland 等提出的一种观点认为,机体对 HBV 产生的免疫应答力度是引起HBV 诱导的肝病慢性化的决定因素,肝病的慢性化最终导致肝癌形成,这就是所谓"慢性损伤—肝癌假说"。急性肝炎感染期 cccDNA 与 IFN(免疫反应性纤维结合素)结合在肝细胞中产生 CD_8^+ T 细胞,而 CD_8^+ T 细胞是肝细胞发生病理损害的主要介导者,从而损伤肝脏,同时释放细胞因子,被证实在肝纤维化及肝癌发生过程中起很重要的作用。TNF-α 是比较重要的细胞因子。有学者在 TNF-α 与鼠肝癌细胞的研究中发现,TNF-α 能损害肝细胞的 DNA,DNA 的损害将导致抑癌基因 $p53$ 不稳

定,而 TNF-α 也加快细胞周期进程从而可能在肝细胞向肝癌细胞转变的早期阶段起一定作用。当机体免疫能力降低时,cccDNA 就会作为模板复制,肝炎就会继续发展成为慢性肝炎,肝细胞对坏死性炎症做出代偿性增生,可激活 c-myc、c-Ha-ras 和 c-Ki-ras 等原癌基因,进而发展为肝癌。

　　HBV 感染也可使一些抑癌基因失活,导致肝细胞的细胞周期失控。例如,突变型 p53 蛋白与 HBx 蛋白存在着明显的相关性,提示 HBV 感染与 p53 基因突变密切相关。Lunn 等的研究显示,在肝癌中涉及到 HBV 整合的 p53 突变中,多为其 249 密码子突变,并认为 HBV 可能在该突变中起选择作用。p53 基因编码的蛋白通过控制 G_1 向 S 期的转换,调节细胞周期。在肝癌细胞系中也发现 p53 的突变或杂合性丢失,它的突变在特定器官中确实起重要作用。另有研究表明,c-fos 的表达是肝癌发生过程的早期事件之一。实验证实,c-fos 表达与突变 p53 的表达是两个较独立的事件,由此可以推论 HBV DNA 整合进入人肝细胞基因组,可能刺激 c-fos 癌基因使之激活和表达,影响细胞代谢和功能,引起肝癌;或者引起抑癌基因 p53 突变,失去调控细胞周期 G_1 进入 S 期的能力,导致肝癌的发生。c-fos 激活和 p53 突变中,两者之一起重要作用。

二、丙型肝炎病毒

　　全球丙型肝炎的感染率为 3%,估计约有 1.7 亿人感染丙型肝炎病毒(HCV)。在我国一般人群抗 HCV 阳性率为 3.2%,丙型肝炎患者约 4000 万,即每 30 个人中就有一名丙肝患者。国内外研究发现 HCV 是 HCC 的重要病因。

(一)流行病学研究

　　肝癌发生与 HCV 感染密切相关。对 32 例病例对照研究的 Meta 分析显示,HCV 携带者肝癌的发病率是无携带者的 17.5 倍。在西半球和东半球的发达国家,HCV 是肝癌发病的主要病原学因素。

　　发达国家的研究已经发现肝癌患者中 HCV 感染非常高。日本学者曾对东京、长崎等 5 个地区的 180 例 HCC 患者研究发现,在 HBsAg 阴性的 105 例患者中,抗 HCV 总阳性率为 76.2%,地理分布的阳性率分别是 94.4%、73.1%、70.0%、75.6%和 70.6%,而在 HBsAg 阳性的 75 例 HCC 患者,11 例抗-HCV 阳性(14.7%),地理分布阳性率分别是38.9%、5.6%、0、0和17.6%。显示出在HB-sAg阴性的HCC患者中,HCV呈高度感染。Hofmann证实,抗–HCV不仅不具有保护作用,而且是病毒复制的特殊标志。一项前瞻性的研究还表明,HCV的慢性感染使近20%的丙型肝炎患者转为丙肝后肝硬化和HCC,从而认为HCV的感染可能是导致丙肝后肝硬化和HCC的主要原因。

(二)发病机制

有研究报道,10%~20%的HCV感染有可能发展成为肝硬化或肝细胞癌,但致癌机制尚未完全阐明。目前认为,HCV感染后首先造成肝细胞损伤,引起病程慢性化,超过50%的HCV感染者为慢性,最后导致肝组织纤维化、肝硬化,甚至肝癌。

1. HCV基因组、病毒蛋白与肝癌

丙型肝炎病毒(hepatitis C virus,HCV)呈球形,直径小于80nm,是有包膜的单股正链RNA病毒,属于黄病毒科。HCV基因组长约9.6 kb,5′和3′非编码区(NCR)分别有319~341bp和27~55bp,含有几个顺向和反向重复序列,可能与基因复制有关。在5′非编码区下游紧接一开放的阅读框(ORF),其基因组排列顺序为5′-C-E1-E2-p7-NS2-NS3-NS4-NS5-3′。ORF能编码的多聚蛋白前体,能编码一长度大约为3014个氨基酸的多聚蛋白前体。多聚蛋白前体在病毒和宿主蛋白酶的作用下形成结构蛋白和非结构蛋白。结构蛋白有三种,分别是分子量为19kD的核心蛋白C、分子量为33kD的E1包膜糖蛋白、分子量72kD的E2包膜糖蛋白。p7编码一种膜内在蛋白,其功能可能是一种离子通道。非结构蛋白包括NS2、NS3、NS4A、NS5A和NS5B,在病毒的生活周期中起重要的作用。NS2和NS3都具有蛋白酶活性,参与病毒多聚蛋白前体的切割。NS3蛋白还具有螺旋酶活性,参与解旋HCV RNA分子,以协助RNA复制。NS4的功能尚不清楚。NS5A是一种磷酸蛋白,可以与多种宿主细胞蛋白相互作用,对于病毒的复制起重要作用。NS5B具有RNA依赖的RNA聚合酶活性,参与HCV基因组复制。现分别叙述各病毒蛋白引发肝癌的机制。

(1)核心蛋白C:HCV核心蛋白是一种多功能蛋白,由191个氨基酸残基组成。它除了与病毒核衣壳的组成有关以外,还参与病毒颗粒的装配和释放,并与宿主糖蛋白相互作用,完成病毒颗粒的成熟与分泌。HCV 核心蛋白通过与细胞内重要调节蛋白结合,影响某些重要信号通路的传递,进而直接参与宿主细胞的脂质代谢、免疫调节、细胞信号转导、细胞凋亡以及细胞转化过程,与 HCV 感染后肝病的发生发展密切相关。

抑制肝细胞凋亡一直被认为是 HCV 核心蛋白导致肝细胞癌发生的重要机制之一。HCV 核心蛋白能够与介导细胞凋亡的诸多相关信号分子相互作用,参与细胞信号转导,抑制肝细胞的凋亡,包括抑制 p53 蛋白、p16 蛋白、p27 蛋白及 p21 蛋白表达,作用于 bcl-2 家族、NF-κB 途径、Wnt/β-catenin 等途经。

①体外实验表明,HCV 核心蛋白转录性下调 p53 启动子活性,抑制 p53 蛋白的表达同时也抑制 p21/waf1 启动子,从而抑制细胞的凋亡,促进了细胞的生长。核心蛋白还可诱导 p53 突变,进而提高 Mdm2(具有癌基因特性)的水平,阻止肿瘤抑制蛋白的抑制作用,促进 HCC 进行性发展。

②HCV 核心蛋白可通过细胞外信号调节酶(ERK)通路反式激活 bcl-2 启动子活性,促进 Bcl-2 的表达。

③HCV 核心蛋白可以活化 NF-κB 途径,激活 iNOS 的表达,导致 NO 的过量生成,进而引发 DNA 双链断裂现象,造成对肝细胞基因组 DNA 的损伤。

④HCV 核心蛋白能抑制 p16、p27 的转录与表达,间接提高了细胞周期素依赖性激酶(CDK)的功能,进而促进细胞进入 S 期。相似的研究报告称核心蛋白还能够抑制 p21 基因启动子的转录。

⑤体内外实验证实,HCV 核心蛋白通过对 Wnt 上游分子的多重调控,诱导 Wnt/β-catenin 信号通路活化,同时使 Wnt 拮抗分子分泌卷曲相关蛋白家族(SFRPs)的表达失活。通过对 Wnt 下游靶基因的活化调控,协同促进 wnt3a 诱导的细胞增殖,最终引起细胞增殖过度,参与 HCV 相关肝癌的发生。

⑥HCV 核心蛋白抑制了 PTEN 基因蛋白的表达,进而解除了 PTEN 抑制其下游作用分子 Akt 磷酸化的作用,使 PTEN 对 PI3K/Akt 通路的负调控作用减弱,不能完全行使其抑制细胞生长、促进细胞凋亡的作用。这也进一步揭示了 HCV 核心蛋白能够促进细胞生长、抑制宿主细胞凋亡、促进肝细胞肿瘤发生的原因。

(2)NS5A:HCV 非结构蛋白 5A(HCV NS5A)基因位于 HCV 基因组的 6258~7601 核苷酸,编码约 56kD 的 NS5A 蛋白(448 个氨基酸残基),主要分布于胞浆内。NS5A 蛋白是一种磷酸化的锌金属蛋白,具有多种生物学功能,参与 HCV 多蛋白成熟和 RNA 复制过程,参与 HCV 对干扰素的抵抗等。此外,它还是一种作用很强的转录激活因子,能够影响细胞信号转导途径,激活多种病毒及细胞基因启动子,调控细胞、病毒基因表达,调节细胞生长、凋亡以及免疫调节等功能,与 HCV 感染细胞发生恶性转化的过程密切相关。

NS5A 可通过多种机制抑制肝癌细胞凋亡。FKBP38 是免疫抑制剂 FK506 的结合蛋白,能与线粒体上的抗凋亡因子 Bcl-2 作用,具有抗凋亡效应。在 Huh7 肝癌细胞中,NS5A 能与 FK-BP38 作用,抑制肝癌细胞凋亡。

关于 Wnt/β-catenin 通路调控,有研究发现,NS5A 通过结合并活化 PI3K 激活底物 Akt, 活化的 Akt 激酶使负责 β-catenin 降解的糖原合成激酶 GSK-3β 磷酸化而失活,抑制蛋白酶降解 β-catenin,增加 β-catenin 在细胞核内的聚集量,刺激癌基因转录。

HCV NS5A 可反式激活 NS5ATP13 基因的表达。NS5ATP13 具有促进细胞增殖的作用。NS5ATP13 可通过对 MAPK/ERK 和 C/EBPβ 信号系统的影响来支持肝细胞的再生,还可上调 Ran 结合蛋白 2(RanBP2)、凋亡蛋白 1 抑制因子(IAP-1、MIHC、cIAP2)、细胞分裂周期蛋白 23(CDC23)等。RanBP2 作为核孔复合物的组成成分,在细胞核内外物质转运中发挥着重要的作用,NS5ATP13 可能通过上调这些凋亡相关因子抑制细胞凋亡,从而引起肿瘤的发生。NS5ATP13 通过上调 PKA 和钾离子电压门控通道 KQT 样亚家族成员 3, 也可能是抑制凋亡发生的机制之一。NS5ATP13 下调多种诱导细胞凋亡的信号分子,如有丝分裂原活化蛋白激酶 3(MAP4K3)和有丝分裂原活化蛋白激酶 2(MAP3K2),在肝细胞癌的发生机制中起到一定的作用。

(3)NS4B:NS4 区编码 NS4A 和 NS4B 蛋白。NS4A 的 C 端是 NS3 丝氨酸蛋白酶的辅因子,它对于此蛋白酶的功能不是必需的,但是能够稳定该蛋白酶,并且显著增强其催化效应。

NS4B 的功能尚未阐明。有研究表明,NS4B 可能通过某种机制刺激细胞

DNA 合成,细胞进入 S 期,促进细胞增殖。NS4B 主要作用可能包括抑制翻译,调节 NS4B RNA 依赖的 RNA 聚合酶的活性,引起细胞转化,诱导细胞非折叠蛋白反应等。研究发现 NS4B 蛋白还能够激活细胞信号转导途径,影响细胞生长调节。还可通过增进细胞周期素 cyclinD1、PCNA 表达,干扰肝细胞周期,促进肝细胞增殖。

(4)NS3:NS3 蛋白不但具有酶活性,而且也已被认为它与肝癌的形成有关。有研究组分析 NS3 蛋白氨基端的 180 个氨基酸残基序列 (aa1027~aa1206),将 HCV-1b 患者的 NS3 二级结构分为 A、B、C 3 组,该研究组又根据更短的 120 个氨基酸残基序列(aa1027~aa1146)将 NS3 二级结构细分为 A1-1、A1-2、A2-1、A2-2、B1-1、B1-2、B2-1、B2-2、C-1、C-2、C-3 等 11 个亚组。相关文献还证实了 HCV-1b 的肝癌和非肝癌患者的 NS3 氨基酸序列无差异, 由此有人将目标定位在 NS3 蛋白的二级结构上,分析 NS3 二级结构与肝癌形成之间的关系。研究认为,1b 的 HCC 患者的 NS3 蛋白质二级结构以 B 组为主,其中 B1-1、B2-1 两组亚型最为多见,A1-2、A2-1、B1-2、C-1、C-2 和 C-3 也与 HCC 形成有关, 而 A1-1 与肝癌形成的相关性最弱。

NS3 蛋白还可与 Caspase-8 相互作用诱导细胞凋亡, 并能与 p53 蛋白相互作用抑制 *p53* 调控 *p21* 基因的活性,抑制 *p21* 基因转录。另外,NS3 蛋白 N 端具有丝氨酸蛋白酶活性,C 端具有 RNA 螺旋酶活性, 可以激活 NADPH 氧化酶活性导致活性氧簇(reactive oxygen species,ROS)增加,损伤肝细胞 DNA,诱发肝细胞癌的发生。

(5)F 蛋白:F 蛋白是 HCV C 基因按照+1 读码移位所产生并分布在内质网上的一种短寿命蛋白。有研究证实,HCV 1b 型 F 蛋白以 C 蛋白基因的 AUG 为启动子,前 42 个氨基酸按照 C 基因的阅读框翻译,在第 43 位氨基酸发生核糖体移位,按照 C+1 阅读框翻译,在 144 位处终止。F 基因与 C 基因重叠,这使得 F 基因对 HCV 其他基因的表达有着重要的顺式调节作用。另外,F 基因指导合成的 F 蛋白可以反式调节 HCV 其他基因的表达。丙型肝炎的 F 蛋白能够引起细胞内 NF-κB 的持续激活,从而增强细胞抵抗 TNF-α 诱导凋亡的能力。F 蛋白也可激活原癌基因 c-myc, 使其基因产物表达异常增加, 其还能抑制抑癌基因

61

p21、*p53*、*p16* 转录与 DNA 的合成,扰乱细胞周期,进而参与异常增殖进程,影响正常肝细胞的增殖。

2. HCV 基因型与肝癌

HCV 基因组自发突变率很高,主要是由于依赖病毒 RNA 聚合酶的 HCV 复制易产生错误,每年每个核苷酸位点的替换突变率为 $10^{-3} \sim 10^{-2}$。但基因序列的多态性并不均匀地分布于整个基因组,在进化过程中,5′非编码区最保守,其次是核心蛋白区(C 区)和非结构区(NS 区),而包膜 E 区最易变异,尤其是 E2 基因 5′端编码生成的 27 个氨基酸序列的变异频率最高,称之为第一高变区(HVR1)。基因序列的多态性作为 HCV 基因分型的基础。HCV 基因序列的多态性(异质性)主要表现在 3 个水平上:第一个水平是 HCV 基因组的核苷酸序列的变异超过 30%时,定为基因型(genotypes);第二个水平是 HCV 基因组的核苷酸序列的变异超过 20%时,定为基因亚型;第三个水平是 HCV 基因组的核苷酸序列变异超过 10%时,定为分离株。

目前应用较为广泛的是按照建立的针对 HCV 基因组 C、El 和 NS5 区的核苷酸序列分析,将 HCV 分为 1~6 基因型及 50 余个亚型,以 a、b 等小写英文字母表示,即 1a、1b、2a、2b、3a、3b。

HCV 基因型与 HCV 感染后的疾病发展进程相关,并能预测该病的发展结果。1b 型是我国较为流行的类型,HCV-1b 型 HCV 被认为与肝细胞癌有密切关系。有人对 593 例慢性丙型肝炎、219 例肝硬化和 166 例 HCC 的研究发现,HCC 患者中 1b 型阳性率显著高于慢性丙型肝炎和肝硬化的患者。有研究报道HCV-1b 型 NS3 有可能参与肝细胞癌的发生。具体机制尚不明确,目前研究还很少。

三、输血传播病毒

TT 病毒(TTV)是 1997 年由日本学者首先从一例因输血引起转氨酶升高患者的血清中发现的新病毒,由于该患者的姓名字首为 TT,而且有大量输血史,故命名为输血传播病毒(transfusion transmitted virus,TTV)。进一步的研究证实,该病毒与输血后肝炎发病有关,可能是一种新型的肝炎相关病毒。

对 TTV 进行的初步研究结果发现,TTV 不仅能引起肝功能损害,其感染与

HCC 的发生有低相关。Okamito 等报道日本肝癌和肝硬化患者 TTV 感染率分别为 39% 和 48%，显示出 TTV 的感染及复制与 HCC 家庭聚集性呈一定的相关关系。TTV 感染与肝硬化、肝癌的发病机制需进一步进行研究。

关于病毒感染因素引发肝癌的研究进展十分迅速，已经从多个角度阐释了肝癌形成机制，如病毒整合、病毒基因组变异，激活癌基因，进而参与肝癌相关信号通路调控，介导细胞癌变。总之，多种因素(病毒因素联合其他因素)、多通路、多种途径同时存在并相互作用，或者单独起作用，影响肝癌的发生、发展、浸润和转移。因此，深入研究病毒感染因素与 HCC 的关系将有助于为病毒感染相关性肝癌的预防和治疗提供理论基础，提高肝炎病毒感染者及 HCC 患者的生存质量和降低相关疾病的死亡率。

第三节　化学致癌物及饮食习惯

国内外学者对原发性肝癌(primary hepatic carcinoma，PHC)的病因、发病机制进行了大量的研究，慢性感染乙型肝炎病毒或丙型肝炎病毒被认为是肝癌的主要原因，约占 75%。然而多个非病毒性因素与肝癌的发生发展密切相关，如肥胖、糖尿病、非酒精性脂肪肝炎发展均是肝癌的重要危险因素。其他非病毒性肝癌的原因包括铁过载综合征、饮酒、烟草、口服避孕药、黄曲霉素、农药暴露、二乙基亚硝胺、微囊藻毒素(MC)、咀嚼槟榔及个人饮食习惯等，威尔逊病、α-1 抗胰蛋白酶缺乏症、自身免疫性肝炎、血吸虫病、日本血吸虫病等，以及原发性胆汁性肝硬化、充血性肝疾病和肝癌的家族史均增加肝癌发生的危险性。总之，澄清相关的非病毒引起肝癌的因素，集中多层次的预防方法可以减少非病毒性肝细胞癌的发生和降低肝癌的发病率与死亡率。化学因素如黄曲霉素、农药暴露、二乙基亚硝胺、一氧化氮等在肿瘤病因中占很大比重。据估计(1977 年 Heiddkerger)，人类肿瘤，除皮肤癌外，70%~90% 为环境及食物中的化学物质引起。20 世纪 70 年代开始，我国学者曾将肝癌的一级预防概括为"防霉、改水、防肝炎"七字诀，在一些肝癌的高发区已积极推行多年。

63

一、常见化学致癌物

1. 亚硝酸盐化合物

亚硝酸盐是一类无机化合物的总称，主要指亚硝酸钠。亚硝酸钠为白色至淡黄色粉末或颗粒状，味微咸，易溶于水，外观及滋味都与食盐相似，并在工业、建筑业中广为使用，肉类制品中也允许作为发色剂限量使用。由亚硝酸盐引起食物中毒的概率较高。食入 0.3~0.5 克的亚硝酸盐即可引起中毒甚至死亡。亚硝酸盐是在吸烟、熏鱼、奶酪、熏肉和热狗等腌制品中发现的，主要作为食品防腐剂使用。亚硝酸盐被广泛用来增强肉颜色和延长肉制品的保质期。摄入含有亚硝酸盐的食物后，一定条件下在胃里可以转化成亚硝酸盐、硝酸盐，特别是当胃液体 pH 值足够高(pH>5)时，更容易转化。体内亚硝酸盐还可来自一氧化氮(nitric oxide, NO)的氧化。动物在食物或饮用水中或长或短地长期接触 N-亚硝基化合物，与肝癌的发生密切相关，所有的动物暴露于 N-亚硝基化合物中通常伴随着内出血死亡。目前还不清楚这些化合物在人类会造成怎样的结果，但是，呼吸或接触 N-亚硝基化合物将导致肝脏疾病和癌症的发生，会是高概率事件。亚硝酸盐作为体内一氧化氮(NO)的储存库，在肿瘤缺血缺氧的微环境还原为 NO，使鸟苷酸环化酶活化，从而使细胞内 cGMP 水平升高，进而通过细胞生长、存活等有关的传导通路，调控肿瘤细胞增殖、血管生成、侵袭和转移等。

二乙基亚硝铵(diethylinitrosamine, DEN)是亚硝基化合物中致癌性较强和较有代表性的一个化合物，主要存在于小麦、麦粒、花生等谷物中。1960 年第一次报道它具有肝脏致癌性，以后的许多报道证实 DEN 与原发性肝癌密切相关。而且其无活性的前身二乙胺和亚硝基化剂在胃液中可生成强致癌性的DEN，本身无致癌性的硝酸盐也可通过体内代谢生成 DEN，发挥致癌作用。DEN 诱癌率高，是实验室常用的肝癌诱导剂。它在鼠体内最低有效蓄积剂量为80mg，若每天摄入较高的剂量肝癌发生率可达 100%。有人用 DEN 100mg/L 的浓度给大鼠自由饮水 12 周，诱癌率达 95%。也有报道给短期禁食的大鼠喂养致死剂量(每周每只鼠 20mg/kg)的 DEN，同样可达诱发肝癌的作用。Hikita 等分析可能由于短期禁食造成细胞凋亡，肝重减轻，恢复喂食后机体弥补禁食损失，而大量扩增细胞,从而促进了 DEN 的诱癌作用。认为 DEN 致癌作用机制经常与致突变作用相联。其活化代谢决定性的一步是经微粒体的与 P450 有关的羟化酶的 2-C-羟化,最终形成的致癌物为甲基正离子。

过去人们从基因水平对动物实验性肝癌作了更深入的研究,认为 DEN 诱导形成肝细胞癌是一个多基因参与的多阶段过程,许多基因在诱导的不同阶段被激活。如 c-myc 癌基因有过度表达是参与了肝癌变启动及恶性表型形成的全过程。IGF-II 基因也可检测到有过度表达,这可能与癌前肝细胞增生灶及结节向肝细胞癌转变有关。也有作者检测了癌变过程中 p53 基因的突变,认为这种突变可能发生在癌前与肝癌形成阶段,但突变无特异性位点及热点。

2. 黄曲霉素

黄曲霉素(aflatoxin,AF)是黄曲霉和寄生曲霉产生的次生代谢产物,是一种与呋喃香豆素类化学结构上相近的化合物。现已经确定的黄曲霉素有 20 余种,最常见的为 B_1、B_2、G_1 和 G_2 4 种。其中以黄曲霉素 B_1(Aflatoxin B_1,AFB_1)毒性最大、量最多,具有强烈致癌性。黄曲霉素对人和动物健康的危害均与黄曲霉素抑制蛋白质的合成有关。研究表明,黄曲霉素的细胞毒作用,是干扰信息 RNA 和 DNA 的合成,进而干扰细胞蛋白质的合成,导致动物全身性损害。AFB_1 是在污染的食物中存在最多的化学致癌物。1961 年 Lancaster 用巴西花生饲料首次成功诱发大鼠肝癌。以后的许多报告指出,AFB_1 是最强的肝脏致癌物。它与多环芳香碳氢化合物等比较,在低 1000 倍的剂量同样有肝致癌性。AFB_1 可诱导多种动物(鼠、斑鳟鱼、鸭等)肝癌,且绝大部分为肝细胞癌。新生小鼠和幼龄大鼠对 AFB_1 极敏感,而成年小鼠有一定耐受性。AFB_1 诱癌需较长时间(12~36 个月),而且诱癌率与饲喂时间、剂量相关。Godoy 等用含 AFB_1 4~5mg/kg 饲料,6 周内连续口饲大鼠,1 年左右 100% 发生肝癌。而 Svoboda 等用 1mg/kg 饲料,饲 33 周,1 年只有 50% 大鼠致癌。也有报告用微量(含毒素 100μg/kg)AFB 污染大米喂养大鼠 108 周,只有 7 例发生肝癌。说明 AFB 诱癌效应与剂量有明显的线性关系。

AFB_1 是由人类及啮齿动物细胞色素 P450 系统代谢成 AFB-8.9-外环氧化物,后者在鸟嘌呤碱基与 DNA 结合,形成反-8.9-二氢-9-羟基-AFB_1 加合物,该物质能与 DNA 和 RNA 等分子特异位点结合形成加合物,改变了 DNA 和 RNA 部分特有的结构,引起 DNA 化学损伤,引起基因分子突变。这种 AFB_1-DNA 加合物是 AFB_1 进入机体经肝脏代谢后与机体 DNA 共价结合形成的加合物,能反映 AFB_1 的暴露水平,可作为 AFB_1 接触性生物学标志物。AFB_1-DNA 加合物还可作为效应标志物,能反映 DNA 受到有毒化学物质 AFB_1 损伤的效应剂量。在 HCC 中 AFB_1-DNA 加合物阳性率明显高于非 HCC 中的阳性率。AFB_1-DNA 加合物检测阳性率与 HCC 的发生率呈明显正相关。在肝组织中 AFB_1-DNA 加合物检测阳性率越高,患 HCC 的风险性就越大。AFB_1 及其代谢产物还在肝癌发生和演进过程中引起了癌基因(如 ras、c-fos)及抑癌基因(如 p53、p16、Survivin)表达的改变。p53 基因常用于 AFB_1 诱导肝癌的指标,其 G-T 的替换,主要发生在特殊的热点密码子 249,密码子 249 突变被认为是对环境中 AFB_1 产生病变,并可以作为检测的生物标志。Joan Riley 等则在 AFB_1 诱导大鼠检测到 Ki-ras 原癌基因 B-A 替换。Tashira 等分析了癌细胞内的 DNA 和 RNA,证实了在癌变过程 c-myc、c-ras 基因之间的协同作用。许多事实表明 AFB_1 诱发突变对肝癌发生起着重要作用。但也有作者提出,在真核细胞中,AFB_1 引起的突变并非仅是遗传毒性的,也可能与酶的有丝分裂密切相关。

在 HCC 中发现 p53 基因的第 249 位核苷酸是突变热点,其第三位点 AG-GC~AGTC 的颠换导致 p53 蛋白的精氨酸被色氨酸所替换,这种变异说明了致癌物与癌症发展之间有着强烈的分子联系。许多研究结果都显示 p53 肿瘤抑制基因的 249 突变与 AFB_1 之间有正相关。从地理位置上看,在中国和非洲等既有黄曲霉素饮食暴露又有慢性 HBV 感染流行的地区发现,核苷酸 249 的第三位点的突变导致 GC~TA 的颠换现象在 HCC 中很常见。从 AFB_1 暴露高的世界各地的 HCC 样本中这种突变超过 50%;相反,AFB_1 暴露低的地区如欧洲、日本和美国的 HCC 样本中 249 位密码子突变率仅为 1%。Mace 等的体外实验研究发现,暴露 AFB_1 的人类肝细胞系表现出同样的 p53 基因核苷酸 249 突变的模式。在冈比亚的研究发现,这种 249 位核苷酸的突变能在 HCC 患者血清中被检测到,因此 p53 突变体可以作为 AFB_1 暴露和早期 HCC 的生物标志物。249 突变的 p53 蛋白可以抑制野生型 p53 介导的细胞凋亡。结果导致一个选择性的生长优

66

势。然而这些结果没有显示肝肿瘤特异的突变热点与 HBV 基因组的整合之间有必然的联系。

由于 p53 基因的 249 位核苷酸变异更多的是在 AFB$_1$ 的暴露和 HBV 感染两种因素都存在的地区被发现,因此有学者认为 p53 基因的 249 位核苷酸变异可能与这两种因素均有关系。由于 p53 是肿瘤抑制基因,因此以上的两种方式只要能削弱 p53 的功能,就会给细胞一个选择性生长优势。AFB$_1$ 和 HBV 可能通过协同作用或各自单独作用,引起突变最后导致癌症。Madden 等利用既表达 HBx 基因又具有抗菌素 λ 基因的双转基因鼠来研究 HBV 与 AFB$_1$ 之间的相互关系,结果发现 DNA 突变图谱有明显改变,暴露 AFB$_1$ 后 G/C 至 T/A 的颠换大约增加了 2 倍。另有学者研究发现,HBVx 在宿主细胞的整合,可能通过改变 DNA 修复系统和药物代谢酶系统,从而导致宿主对环境致癌物质如 AFB$_1$ 的敏感性增加,最终引起肝癌发生率的增加。最近有学者在树鼩肝细胞中检出到与人肝细胞内相同的复制型及整合型的 HBV DNA。HBV 和 AFB$_1$ 两种因素作用肝癌的引发率明显高于单因素作用,在致 HCC 上 HBV 和 AFB$_1$ 具有协同作用,当 HBV 和 AFB$_1$ 两种因素合并时,肝癌发生的危险因素高于 HBV-DNA 单独感染者的 60 倍,及 AFB$_1$ 暴露者的 7 倍。在 HCC 发生之前变异的 p53 蛋白已经表达,并促进了 HCC 的发展。HBV 和 AFB$_1$ 均可引起 p53 基因的突变,同时也可协同诱导 p53 基因的突变。乙肝病毒和黄曲霉素的高暴露地区,由于在双因素共同作用下 p53 基因功能更容易失活,更容易诱导癌变。

目前国内外关于 AFB$_1$ 致癌的确切机制尚无明确定论,但 AFB$_1$ 暴露作为肝癌发生的危险因素之一是普遍肯定的。

3. 微囊藻毒素

微囊藻毒素(microcystins,MC)是由富营养化水体中的铜绿微囊藻、水华鱼腥藻、颤藻等产生的一组具有肝脏毒性的单环多肽毒素。迄今为止,已发现MC有 80 多种异构体。在众多异构体中,存在最为普遍、含量较多、毒性较大的是微囊藻毒素-LR(microcystin-LR,MC-LR)。MC-LR 作用的主要靶器官为肝脏,大剂量急性暴露会引起肝脏的急性中毒,使肝细胞肿胀、浓缩和坏死,肝脏大面积出血,甚至死亡。除急性毒性作用以外,长期、低浓度的微囊藻毒素暴露最大的潜在危害是提高了相关人群的癌症发病率。国内外大量的动物实验和流行病学资料表明,长期饮用低浓度微囊藻毒素污染的水与原发性肝癌、大肠癌和胃肠道肿瘤等疾病的高发率密切相关。MC-LR可导致氧化应激、DNA损伤、细胞骨架崩解,从而产生毒性作用。MC-LR具有较强的肝毒性和促癌活性。有研究表明,MC-LR的毒性效应表现为剂量上的双向性,高浓度MC会产生细胞毒性乃至细胞坏死,低浓度MC促进细胞增殖、癌变。

随着城市化进程的加快,水污染问题日益严重,水体富营养化使得藻类大量繁殖,其中蓝藻类产生的微囊藻毒素具有强烈的肝毒性。江苏省启东市的饮水与肝癌关系的流行病学调查显示,不同饮水类型的居民肝癌发病率或死亡率差异均有统计学意义,且污染越严重,发生肝癌的危险性就越大;地表水的危险性高于地下水(沟塘水>河水>浅井水>深井水),和水体易受污染程度一致。陈华等检测发现,不同水样中微囊藻毒素阳性率不同(水库水>自来水>浅井水)。孙昌盛等报道,福建省同安居民饮用水藻类毒素污染与原发性肝癌有明显相关性。沟塘水中MC为肝癌促进剂,虽经加热煮沸,但是不能有效地去除,长期饮用可能会导致饮用者肝功能下降,肝癌危险度增高;泉水及深井水由于地理位置或者相对较封闭,受外界排污影响相对较小,污染程度相对较低;而自来水的水源主要来自河流或者大型水库,这类水源易受到生活废水、工业生产污水及农业污染等污染源的影响,水体结构变化大,易于发生水体富营养化,导致微囊藻毒素含量增加。自来水虽经消毒处理,但是并不能有效去除MC,使得其肝癌危险性要高于泉水和深井水,说明饮富MC-LR水与原发性肝癌的发生有关。

微囊藻毒素诱导肝癌病变的主要机制有:①抑制蛋白磷酸酶活性干扰信号通路,而使细胞接受持续的分裂信号导致细胞无限增殖。②造成氧化胁迫导致遗传损伤:MC一方面使细胞内谷胱甘肽(GSH)含量下降乃至耗竭,另一方面破坏线粒体的结构和功能诱导产生活性氧类自由基(ROS),这两方面共同作用使细胞面临氧化胁迫。MC-LR诱发的ROS可使DNA链的嘌呤和嘧啶发生氧化,最终导致DNA链断裂,这种间接的遗传损伤可能是MC致癌的机制之一。③调节基因表达干扰细胞周期调控:人类细胞中普遍存在癌基因和抑癌基因,在正常情况下,这两类基因是人类细胞生长所必需的,当它们在体内的活性发生改变时,可导致正常细胞恶性转化,引起肿瘤的发生。随着 MC 暴露时间及浓度的不同,可引发不同的癌基因和抑癌基因的表达发生变化。有研究表明,在启动剂 DEN 的作用下,MC 可以诱发叙利亚地鼠胚 SHE 细胞 fos、jun 等控制细胞增殖的早期反应基因持续高效表达,并引起细胞过度增殖。MC 还可上调肝细胞增生灶中增殖细胞核抗原(PCNA)蛋白的表达,促进细胞的增殖。可见,调节与细胞增殖和凋亡相关基因的表达可能是 MC 诱发癌变的另一重要机制。

4. 硒

不少调查资料表明,低硒与肝病及 HCC 有一定关系。有研究曾对重庆地区肝病、HCC 患者的血硒水平及谷胱甘肽过氧化物酶(GSH-Px)活力做过调查,发现从正常、慢性肝病、肝硬变至 HCC,血硒水平呈递减倾向,各组间有显著差别,而血 GSH-Px 活力也与血硒呈正相关。硒是 GSH-Px 的必需成分,而硒与 GSH-Px 均为重要的抗氧化剂,故其缺乏与 HCC 形成有关。江苏省启东地区对硒作过大量调查研究,并进行现场分组服硒防癌调查,取得令人鼓舞的成绩。由于不少缺硒地区(如国内克山病、大骨节病地区)HCC 发病率并不高,因此认为补硒可减少 HCC 危险性,但硒并非独立致癌因素,可能为辅助因素。

5. 芳香胺类化合物

(1)偶氮染料:是最早,也是较为广泛应用于肝癌诱导的一类化学致癌物,曾短时间用于人造奶油着色,也称奶油黄。常用于实验性肝癌研究的是 3-二甲基黄(DAB)和 3′-甲基-4-二甲氨基偶氮苯(3′-me-DAB)。用 DAB 溶于植物油拌饲料饲养大鼠,26 周肝癌发生率可达 100%,且常伴有血性腹水和肿瘤转移。3′-me-DAB 具有成本低、容易制备的特点,但诱癌率不如前者。偶氮染料最经常的靶器官——啮齿动物的肝脏中含有一个酶系统偶氮还原酶,核黄素是该酶系统的辅酶,可以分解偶氮桥,生成没有活性的裂解产物。若给予动物乏核黄素饮食,偶氮染料的致癌作用便可充分体现出来。Rodger 首先用缺乏蛋氨酸、叶酸、维生素 B、胆碱的食物加致癌剂诱发肝癌,结果卵圆细胞出现早而明显,诱癌效率提高。袁胜涛等也报道低胆碱饮食可以大大提高 3′-me-DAB 的诱癌率,并分析其机制可能与影响磷脂酰胆碱合成及 DNA 甲基化有关。有作者对 3′-me-DAB 诱发实验性大鼠肝癌形成过程中原癌基因进行动态检测,发现 Ha-ras 检出率最高,其表达变化与 *c-myc* 的变化相伴出现,两者在肝癌早期被激活,而后期呈低水平表达。*Ki-ras* 的反应较弱,仅在癌旁组织中检测到,其作用可能与促进细胞恶性转化有关。

(2)2-氨基芴 (2-AAF):杀虫剂的密切接触与肝细胞癌病因或发展密切相关。1941 年 2-AAF 作为强效杀虫剂报专利,Wilson 等便发现它对大鼠有很强的肝致癌性。以后的实验研究中,2-AAF 不仅广泛用于肝癌诱导过程癌细胞启动,而且被发现微量可用于癌细胞选择促进剂。Ynanson 等对其前体化合物 N-亚硝基-AAF 进行分析,发现 N-亚硝基-AAF 有着更强和更直接的诱癌作用:应用相同剂量(60mg/kg)其诱癌的效果明显比 2-AAF 好,在细胞水平也显示出更直接的 DNA 损伤。2-AAF 活化主要通过 N-羟化生成相应 N-羟基衍生物,作为近似致癌物,再经结合转化成有活性、亲电子、直接致突变的酯(特指硫酸酯)而发挥致癌作用。其作用机制是引起 DNA 损伤,在人类 *p53* 基因 DNA 外显子 6~8 位引起突变及造成某些(GST、GSHPX 等)活性改变。

二、具有致癌作用的药物

已经证明临床上许多药物长期服用后可引起实验动物及人类肝癌。因此尽管一种药物的致癌作用可能在作用后几年,甚至十几年才会出现,但仍应注意其危险性估计。最早知道有致癌作用的药物是砷,它可引起皮肤癌和肝癌。而后雌激素、苯巴比妥也相继被发现可引起大、小鼠肝细胞癌。Baum(1970 年)最早报道了妇女由于口服避孕药产生肝癌的病例。此后许多关于肝癌与口服避孕药之间关系的病例在各种文献中出现。有作者进行实验室研究发现,醋酸氢羟甲烯孕酮(CPA),一种常用作避孕药及前列腺癌防治的药物,900mg/kg 喂养雄性小鼠12 个月,40%发生肝癌。抗炎药保泰松被报道以 100~30mg/kg 的剂量,2 年可诱发小鼠肝癌及大鼠肾癌。Gorden 给 Sprangue Damleg 雄性大鼠服用famaxifen(广泛用于乳腺癌治疗的药物)12~15 个月, 肝细胞癌发生率可达 71%~100%。Regineld 等也有类似的实验结果,并分析该药的致肝癌性与其引起肝脏 DNA 的加合物及造成 RNALar I 基因突变频率(MF)大大增加相关。

三、个人生活习惯与肝癌

1. 酒精

饮酒是肝癌的危险因素之一,每周喝酒的次数越多,危险性越大。酒精增加肝癌的风险主要是通过肝硬化,每天酒精摄量大于 80g,饮酒史长达 5 年,发生肝癌的风险要增加近 5 倍。酒精进入人体后主要在肝脏进行分解代谢,主要代谢产物是乙醛,乙醛可与多种蛋白发生共价结合,形成乙醛蛋白加合物。这不但改变了蛋白质的结构,而且造成了蛋白质功能异常,谷胱甘肽耗竭,线粒体损伤和胶原蛋白合成增加,引起肝细胞炎症、坏死及纤维组织增生,长期过量饮酒甚至酗酒有可能会形成酒精性脂肪肝,严重的甚至会直接形成酒精性肝硬化。酗酒在发达国家是肝癌的危险因素之一。裴广军等对国内近 10 年研究饮酒与 PHC 关系的文献进行 Meta 分析,显示饮酒与 PHC 呈中等关联。Morgan 等的研究报道,每天饮酒 80g 且连续饮用超过 10 年,肝癌的危险性显著增加。

酒精是一种肝脏毒素,在西方国家酒精是导致肝硬化最主要的原因;另外,酒精也是化学品的重要溶剂,它可促进许多外源毒素在体内的吸收;酗酒也可诱导大量代谢酶的产生,这些酶可以激活前致癌物。在美国、澳大利亚、日本和许多欧洲国家,饮酒可能是慢性肝病最重要的致病因素。虽然肝炎病毒的感染是 HCC 的主要病因,然而在非病毒感染的 HCC 患者中酗酒是一个非常重要的原因。Horie 等在日本的流行病学调查发现:单独酒精引起的肝硬化占61%;酒精与病毒两因素引起的肝硬化占 39%,其中非 HBV 感染的 HCC 患者中酗酒者占 27%,提示酒精消费对 HCC 发生、发展具有一定的作用。酒精进入人体后需要经过Ⅰ相和Ⅱ相代谢酶代谢。Ⅰ相代谢酶细胞色素 p450-2E1(CYP2E1)将酒精氧化为乙醛,乙醛是一种致癌物,需要经Ⅱ相代谢酶乙醛脱氢酶 2(ALDH2)来解毒,这两种代谢酶都具有基因多态性,可能影响 HCC 的发生、发展。有学者研究发现,在 HCC 患者中纯合的 ALDH2 2-2 基因型等位基因频率明显高于纯合或杂合的 ALDH2 2-1 基因型;细胞色素 p450-2E1,其CYP2E1 C1/C1 基因型的 mRNA 水平显著高于其他基因型,提示 ALDH2 和 CYP2E1 的基因多态性与 HCC 危险度的增加有关。目前许多流行病学研究发现,感染 HBV/HCV 同时酗酒和吸烟者比酗酒和吸烟的非 HBV/HCV 感染者具有更高的患肿瘤的危险度。Wang 等对台湾地区 11 837 名男性居民的流行病学调查发现,HCC 与酗酒和吸烟行为有着明显的剂量—反应关系,另外 HBsAg 阳性并且酗酒和吸烟者的 HCC 危险度显著高于吸烟和酗酒但 HBsAg 阴性者。慢性肝炎病毒感染可能导致机体对外源化学毒物的解毒能力下降,如代谢酶的改变、DNA 修复的抑制等,从而增加了机体对外源化学毒物的易感性。

2. 其他饮食因素

常吃油炸、腌晒、盐渍、烟薰的食品是 PHC 的危险因素。油炸食物中可致癌物丙烯酰胺含量较高;腌晒、烟薰及盐渍食品在制作过程中可产生 N-亚硝基化合物,可诱发肝癌。而咖啡被报道可以预防并降低肝癌发生的风险。

3. 吸烟

目前认为烟草燃烧的烟雾中含有多种致癌物,例如亚硝胺、碳氢化合物、焦油以及氯乙烯等,而肝脏是这些产物的主要代谢和/或解毒器官,长期暴露于这些致癌物可能是诱发肝癌的机制之一。烟草燃烧产物中的 4-氨基联苯被认为与肝细胞癌的发生有关。此外,吸烟可能与抑癌基因 p53 的失活有关。研究还发现,吸烟能够抑制 T 细胞的功能,并降低其对肿瘤细胞的监督作用,从而提高肝癌的发病风险。Mizoue 等对 405 名日本男性进行流行病学调查,发现吸烟者与非吸烟者相比具有 3 倍患肝癌的危险度。此外,烟草与肝癌的发生还与其依赖的宿主因素如遗传、性别、年龄及既往病毒感染等病史相关。

4. 个体状态因素

(1)肥胖:早些年丹麦、瑞典等国报道称肥胖也是肝癌的独立危险因素,肥胖者发生肝癌的相对危险度为 1.9;而美国的报告则称在女性为 1.60,而在男性高达 4.52。在肥胖与肝癌关系的研究中,发现非酒精性脂肪性肝炎为其先决条件。非酒精性脂肪性肝病被认为是代谢综合征在肝脏的表现。在非酒精性脂肪性肝炎与非酒精性脂肪性肝硬化者中,尤其是病理学检查纤维化程度为 F3、F4 者可发展为严重的肝硬化,并有可能并发肝癌。有人随访 129 例非酒精性脂肪性肝病患者 13.7 年,肝细胞癌发生率为 2.3%,而 257 例属于 F3、F4 的非酒精性脂肪性肝硬化者中,肝癌 5 年累计发生率高达 20%。在意大利非酒精性脂肪性肝病甚至是肝癌的重要病因,该国肝癌患者中 37% 是因非酒精性脂肪性肝病引起。肥胖引起的肝癌相关风险增加主要通过代谢综合征、脂肪性肝硬化、糖尿病等引起。

(2)糖尿病:糖尿病也是肝癌的重要促发因素。有报道在 376 例肝癌患者中2 型糖尿病患者 47 例,占 12.5%,而对照组只占 7.98%($P<0.05$),以此估计人群中的肝癌约 8% 与糖尿病有关。前瞻性研究的 Meta 分析结果表明,糖尿病患者患肝癌的相对危险度为 2.01。当然糖尿病患者免疫功能下降,容易引发感染也容易引发癌症,而且血糖浓度升高,可促成肝细胞的过度增殖。糖尿病患者胰岛素样生长因子(IGF)1 能促进肝细胞的分裂,也与肝癌的发生有关。糖尿病作为PHC 发生的独立危险因素也有报道, 糖尿病患者发生 PHC 的危险性比非肝炎患者高出 4 倍,其促癌机制主要有:①外周胰岛素受体抵抗,胰岛素样生长因子1 和胰岛素分泌过多,前者可以刺激肝细胞增殖,从而增加 PHC 的易感性;②糖代谢紊乱可能通过影响肝细胞代谢造成肝损害,促进肝细胞基因变化,致 PHC的发生;③糖尿病患者还可合并免疫功能异常。

糖尿病在酒精性肝病患者能促进 PHC 的发生, 但在病毒性肝炎肝硬化患者糖尿病与 PHC 发生的相关性尚存争议。Lai 等评估了慢性丙型肝炎患者及丙型肝炎后晚期肝硬化患者合并糖尿病致 HCC 的发生风险。结果显示,对于丙型肝炎患者,糖尿病并不增加 HCC 发生风险。Veldt 等进一步研究发现,随肝组织Ishak 评分上升,糖尿病发病率上升;对 Ishak 积分为 6 的肝硬化患者,糖尿病又可以增加 HCC 发生风险,OR 值为 3.28。肝硬化患者已存在慢性肝实质损害,极易发生代谢功能的紊乱,葡萄糖耐量进行性减退使其中部分患者最终发展为糖尿病。糖尿病在此基础上协同作用,又通过胰岛素抵抗等机制增加了PHC 的发生风险。在丙型肝炎肝硬化患者中,糖尿病因素的促癌作用最显著,可能与HCV的某些基因型病毒核壳蛋白可直接引起胰岛素抵抗有关, 可以导致代谢综合征,出现酒精性脂肪肝、纤维化进展,进而影响肝内炎性因子水平,引起肝细胞损伤及肝内免疫状态改变。目前分子机制仍不十分明确,但已知 HCV 蛋白促进氧化应激,调节 p38 促分裂素活化蛋白酶和激活核因子 kappa B,促进TNF-α、IL-6、IL-8、TGF-β、Fas 配体等细胞因子表达。而这些细胞因子如 TNF-α 对胰岛素受体有抑制作用,促进胰岛素抵抗发生,降低脂联素及受体水平,进而降低肝脏内的抗炎因子水平。有关 PHC 发生与上述细胞因子的直接关系,目前尚无确切证据。由于糖尿病增加肝硬化患者 PHC 发生的风险,因而早期予以必要的干预治疗,保持血糖正常或药物增加胰岛素受体敏感性较为必要,理论上可能降低 PHC 发生率,但是疗效还需大规模前瞻性临床验证。

5. 个体心理及社会环境因素

人的健康与否,不仅与自身的躯体因素有关,而且与本身所特有的心理素质及生活所在的社会环境有关。疾病不仅由生物学因素引起,社会心理因素也起着重要作用。有调查研究发现,性格、精神压抑作为原发性肝癌的危险因素进入模型,其 OR 值分别是 3.679(B 型性格)、5.807。究其原因,可能是由于工作压力、对疾病的恐惧、亲人去世、经济拮据、事故、家庭不和等引起不愉快的生活事件所造成的精神刺激,以及伴随的绝望、难以自拔的情绪体验,是发生原发性肝癌的主要心理因素。目前有研究报道,癌症的发生、发展与社会因素有着密切的关系,心理因素造成的紧张刺激引起的不良情绪常常是引起一些恶性肿瘤的重要因素,尤其是抑郁和不能疏泄的负性情绪可以通过抑制机体免疫功能而促发癌症。凡是表面逆来顺受、毫无怨言,内心却怨气冲天、愤怒无助、苦苦挣扎的人,情感表达极度不良,久而在体内产生一系列的化学变化,破坏人体的免疫功能,导致免疫监控失衡致恶性肿瘤的发生。当然心理情绪因素是构成疾病的一部分原因,还应考虑到机体本身具有的特异、非特异的免疫力和机体的抗病能力等因素,在正常情况下,人体的免疫监视功能可以及时识别癌变细胞,并进行杀灭或加以抑制,但是在机体的免疫功能受到抑制时癌症可能发生。心理社会应激可能正是通过对免疫功能的抑制而诱发癌症的。

值得注意的是,食鱼生作为广西一种常见的饮食习惯,也是原发性肝癌发生的危险因素。随着人们生活水平的提高、生活方式的改变、生活节奏的加快,在吃的方面追求"鲜、活、嫩、快",因此,生吃鱼虾变得很普遍。食鱼生作为当地一种常见的饮食习惯是目前引起关注的热门话题。其可能机制是:①鱼生本身对肝脏等器官的损伤;②食鱼生引起肝吸虫感染,对肝脏造成机械性损害,甚至会发展为胆管癌、肝硬化和肝癌;③鱼生中的寄生虫等分泌物、排泄物或死亡虫体崩解物对人具有毒性作用,造成化学毒物和免疫学损伤;④虫体在胆管内生长发育并产卵,夺取营养,导致肝细胞被破坏,引起肝炎及肝硬化,甚至癌变。当然,癌变的确切机制有待于分子生物学水平进一步研究阐明。世界卫生组织在2005年报道,全世界有760万人死于癌症,占总死亡人数的13%(760/5800)。在所有因癌症死亡者中,有70%以上发生于低收入和中等收入国家,说明社会经济状况与癌症的发生关系密切。经济收入低作为原发性肝癌的危险因素进入模型,其OR值是2.942。这说明原发性肝癌的发生与人的社会经济状况明显相关,低社会经济状况者的肝癌发生几乎达到高社会经济层的3倍。这与国内有关社会因素与原发性肝癌关系的结果报道一致。其导致原发性肝癌发病高的原因可能有以下几方面:①卫生条件、卫生习惯比较差,乙型肝炎感染比例较高,肝癌发病高;②营养摄入,特别是蛋白质摄入较少,膳食结构不合理;③缺乏必要的医疗保健。防癌知识不普及、群众防癌意识淡薄也是导致癌症发病率上升的重要因素。

研究报道,血型、胆囊炎、非酒精性脂肪肝炎、遗传性血色素沉着症、进餐是否规律等均可能与PHC有关。

总之,PHC的发生是化学致癌物质、环境、遗传及个体性格行为等多因素共同作用的结果,是一个多阶段、多步骤的过程,发病机制错综复杂,各因素之间又存在着交互作用。从中发现其高危因素,有针对性地采取措施,如接种肝炎疫苗、防止水及粮食污染、控制烟酒以及缓解心理压力等,对预防肝癌发生、降低肝癌死亡率具有重要意义。

(李 鸽 葛 珂 鲍艳婷 陈公英)

参考文献

[1] Shiraha H,Yamamoto K,Namba M. Human hepatocyte carcinogenesis (review)[J]. Int J Oncol,2013,42(4):1133-1138.

[2] Shim YH,Yoon GS,Choi HJ,et al. p16 Hypermethylation in the early stage of hepatitis B virus-associated hepatocarcinogenesis[J]. Cancer Let,2003,190(2):213-219.

[3] Kahng YS,Lee YS,Kim BK,et al. Loss of heterozygosity of chromosome 8p and 11p in the dysplastic nodule and hepatocellular carcinoma[J]. J Gastroenterol Hepatol,2003,18(4)：430–436.

[4] Staib F,Hussain SP,Hofseth LJ,et al. P53 and liver carcinogenesis [J]. Hum Muta,2003,21(3):201–216.

[5] Sakamoto M,Morit T,Masugi Y,et al. Candidate molecular markers for histological diagnosis of early hepatocellular carcinoma[J]. Intervirology,2008,51(Suppl 1):42–49.

[6] Matsuda Y,Ichida T,Genda T,et al. Loss of p16 contributes to p27 sequestration by cyclin D(1)-cyclin-dependent kinase 4 complexes and poor prognosis in hepatocellular carcinoma [J]. Clin Cancer Res,2003,9(9):3389–3396.

[7] Aravalli RN,Steer CJ,Cressman EN. Molecular mechanisms of hepatocellular carcinoma [J]. Hepatology,2008,48(6):2047–2063.

[8] 陈智. 肝癌发生的分子生物学机制若干研究进展 [J]. 杭州医学高等专科学校学报,2001,22(1):1–3.

[9] 步宏,刘开风,杨光华,等. 肝癌旁组织 ras 癌基因表达产物 P21 免疫组织化学检测与 N-ras mRNA 原位杂交的对比研究[J]. 中华病理杂志,1991,20(1):11–13.

[10] 翟宏芳,张钧,刘青,等. FLNA 在肝癌中的表达及其对细胞增殖、侵袭转移的作用[J]. 肿瘤学杂志,2015,21(4):304–310.

[11] Chung EJ,Sung YK,Farooq M,et al. Gene expression profile analysis in human hepatocellular carcinoma by cDNA microarray[J]. Mol Cells,2002,14(3):382–387.

[12] Gramantieri L,Fornari F,Callegari E,et al. MicroRNA involvement in hepatocellular carcinoma[J]. J Cell Mol Med,2008,12(6A):2189–2204.

[13] Akkız H,Bayram S,Bekar A,et al. No association of pre-microRNA-146a rs2910164 polymorphism and risk of hepatocellular carcinoma development in Turkish population：a case-control study[J]. Gene,2011,486(1–2):104–109.

[14] Wong CC,Wong C,Tung EK,et al. The MicroRNA miR-139 suppresses metastasis and progression of hepatocellular carcinoma by down-regulating rho-kinase 2[J]Gastroenterology,2011,140(1):323–331.

[15] Liu Y,Zhang Y,Wen J,et al. A genetic variant in the promoter region of miR-106b-25 cluster and risk of HBV infection and hepatocellular carcinoma [J]. PLoS ONE,2012,7：

Article ID e32230.

[16] Gao Y, He Y, Ding J, et al. An insertion/deletion polymorphism at miRNA-122-binding site in the interleukin-1a 3α untranslated region confers risk for hepatocellular carcinoma[J]. Carcinogenesis, 2009, 30(12): 2064 – 2069.

[17] El-Serag HB, Rudolph KL. Hepatocellular carcinoma: epidemiology and molecular carcinogenesis[J]. Gastroenterology, 2007, 132(7): 2557 – 2576.

[18] Laurent-Puig P, Zucman-Rossi J. Genetics of hepatocellular tumors[J]. Oncogene, 2006, 25 (27): 3778 – 3786.

[19] Kummee P, Tangkijvanich P, Poovorawan Y, et al. Association of HLA-DRB1*13 and TNF alpha gene polymorphisms with clearance of chronic hepatitis B infection and risk of hepatocellular carcinoma in Thai population[J]. J Viral Hepat, 2007, 14(12): 841 – 848.

[20] Browning M, Petronzelli F, Bieknell D, et al. Mechanisms of loss of HLA class I expression on colorectal tumor cells[J]. Tissue-Antigens, 1996, 47(5): 364–371.

[21] 王义成, 李建忠, 李长缨, 等. HLA-DR 基因与肝细胞癌相关性研究[J]. 中国实用医药, 2008, 3(30): 27–28.

[22] 赵相轩, 温锋, 毛晓楠, 等. Iressa 和 Gleevec 增敏 Lexatumumab 诱导肝癌细胞凋亡的研究[J]. 中国肿瘤, 2016, 22(10): 844–849.

[23] Buckwold VE. Effects of a naturally occurring mutation in the HBV basal core promoter on precone gene expression and viral replication[J]. J Virol, 1996, 70(7): 5845–5847.

[24] Korrangy F, Hochst B, Manns MP, et al. Immune responses in hepatocellular carcinoma[J]. Dig Dis, 2010 28(1): 150–154.

[25] Budhu A, Wang XW. The role of cytokines in hepatocellular carcinoma[J]. J Leukoc Biol, 2006, 80(6): 1197–1213.

[26] Hoffmann SC, Stanley EM, ED, et al. Ethnicity greatly influence cytokine gene polymorpyism distrbution[J]. Am J Transplant, 2002, 2(6): 560–567.

[27] Kojima H, Yokosuka O, Imazeki F, et al. Telomerase activity and telomere length in hepatocellular carcinoma and chronic liver disease [J]. Gastroenterology, 1997, 112 (2): 493–500.

[28] Nagao K, Tomimatsu M, Endo H, et al. Telomerase reverse transcriptase mRNA expression and telomerase activity in hepatocellular carcinoma[J]. J Gastroenterol, 1999, 34(1): 83–87.

[29] Medhi S. Genetic variants of heat shock protein A1L2437 and 1B1267 as possible risk factors for hepatocellular carcinoma in India[J]. J Viral Hepatitis,2013,20:e141 - e147.

[30] Lavanchy D. Worldwide epidemiology of HBV infection,disease burden,and vaccine prevention[J]. J Clin Virol,2005,4(11):S1–3.

[31] Bruix J,Llovet JM. Hepatitis B virus and hepetocellular carcinoma[J]. J Hepatol,2003,39 (Suppl 1):S59–63.

[32] 赵国雄，刘丽娟. 乙型肝炎病诱导肝细胞癌发病机制的研究进展 [J]. 中国药事杂志, 2009,23(10):1015–1017.

[33] 何苗，苏洪英，贾志芳，等. 原发性肝癌与HBV、HCV感染关系 [J]. 中国公共卫生, 2008,24(6):709–710.

[34] 王利英，郑树森. 肝癌肝移植术后受体预后相关因素的研究进展 [J]. 肿瘤学杂志, 2016,22(2):145–151.

[35] Beasley RP. Hepatitis B virus. The major etiology of hepatocellular carcinoma[J]. Cancer, 1987,61:184–186.

[36] McMahon BJ,Alberts SR,Wainwright RB,et al. Hepatitis B sequelae:prospective study in 1,400 hepatitis B surface antigen-positive Alaska native carriers [J]. Arch Intern Med, 1990,150:1051–1054.

[37] Sherman M,Peltekian KM,Lee C. Screening for hepatocellular carcinoma in chronic carriers of hepatitis B virus:incidence and prevalence of hepatocellular carcinoma in North American urban population[J]. Hepatology,1995,22:432–438.

[38] Chang MH,Chen CJ,Lai MS,et al. Universal hepatitis B vaccination in Taiwan and the incidence of hepatocellular carcinoma in children[J]. N Engl J Med,1997,336:1855–1859.

[39] International Agency for Research on Cancer. Monographs on the evolution of carcinogenic risks to humans;hepatitis viruses[M]. Vol 59. Geneva:World Health Organization,1994.

[40] Schaefer S. Hepatitis B virus taxonomy and hepatitis B virus genotypes [J]. World J Gastroenterol,2001,13(1):14–21.

[41] Bowyer SM,van Staden L,Kew MC,et al. A unique segment of the hepatitis B virus group A genotype identified in isolates from South Africa[J]. J Gen Virol,1997,78(Pt 7):1719–1729.

[42] Zhang Q,Cao GW. Genotypes,mutations,and viral load of hepatitis B virus and the risk of

hepatocellular carcinoma HBV properties and hepatocarcinogenesis ［J］. Hepat Mon, 2011,11(2):86–91.

［43］ Thakur V,Guptan RC,Kazim SN,et al. Profile,spectrum and significance of HBV genotypes in chronic liver disease patients in the Indian subcontinent［J］. J Gastroenterol Hepatol,2002,17(2):165–170.

［44］ Odemuyiwa SO,Mulders MN,Oyedele OL,et al. Phylogenetic analysis of the new hepatitis B virus isolated from Nigeria supports endemicity of genotype E in West Africa ［J］. J Med Virol,2001,65(3):463–469.

［45］ Alvarado-Mora MV,Botelho L,Gomes-Gouvêa MS,et al. Detection of Hepatitis B virus subgenotype A1 in a Quilombo community from Maranhão,Brazil［J］. Virol J,2011,8:415.

［46］ Li DD,Ding L,Wang J,et al. Prevalence of hepatitis B virus genotypes and their relationship to clinical laboratory outcomes in Tibetan and Han Chinese ［J］. J Int Med Res, 2010,38(1):195–201.

［47］ Lin X,Xu X,Huang QL,et al. Biological impacts of "hot-spot" mutations of hepatitis B virus X proteins are genotype B and C differentiated ［J］. World J Gastroenterol,2005,11 (30):4703–4708.

［48］ Mun HS,Lee SA,Kim H,et al. Novel F141L Pre-S2 mutation in hepatitis B virus increases the risk of hepatocellular carcinoma in patients with chronic genotype C infections ［J］. J Virol,2011,85(1):123–132.

［49］ Wang HC,Huang W,Lai MD,et al. Hepatitis B virus Pre-S mutants,endoplasmic reticulum stress and hepatocarcinogenesis［J］. Cancer Sci,2006,97(8):683–688.

［50］ Chen CH,Changchien CS,Lee CM,et al.Combined mutations in pre-s/surface and core promoter/pre-core regions of hepatitis B virus increase the risk of hepatocellular carcinoma:a case-control study［J］. J Infect Dis,2008,198(11):1634–1642.

［51］ Lok AS,Akarea U,Greene S. Mutations in the pre-core region of hepatitis B virus serve to enhance the stability of the secondary structure of the Pre-genome eneapsidation signal［J］. Proe Natl Aead Sci USA,1994,91(9):4077–4081.

［52］ Locarnini S. Molecular virology of hepatitis B virus ［J］. Semin Liver Dis,2004,24(Suppl 1):3–10.

［53］ López-Cabrera M,Letovsky J,Hu KQ, et al. Transcriptional factor C/EBP binds to and

79

transactivates the enhancer element Ⅱ of the hepatitis B virus [J]. Virology,1991,183 (2):825-829.

[54] Foster GR,Thomas HC. Recent advances in the molecular biology of hepatitis B virus:mutant virus and the host response[J]. Gut,1993,34(1):1-3.

[55] Prince AM. Hepatitis B virus and hepatocellular carcinoma:molecular biology provides further evidence for an etiologic association[J]. Hepatology,1981,1(1):73-75.

[56] Nowak MA,Bonhoeffer S,Hill AM,et al. Vital dynamics in hepatitis B vinls infection[J]. Pmc Natl Acad Sci USA,1996,93(9):4398-4402.

[57] 杨松,成军. 乙型肝炎病毒变异及其临床意义[J]. 诊断学理论与实践,2009,8(2):125-128.

[58] Wai CT,Fontana RJ. Clinical significance of hepatitis B vrius genotypes,variants,and mutants[J]. Clin Liver Dis,2004,8(2):321-352.

[59] Ou JH,Rutter WJ. Regulation of secretion of the hepatitis B virus major surface antigen by the preS-1 protein[J]. J Virol,1987,61(3):782-786.

[60] Lin CM,Wang GM,Jow GM,et al. Functional analysis of hepatitis B virus Pre-S deletion variants associated with hepatocellular carcinoma[J]. J Biomed Sci,2012,19(1):17-25.

[61] 吴炜，李兰娟. HBV 前 S 基因变异及其临床意义 [J]. 国外医学流行病学传染病学分册,2002,29(4):200-202.

[62] Bruss V. Hepatitis B virus morphogenesis[J]. World J Gastroenterol,2007,13(1):65-73.

[63] Abe K,Thung SN,Wu HC,et al. Pre-S2 deletion mutants of hepatitis B virus could have an important role in hepatocarcinogenesis in Asian children [J]. Cancer Sci,2009,100 (12):2249-2254.

[64] 钱福初,秦基取,杨水新,等. 慢性乙型肝炎病毒感染者乙型肝炎病毒 S 基因变异分析 [J]. 中华医院感染学杂志,2011,21(8):1514-1516.

[65] Shen FC,Su IJ,Wu HC,et al. A Pre-S gene chip to detect Pre-S deletions in hepatitis B virus large surface antigen as a predictive marker for hepatoma risk in chronic hepatitis B virus carriers[J]. J Biomedical Sci,2009,16(1):84-92.

[66] Yeung P,Wong DK,Lai CL,et al. Association of hepatitis B virus Pre-S deletions with the development of hepatocellular carcinoma in chronic hepatitis B[J]. J Infect Dis,2011,203 (5):646-654.

[67] Bruss V. Hepatitis B virus morphogenesis[J]. World J Gastroenterol,2007,13(1):65-73.

[68] Lin CM,Wang GM,Jow GM,et al. Functional analysis of hepatitis B virus Pre-S deletion variants associated with hepatocellular carcinoma[J]. J Biomed Sci,2012,19(1):17-25.

[69] 陈杰,李杰,庄辉.乙型肝炎病毒 Pre-S 基因变异及其生物学特性研究进展[J].中国病毒病杂志,2012,2(1):67-71.

[70] Hadziyannis S,Gerber MA,Vissoulis C,et al. Cytoplasmic hepatitis B antigen in ´groundglass´ hepatocytes of carriers[J]. Arch Pathol,1973,96(5):327-330.

[71] Hildt E,Hofschneider PH. The Pre-S2 activators of the hepatitis B virus:activators of tumour promoter pathways[J]. Recent Results Cancer Res,1998,154:315-329.

[72] Tai PC,Banik D,Lin GI,et al. Novel and frequent mutations of hepatitis B virus coincide with a major histocompatibility complex class I -restricted T-cell epitope of the surface antigen[J]. J Virol,1997,71(6):4852-4856.

[73] Carithers RL Jr. Effect of interfere on hepatitis B[J]. Lancet,1998,351(9097):157.

[74] Chang MH. Chronic hepatitis virus infection in children [J]. J Gastroenterol Hepatol,1998,13(5):541-548.

[75] Bortolotti F,Jara P,Crivellaro C,et al. Outcome of chronic hepatitis B in Caucasian children during a 20-year observation period[J]. J Hepatol,1998,29(2):184-190.

[76] Okamoto H,Tsuda F,Akahane Y,et al. Hepatitis B virus with mutations in the core promoter for an antigen-negative phenotype in carries with antibody to antigen [J]. J Virol,1994,68(12):8102-8110.

[77] Liu CJ,Chen PJ,Lai MY,et al. Role of hepatitis B viral load and basal core promoter mutation in hepatocellular carcinoma in hepatitis B carriers [J]. J Infect Dis,2006,193(9):1258-1265.

[78] 朱宇.启东肝癌高发区乙型肝炎病毒前 C/C 区变异与肝癌发生关系的研究[D].上海:复旦大学,2010:40-42.

[79] 何志伟,冯英明,张伟,等.HBV 感染与肝细胞生物学行为及 VEGF 的表达关系[J].肿瘤学杂志,2008,14(2):135-137.

[80] 屠红,高海峰,马国豪,等.肝癌中乙型肝炎病毒整合位点的研究[J].中华医学杂志,2006,86(18):1249-1252.

[81] Jacob JR,Sterczer A,Toshkov IA,et al. Integration of woodchuck hepatitis and N-myc re-

81

arrangement determine size and histologic grade of hepatic tumors [J]. Hepatology,2004, 39(4):1008-1016.

[82] Miao J,Chen GG,Chun SY,et al. Hepatitis B virus X protein induces apoptosis in hepatoma cells through inhibiting Bcl-xL expression[J]. Cancer Lett,2006,236(1):115-124.

[83] Su F,Theodosis CN,Schneider RJ. Role of NF-kB and Myc proteins in apoptosis induced by hepatitis B virus HBx protein[J]. J Virol,2001,75(1):215-225.

[84] Park US,Park SK,Lee YI,et al. Hepatitis B virus-X protein upregulates the expression of p21wafl/cipl and prolongs G1/S transition via a p53-independent pathway in human hepatoma cells[J]. Oncogene,2000,19:3384-3387.

[85] Shirakata Y,Koike K. Hepatitis B virus X protein induces cell death by causing loss of mitochondrial membrane potential[J]. J Biol Chem,2003,278(24):22071-22078.

[86] Lu YW,Chen WN. Human hepatitis B virus X protein induces apoptosis in HepG2 cells: role of BH3 domain[J]. Biochem Biophys Res Commun,2005,338(3):1551-1556.

[87] Tu H,Bonura C,Giannini C,et al. Biological impact of natural COOH-teminal deletions of hepatitis B virus X protein in hepatocellular carcinoma tissues [J]. Cancer Res,2001,61: 7803-7810.

[88] Wang Y,Lau SB,Sham J,et al. Characterization of HBV integrants in 14 hepatocellular carcinomas:association of truncated X gene and hepatocellular carcinogenesis [J]. Oncogene,2004,23(1):142-148.

[89] 刘晓红,林静,曹晓哲,等. 乙型肝炎病毒 X 蛋白羧基端缺失对肝癌细胞生物学行为的影响[J]. 中华医学杂志,2005,85:825-830.

[90] Xu R,Zhang X,Zhang W,et al. Association of human APOBEC3 cytidine deaminases with the generation of hepatitis virus B x antigen mutants and hepatocell ular carcinoma[J]. Hepatology,2007,46(6):1810-1820.

[91] Lin J,Zhu MH,Zhu S,et al. The role of hepatitis B virus X gene and p53 on hepatocellular carcinoma cell growth[J]. Chinese J Pathol,2003,32(1):43-47.

[92] Nishina H,Wada T,Katada T. Physiological roles of SAPK/JNK signaling pathway [J]. Biochem(Tokyo),2004,136(2):123-126.

[93] Clippinger AJ,Gearhart TL,Bouchard MJ. Hepatitis B virus X protein modulates apoptosis in primary rat hepatocytes by regulating both NF-kappa B and the mitochondrial perme-

ability transition pore[J]. J Virol,2009,83(10):4718-4731.

[94] Zhu Y Z,Zhu R,Shi L G,et al. Hepatitis B virus X protein promotes hypermethylation of p16(INK4A) promoter through upregulation of DNA methyltransferases in hepatocarcino-genesis[J]. Exp Mol Pathol,2010,89(3):268-275.

[95] Yoo YG,Na TY,Seo HW,et al. Hepatitis B virus X protein induces the expression of MTA1 and HDAC1,which enhances hypoxia signaling in hepatocellular carcinoma cells [J]. Oncogene,2008,27(24):3405-3413.

[96] Lok AS,McMahon BJ. Chronic hepatitis B[J]. Hepatology,2001,34:1225-1241.

[97] Hayashi N,Mita E. Involvement of Fas system-mediated apoptosis in pathogenesis of viral hepatitis[J]. J Viral Hepat,1999,6(5):357-365.

[98] Bertoletti A,Ferrari C. Innate and adaptive immune responses in chronic hepatitis B virus infections towards restoration of immune control of viral infection[J]. J Gut,2012,6:1754-1764.

[99] Wieland SF,Spangenberg HC,Thimme R,et al. Expansion and contraction of the hepatitis B virus transcriptional template in infected chimpanzees [J]. Proc NatI Acad Sci USA,2004,101:2129-2134.

[100] Wheelhouse NM,Chan YS,Gillies SE,et al.TNF-alpha induced DNA damage in primary murine hepatocytes[J]. Int J Mol Med,2003,12(6):889-894.

[101] Dejean A,de Thé H. Hepatitis B virus as insertional mutagene in a human hepatocellular carcinoma[J]. Mol Biol Med,1990,7(3):213-222.

[102] Lunn RM,Zhang YJ,Wang LY,et al. p53 mutation,chronic hepatitis B virus infection,and aflatoxin exposure in hepatocellular carcinoma in Taiwan [J]. Cancer Res,1997,57(16):3471-3477.

[103] Kano M. Alterations in the tumor suppressor genes p53,RB,p16/MTS2 in human pancre-atic cancer and hepatomacell lines[J]. J Gastroentrol,1997,32(1):40-46.

[104] 单长民,刘乃国,刘同慎. 人肝癌细胞基因组中 HBV DNA 的整合与 c-fos、p53 基因表达之间的关系[J]. 中国组织化学与细胞化学杂志,2001,10(1):58-61.

[105] Lau GKK,Davis GL,Wu SPC,et al. Hepatic expression of hepatitis C virus RNA in chron-ic hepatitis C:a study by in situreverse-transcription polymerase chain reaction[J]. Hepa-tology,1996,23:1318-1323.

83

[106] Nishioka K,Watanabe J,Furuta S,et al. A high prevalence of antibody to the hepatitis C virus in patients with hepatocellular carcinoma in Japan[J]. Caneer,1991,67(2):429-433.

[107] Hofmann H,Diagnosis and epidemiology of hepatitis C [J]. Acta Med Austriaca,1990,17 (5):104-107.

[108] Kiyosawa K,Tanaka E,Sodeyama T,et al. Transition of antibody to hepatitis C virus from chronic hepatitis to hepatocellular carcinoma[J]. Jpn J Cancer Res,1990,81(11):1089- 1090.

[109] Zhang JH,Chen XH. Progress of Studies on Multidrug Resistance in Hematological Malignancies--Review[J]. J Experim Hematol,2005,13(6):1151-1154(In Chinese).

[110] Otsuka M,Kato N,Taniguchi H,et al. Hepatitis C virus core protein inhibits apoptosis via enhanced Bcl-xL expression[J]. Virology,2002,296:84-93.

[111] 任勇亚. 丙型肝炎病毒核心蛋白启动 iNOS 表达对 DNA 的损伤作用研究[J]. 军事医学科学院院刊,2006,12(16):537-540.

[112] Ray RB,Steele R,Meyer K,et al. Hepatitis C virus cor protein represses p21WAF1/Cip1/ Sid1 promoter activity[J]. Gene,1998,208(2):331-336.

[113] Herzer K,Weyer S,Krammer PH,et al. Hepatitis C virus core protein inhibits tumor suppressor protein promyelocytic leukemia function in human hepatoma cells[J]. Cancer Res, 2005,65:10830-10837.

[114] 王丽.抑癌基因 PTEN 在肝癌组织中的表达及 HCV 核心蛋白对 PTEN 作用的研究[D]. 西安:第四军医大学,2007.

[115] Brass V,Moradpour D,Blum HE. Molecular virology of hepatitis C virus(HCV):2006 Update[J]. Int J Med Sci,2006,3:29-34.

[116] Wang JD,Tong WY,Zhang XN,et al. Hepatitis C virus non-structural protein NS5A interacts with FKBP38 and inhibits apoptosis in Huh7 hepatoma cells [J]. FEBS Letters, 2006,580:4392-4400.

[117] Lan KH,Sheu ML,Hwang SJ,et al. HCV NS5A interacts with p53 and inhibits p53-mediated apoptosis[J]. Oncogene,2002,21:4801-4811.

[118] Leu JI,Crissey MA,Craig LE,et al. Impaired hepatocyte DNA synthetic response posthepatectomy in insulin-like growth factor binding protein 1-deficient mice with defects in C/EBP beta and mitogen-activated protein kinase/extracellular signal-regulated kinase regulation

[J]. Mol Cell Biol,2003,23(4):1251-1259.

[119] Lin C,Thomson JA,Rice CM. A central region in the hepatitis C virus NS4A protein allows formation of an active NS3-NS4A serine proteinase complex in vivo and in vitro[J]. J Virol,1995,69:4373-4380.

[120] Bartenschlager R,Lohmann V,Wilkinson T,et al. Complex formation between the NS3 serine-type proteinase of the hepatitis C virus and NS4A and its importance for polyprotein maturation[J]. J Virol,1995,69(12):7519-7528.

[121] Kim JL,Morgenstern KA,Lin C,et al. Crystal structure of the hepatitis C virus NS3 protease domain complexed with a synthetic NS4A cofactor peptide [J]. Cell,1996,87:343-355.

[122] Love RA,Parge HE,Wickersham JA,et al. The conformation of hepatitis C virus NS3 proteinase with and without NS4A:a structural basis for the activation of the enzyme by its cofactor[J]. Clin Diagn Virol,1998,10(2-3):151-156.

[123] Paul D,Romero-Brey I,Gouttenoire J,et al. NS4B self-interaction through conserved C-terminal elements is required for the establishment of functional hepatitis C virus replication complexes[J]. J Virol,2011,85(14):6963-6976.

[124] Aligo J,Jia S,Manna D et al,Formation and function of hepatitis C virus replication complexes require residues in the carboxy-terminal domain of NS4B protein [J]. Virology,2009,393(1):68-83.

[125] Li S,Ye L,Yu X,et al. Hepatitis C virus NS4B induces unfolded protein response and endoplasmic reticulum overload response-dependent NF-kappaB activation [J]. Virology,2009,391(2):257-264.

[126] Kato N,Yoshida H,Ono-Nita SK,et al. Activation of intracellular signaling by hepatitis B and C viruses:C-viral core is the most potent signal inducer[J]. Hepatology,2000,32(2):405-412.

[127] 杨春,李昌平,陈枫,等. 丙型肝炎病毒 NS4B 对肝细胞增殖和细胞周期的影响[J]. 广东医学,2008,29(1):59-61.

[128] Prikhodko EA,Prikhodko GG,Siegel RM,et al. The NS3 protein of hepatitis C virus induces caspase-8-mediated apoptosis independent of its protease or helicase activities[J]. Virology,2004,329:53-67.

85

[129] Hyun JK,Jung EY,Ahn JY,et al. p53-dependent transcriptional repression of p21 by hepatitis C virus NS3[J]. Gen Virol,2001,82:2235-2241.

[130] Bureau C,Bernad J,Chaouche N,et al. Nonstructural 3 protein of hepatitis C virus triggers an oxidative burst in human monocytes via activation of NADPH oxidase.[J]. Biol Chem, 2001,276:23077-23083.

[131] Branch AD,Stump DD,Gutierrez JA,et al. The hepatitis C virus alternate leading frame (ARF) and its family of novel products:the alternate reading frame protein/Fprotein. the double,frameshift protein,and others[J]. Semin Liver Dis,2005,25(1):105-117.

[132] Society of Surgical Oncology 57th Annual Cancer Symposium [M]. New York:NY,USA. 2004. 18-21,Abstracts.

[133] Shao SW,Wu WB,Bian ZQ,et al. Hepatitis C virus F protein inhibits cell apoptosis by activation of intracellular NF-kappaB pathway[J]. Hepatol Res,2009,39(3):282-289.

[134] Kong J,Deng XZ,Zhang Y,et al. HCV core frame shift protein,F protein,shares the repression of p21 promoter activity with core protein [J]. Prog Post-Genome Technol, 2009,332-335.

[135] Wu WB,Shao SW,Zhao LJ,et al. Hepatitis C Virus F Protein up-regulates c-myc and down-regulates p53 in human hepatoma HepG2 cells[J]. Intervirology,2007,50(5):341-346.

[136] Sinunonds P,Holmes EC,Cha TA,et al. Classification of hepatitis C virus into six major genotypes and a series of subtypes by phylogenetic analysis of the NS-5 region[J]. General Virol,1993,74:2391-2399.

[137] 冯刚,石爽,庄辉. 丙型肝炎病毒致肝细胞癌的分子机制[J]. 肝脏,2008,13(1):77-78.

[138] 李国坚,吴继周,周元平,等.广西慢性肝病病人中 TTV 感染及致病性研究[J]. 广西医科大学学报,1998,16(4):439-440.

[139] Okamito H,Nishizawa T,kato N,et al. Molecular cloning and characterization of a novel DNA virus(TTV) associated with posttrans – fusion hepatitis of unknown etiology[J]. Hepatol Res,1998,10(1):1-16.

[140] 李国坚,吴继周,梁远,等. TTV 感染及复制与原发性肝癌家庭聚集性关系研究[J]. 广西医科大学学报,2007,24(1):1-3.

[141] Ramanathan S,Kuppusamy A,Nallasamy VM,et al. Antitumor effects and antioxidant role

of Scutia myrtina in N-Nitroso-diethylamine(NDEA) induced hepatocellular carcinoma in rats[J]. Asian J Pharm Biol Res,2011,1:71-78.

[142] Tessifore L,Tomasi C,Greo M,et al. A subnecrogenic dose of DENA is able to initiate hepatocarcin ogenesis in the rat when coupled with fast ing/ ref eeding[J]. Carcinogenesis, 1996,17:289-292.

[143] Hikita H,Vanghan J,Pitot HC. The effect of two period of short-term fasting during the promotion stage of hepatocarcinogenesis in rat:the role of apopsis and cell proliferation[J]. Carcinogenesis,1997,18(1):159-166.

[144] 朱焕章,张新立,陈意生,等.突变型 p53 蛋白在二乙基亚硝胺诱发大鼠肝癌病变中的表达[J]. 中华肿瘤杂志,1997,19(1):22-24.

[145] Riley J,Mandel HG,Sinha S,et al. Invitro activation of the human Harry-ras proto-oncogenl by aflatoxin B1[J]. Carcinogenesis,1997,18(5):905-910.

[146] Oshhiro FT,Morimura S,Hayashi K,et al. Expression of the C-Haras and C-mycgenl in Aflatoxin B1 induced hepatocellular carcinomas [J]. Biochem Biophys Res Comm, 1986,138(2):858-864.

[147] Sengstag C. The molecular mechanism of Aflatroxin B1-induced liver cancer:is mitotic recombination involved[J]. Molecular Carcinogenesis,1997,17(4):209-212.

[148] La Vecchia C,Tavani A. Coffee and cancer risk:an update [J]. Eur J Cancer Prev, 2007,16:385-389.

[149] Weng D,Lu Y,Wei Y,et al. The role of ROS in microcystin-LR-induced hepatocyte apoptosis and liver injury in mice[J]. Toxicology,2007,232:15-23.

[150] Zegura B,Lah TT,Filipic M. The role of reactive oxygen species in microcystin -LR-induced DNA damage[J]. Toxicology,2004,200:59-68.

[151] Komatsu M,Furukawa T,Ikeda R,et al. Involvement of mitogen -activated protein kinase signaling pathways in microcystin-LR-induced apoptosis after its selective uptake mediated by OATP1B1 and OATP1B3[J]. Toxicol Sci,2007,97:407-416.

[152] 陈华,陈昱,汪家梨,等.福建省部分水资源微囊藻毒素污染调查[J]. 福建医科大学学报,2006,40(2):514-516.

[153] 孙昌盛,陈华,薛常镐,等.同安居民饮用水藻类毒素染毒与原发性肝癌关系的研究[J]. 中华预防医学杂志,1999,6(2):84.

[154] 俞顺章,赵宁,资晓林,等.饮水中微囊藻毒素与我国原发性肝癌关系的研究[J].中华肿瘤杂志,2001,23(2):96-99.

[155] 宋卫生,毛华,徐明符,等.中华麦饭石阻止二甲基奶油黄诱发大鼠肝癌研究[J].肿瘤,1997,17(4):87-89.

[156] 徐元鼎,张韶成,张锦生,等.3′-Me-DAB 诱发大鼠肝癌的实验病理研究[J].中华病理学杂志,1988,17(2):87-89.

[157] 袁胜涛,胡锡琪,朱全胜,等.低胆碱食物对实验性肝癌发生发展的影响及机理初步探讨[J].临床与实验病理学杂志,1996,12(1):57-60.

[158] 薛玲,赵国强,胡瑞德,等.实验性大鼠肝癌形成过程中 C-myc,Ha-ras,ki-ras 的表达特点及生物意义[J].癌症,1998,17(1):4-6.

[159] Anwar WA,Khaled HM,Amra HA,et al. Changing pattern of hepatocellular carcinoma (HCC)and its risk factors in Egypt:possibilities for prevention [J]. Mutat Res,2008,659:176-184.

[160] 裴广军，陆维权.中国人群饮酒与原发性肝癌关系的 Meta 分析 [J].现代预防医学,2008,35(14):2626-2627.

[161] 饶建,林秀欣,余更生,等.原发性肝癌并发消化性溃疡 76 例分析[J].肿瘤学杂志,2016,22(8):679-682.

[162] Morgan TR,Mandayam S,Jamal MM.Alcohol and hepatocellular carcinoma [J]. Gastroenterology,2004,127(5 Suppl 1):S87-S96.

[163] Marrero JA,Fontana RJ,Fu S,et al. Alcohol,tobacco and obesity are synergistic risk factors for hepatocellular carcinoma[J]. J Hepatol,2005,42(2):218-224.

[164] Donato F,Tagger A,Gelatti U,et al. Alcohol and hepatocellular carcinoma:the effect of lifetime intake and hepatitis virus infections in men and women [J]. Am J Epidemiol,2002,155(4):323-331.

[165] Wang LY,Chen CJ,Zhang YJ,et al. 4-Aminobiphenyl DNA damage in liver tissue of hepatocellular carcinoma patients and controls[J]. Am J Epidemiol,1998,147(3):315-323.

[166] Yu MW,Yang SY,Chiu YH,et al. A p53 genetic poling orphism as a modulator of hepatocellular carcinoma risk in relation to chronic liver disease,familial tendency,and cigarette smoking in hepatitis B carriers[J]. Hepatology,1999,29(3):697-702.

[167] Veldt BJ,Chen W,Heathcote EJ,et al. Increased risk of hepatocellular carcinoma among

patients with hepatitis C cirrhosis and diabetes mellitus [J]. Hepatology,2008,47(6):1856-1862.

[168] Fattovich G,Stroffolini T,Zagni I,et al. Hepatocellular carcinoma in cirrhosis:incidence and risk factors[J]. Gastroenterology,2004,127(5 Suppl 1):S35-S50.

[169] Jan CF,Chen CJ,Chiu YH,et al. A population-based study investigating the association between metabolic syndrome and hepatitis B/C infection (Keelung Community-based Integrated Screening Study No. 10)[J]. Int J Obes(Lond),2006,30(5):794-799.

[170] Lai MS,Hsieh MS,Chiu YH,et al. Type 2 diabetes and hepatocellular carcinoma:a cohort study in high prevalence area of hepatitis virus infection [J]. Hepatology,2006,43(6):1295-1302.

[171] Veldt BJ,Chen W,Heathcote EJ,et al. Increased risk of hepatocellular carcinoma among patients with hepatitis C cirrhosis and diabetes mellitus [J]. Hepatology,2008,47(6):1856-1862.

[172] 李晓凤. 包头地区常见恶性肿瘤与社会心理因素关系的调查 [J]. 肿瘤防治杂志,2003,10(2):113-115.

[173] 丁保国,樊冬梅,王飞霞,等.不良精神因素、家族史及肝脏疾病史与肝癌[J]. 中国慢性病预防与控制,2003,11(1):3-4.

[174] Helgeson V,Cohen S. Group support intervention for women with breast cancer,who benefit from what[J]. Health Psychol,2000,19:107-114.

[175] 邹长林,陈哲京,金文扬,等.温州地区原发性肝癌危险因素的病因分值及其交互效应 [J]. 中华预防医学杂志,2003,37(5):355-357.

[176] 丁建华,李苏平,高长明,等.泰兴市全人群肝癌病例对照研究[J]. 中国肿瘤,2001,10(2):102-105.

第四章

肝脏肿瘤的病理学

第一节　肝脏解剖组织学概要

一、肝脏的解剖学形态

肝脏是人体最大的腺体,大部分位于右季肋部和上腹部,小部分位于左季肋部。正常肝脏呈楔形,上面称膈面,下面称脏面,下面有"H"形的左右两条纵沟和一条横沟,横沟为肝门,其内有肝管、肝固有动脉、肝静脉、淋巴管和神经出入,这些结构被结缔组织包绕,称为肝蒂。左纵沟狭窄,前部内有肝圆韧带,后部内有静脉韧带,肝圆韧带和静脉韧带分别为胎生时期的脐静脉和静脉导管的遗迹。右纵沟比较宽阔,前半部容纳胆囊,称胆囊窝,后半部内有下腔静脉通过,称腔静脉窝,此处有 3 条主要的肝静脉进入下腔静脉,称为第二肝门。

肝脏前缘较锐利,在胆囊窝处有胆囊切迹,在肝圆韧带通过的地方有脐切迹。肝脏后缘钝圆,对向脊柱。肝脏左缘较锐薄,其后端肝实质逐渐消失,形成一纤维索。肝脏右缘钝圆,为肝右叶的右下缘。肝脏的表面,除上后面与膈附着的一部分及下面各沟以外,均被覆有浆膜。浆膜与肝实质之间有一层由结缔组织构成的肝纤维囊,此囊在肝门处特别发达,均随血管、神经及肝管等进入肝内,构成小叶间结缔组织。

通过对肝内血管、胆管分布规律的研究,发现肝内有若干平面缺少管道的分布,这些平面成为肝内分区的自然分界线,称为肝裂。肝脏有三个叶间裂,两个段间裂,还有一个背裂。1954 年,Couinaud 根据肝内血管、胆管分布规律和走行,将肝分为左右半肝、五叶和八段。目前国际上多采用 Couinaud 肝段划分法,认为它最完整,具有实用价值。

输胆管道是肝脏向十二指肠输出胆汁的管道系统,由肝左管、肝右管、肝总管、胆囊管和胆总管组成。肝内小肝管在肝内汇合成肝管,出肝后在肝门处汇合成肝总管,其末端与胆囊管合成胆总管。肝动脉、肝门静脉及胆总管共同在肝十二指肠韧带内通过,经十二指肠上部的后面,至胰头和十二指肠降部之间进入十二指肠降部的左后壁,开口于十二指肠乳头。

二、肝脏的组织学结构

(一)经典肝小叶(classic hepatic lobule)

肝小叶是肝的基本结构单位,呈多角棱柱体,中轴为中央静脉,周围是大致呈放射状排列的肝细胞和肝血窦(图 4-1-1)。肝细胞排列呈单板结构,称肝板(hepatic plate),肝板之间的空隙为肝血窦,血窦经肝板上的孔相互连通形成网状管道。在切片中肝板的断面呈索状,称肝索(hepatic cord)。相邻肝细胞膜凹陷形成的微细管道称胆小管,它以盲端起始于中央静脉附近,在肝板内呈放射状走行于肝小叶周边,分支环绕每个肝细胞,在肝板内构成网格状细管。肝细胞分泌的胆汁进胆小管。肝小叶周边的一层环形肝板称界板(limiting plate)。相邻肝小叶之间三角形或不规则的结缔组织区域称为门管区(portal area),其内可见小叶间动脉、小叶间静脉和小叶间胆管,三者合称三联管(traid)(图 4-1-2 至图 4-1-4)。

1. 肝细胞

肝细胞(hepatocyte)是构成肝小叶的主要成分,是肝内数量最多、体积密度最大的细胞群。光镜下肝细胞体积较大,直径 20~30μm,呈多面体(至少有 8 个面)。

肝细胞胞质丰富,多呈嗜酸性,其内含有丰富的细胞器和内涵物,包括线粒体、内质网、高尔基复合体、溶酶体、过氧化物酶体等,它们在肝细胞的功能活动

91

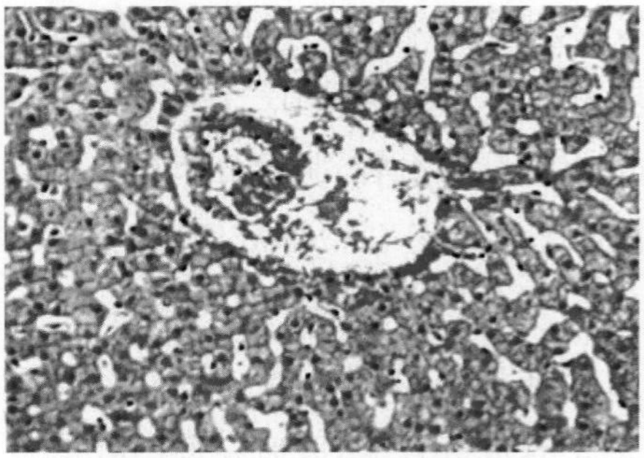

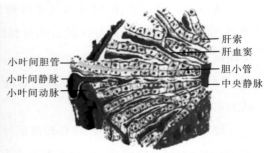

图 4-1-1　肝组织正常结构

图 4-1-2　肝板、肝血窦和胆小管的关系模式图

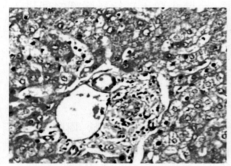

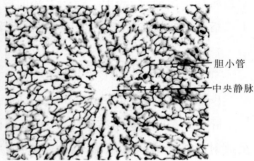

图 4-1-3　门管区结构

图 4-1-4　兔肝硝酸银浸染示胆小管

中起重要作用。

　　肝细胞核大而圆,居中,常染色质丰富,异染色质少而分散,核膜清楚,核仁一至数个。部分肝细胞(25%)有双核或多核,一般认为这与肝细胞长期保持活跃的功能活动及旺盛的物质更新有关。肝脏受损,尤其在肝部分切除后,肝细胞有惊人的增生能力,在手术切除肝脏 3/4 后大约 4 个月肝脏即可恢复到原来的大小。肝细胞核的异染色质凝集成块,分布于核的外周或分散于常染色质中,称为染色质凝集和边集,这是染色质转录活性减低和丧失的表现,是肝细胞退变和死亡的超微病理变化,是肝病诊断中重要形态指征之一,它比光镜下所见的核浓缩出现早。

　　2. 肝血窦和血窦细胞

　　肝血窦(hepatic sinusoid)位于肝板之间的陷窝内,互相吻合成网状管道。人的肝血窦呈不规则的囊状,血液从肝小叶周边经血窦汇入中央静脉。肝血窦内有 4 种细胞:肝血窦内皮细胞、肝巨噬细胞、大颗粒淋巴细胞及贮脂细胞,总称为血窦细胞(sinusoidal cell)。

肝血窦内皮细胞与血管内皮细胞相比,其外侧缺乏基底膜,细胞不表达 CD34、Factor-8 以及 GMP-140 等血管内皮细胞的分子特征(图 4-1-5)。在肝细胞癌或其他病变时,肝血窦内皮细胞血管化,CD34 等血管内皮细胞的免疫表型呈阳性,此点是诊断肝细胞癌的参考依据之一(图 4-1-6)。

在肝病理情况下可出现一种圆形小细胞,称卵圆细胞(oval cell)。它在正常情况下罕见,在致癌剂作用下门管区出现卵圆细胞增生,逐渐移向肝小叶。其结构与终末胆管上皮细胞相似,呈 AFP 阳性。去除致癌剂作用,卵圆细胞逐渐消失。目前认为,卵圆细胞是肝内的干细胞增殖而成的未分化细胞,参与形成肝细胞和胆管细胞,是致癌剂的靶细胞。

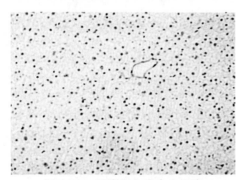

图 4-1-5　正常肝血窦内皮细胞 CD34 表达阴性

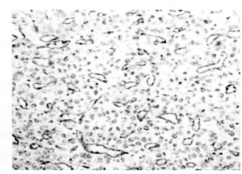

图 4-1-6　肝细胞癌血窦内皮细胞 CD34 表达阳性

(二)门管小叶和肝腺泡

经典肝小叶是以中央静脉为中轴,与一般外分泌腺以排泄导管为中心不同(图 4-1-7)。除了经典肝小叶外,作为肝的结构和功能单位,有学者还提出了门管小叶和肝腺泡的概念。

1. 门管小叶

门管小叶(portal lobule)的概念由 Mall 提出,他主张肝小叶的划分应与其他外分泌腺一样,以排泄管道为中轴,其强调的是肝的外分泌性质。门管小叶呈三棱柱状,其长轴中心为门管区胆管及伴行血管,周围以三个相邻经典肝小叶的中央静脉连线为界。肝细胞分泌的胆汁从门管小叶的边缘流向中央,汇入胆管(图 4-1-8)。

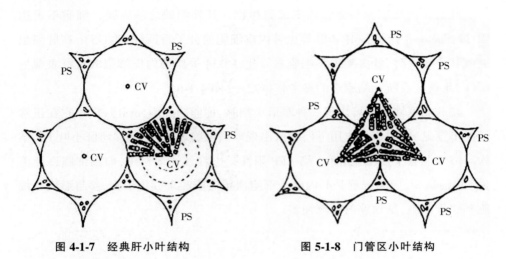

图 4-1-7　经典肝小叶结构　　　　　图 5-1-8　门管区小叶结构

2.肝腺泡

肝腺泡(hepatic acinus)是根据肝微循环与病理和再生关系而提出的。在肝发生缺血性病变时,病变应最先出现在血供的末端部分,而经典肝小叶表现为"中央坏死",两者不符。Rappoport 在 1954 年提出肝腺泡,其体积小,立体形态似橄榄,平面上呈卵圆形。它以门管区血管发出的终末门微静脉和终末门微动脉及胆管分支为中轴,两端以相邻的两个中央静脉为界。一个肝腺泡体积相当于经典肝小叶体积的 1/3,故肝腺泡是肝最小的微循环结构单位(图 4-1-9)。肝腺泡内的血流从中轴单向流向两端的中央静脉, 据此将肝腺泡分为三个带:中央部为Ⅰ带,该处肝细胞优先获得氧气和营养成分的供应;靠近中央静脉部分为Ⅲ带;Ⅰ带和Ⅲ带之间为Ⅱ带。因此在病理情况下,肝细胞损伤呈现带性差异,Ⅲ带肝细胞首先出现病变。

(三)胆管系统

两个相邻肝细胞膜凹陷成槽并相互对接而成的微细管道称为毛细胆管(blie canaliculus),它在肝板内连接成网。形成胆小管的肝细胞膜之间有紧密连

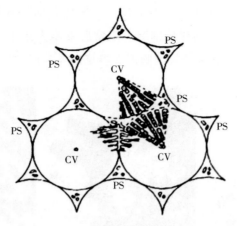

图 4-1-9　肝腺泡结构

接、桥粒等连接结构,封闭胆小管,防止胆汁外溢。胆小管周围有大量肌动蛋白和肌球蛋白微丝,其收缩推动胆汁流动。

　　毛细胆管在肝小叶周边移行为小叶内胆管,称肝闰管,又称赫林管(Herring管,Herring cancal),由立方上皮组成,底部有基底膜。赫林管穿过界板,与位于门管区的小叶间胆管连接,后者内衬单层立方上皮,管腔逐渐增大,上皮逐渐变成单层柱状,腔面出现微绒毛,可推进胆汁流动。小叶间胆管最后形成左右肝管出肝脏。

95

第二节　肝脏肿瘤的细胞诊断学

一、肝脏针吸正常细胞形态

(一)肝细胞

　　肝脏细针针吸活检(fine needle aspiration,FNA)涂片中肝细胞常成群分布,平铺或单片状,细胞大小、形态均匀一致,排列整齐。散在的单个肝细胞常呈多角形,少数呈圆形或卵圆形。通常肝细胞之间的界限不甚清楚。胞质丰富,HE 染色嗜酸性或嗜伊红色,内含弥散密集的紫红色细小颗粒。胞质内可见空泡、棕褐色胆色素或玻璃样包涵体。细胞核圆形或卵圆形,位于中央或偏一侧,核染色质细颗粒状,分布均匀,可见1~2个明显核仁。单核肝细胞最多见,也可见双核或多核肝细胞,有时还能见到裸核细胞。正常肝细胞大小不一,显示一定的多形性,但核浆比低。正常肝脏针吸细胞形态参见图4-2-1。

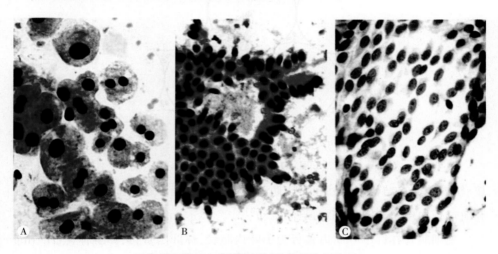

正常肝细胞(A)、胆管细胞(B)及间皮细胞(C)

图 4-2-1　正常肝脏针吸细胞形态

（二）胆管细胞

胆管细胞比肝细胞小,常三五成群或成片、成团分布,排列呈腺样、蜂窝状。来源于小胆管的细胞呈立方形,来源于大一些胆管的细胞则呈低柱状。细胞界限清楚,胞质较少,细胞核小,圆形或卵圆形,染色质细颗粒状,核仁不明显,可见一个小核仁。正常肝脏抽吸活检中,胆管细胞团相对来说不常见,明显可见的情况通常是胆管腺瘤或胆管错构瘤。而在肝脏 FNA 涂片中完全不出现胆管上皮,只见均一、相对较小的肝细胞则提示肝细胞腺瘤或分化好的肝细胞癌可能。

（三）间皮细胞

在肝脏针吸活检过程中,活检针在未进入肝脏前进行抽吸就会得到一片片的间皮细胞。间皮细胞的特点是在细胞之间可见清楚的间隙或"窗"。细胞的一个特征性表现是可见清晰的、有时是多个的核仁,核为圆形或卵圆形。

（四）肝血窦内皮细胞

肝血窦内皮细胞比肝细胞小,成片排列,胞质丰富,多分布于胞核的两端,核圆形或卵圆形,比肝细胞核稍大,部分核膨大,染色质细颗粒状,分布均匀,核仁大小不等,数量不一。

（五）肝巨噬细胞

肝巨噬细胞即 Kupffer 细胞,细针穿刺涂片中比较少见,呈梭形或不规则形,大小差异悬殊,胞质分布于细胞核的两侧,可见胞质内空泡及吞噬的红细胞和色素颗粒,呈圆形、卵圆形或短梭形,染色质致密浓染,核仁小而不明显。

（六）血管内皮细胞

血管内皮细胞呈多角形、梭形或线形,呈团状或束状排列,也可单个散在分布。胞质丰富、淡染、粉红色。细胞核椭圆形或长形,染色质细颗粒状,分布均匀,核仁不明显。

二、肝脏针吸良性肿瘤的细胞学检查

（一）肝细胞腺瘤

肝细胞腺瘤(hepatocellular adenoma,HCA)肿瘤细胞类似正常肝细胞,比正常肝细胞体积稍大,胞质淡染或空泡状,因为胞质内含有较多糖原和脂质,细胞核大小较一致;有时肝细胞腺瘤细胞可出现轻度异型性(图 4-2-2)。有诊断意义的特点就是没有胆管上皮细胞。

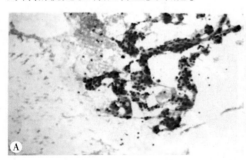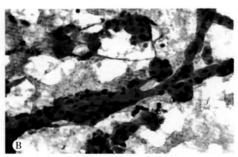

巢状或索状大小较一致的肝细胞(A),高倍镜下可见核的异型性(B)

图 4-2-2 肝细胞腺瘤

（二）胆管腺瘤

胆管腺瘤(bile ductal adenoma,BDA)肿瘤细胞排列紧密,来自胆管柱状上皮和立方上皮细胞。胞质很少,嗜碱性,胞核大小较一致,呈柱状或立方形,深染,几乎看不见核仁。有时上皮细胞可见异型性。

(三)血管瘤

最常见的是海绵状血管瘤,肿瘤多分布于肝脏表面,大小不等。通常细针穿刺吸取的多为血液成分,可见少量纤维结缔组织,可见吞噬含铁血黄素的吞噬细胞,偶尔可见散在的血管内皮细胞,多为椭圆形或梭形,常常没有胞质。

其他良性肿瘤还包括纤维瘤、畸胎瘤、脂肪瘤、平滑肌瘤、淋巴管瘤、黏液瘤等,但均较少见。

三、肝脏针吸恶性肿瘤的细胞学检查

(一)肝细胞癌

肝细胞癌(hepatocellular carcinoma,HCC)来自肝细胞,常见的类型分三种,即高分化、中分化和低分化型肝细胞癌。

1. 高分化型 HCC

癌细胞成群或散在分布,形态与正常肝细胞相似,可见小梁状排列结构。癌细胞形状大小较一致,胞质丰富,呈淡染紫红色,含有细小颗粒及小空泡,胞核较大,圆形或椭圆形,核居中。核浆比增大,核染色质比正常肝细胞略粗,核仁清楚。参见图 4-2-3。

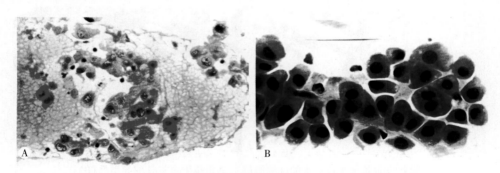

癌细胞大小较一致,胞质丰富(A),核染色质较粗,核仁明显(B)

图 4-2-3　高分化型 HCC

高分化型肝细胞癌应与正常或肝硬化的肝细胞,以及肝细胞腺瘤和局灶性结节状增生的肝细胞鉴别。正常或肝硬化的肝细胞多呈小团块状,细胞聚合力好,很难涂成薄片。肝细胞腺瘤和局灶性结节状增生的肝细胞大小一致,无明显的细胞不典型性,涂片背景中有时偶见单个细胞或裸核细胞。

2. 中分化型 HCC

癌细胞呈团块状或片状分布,形成较宽的细胞索,细胞呈多边形、多角形或不规则圆形,细胞明显增大,大小不一。胞质较高分化型肝细胞癌稍少,染色稍深,有时可以见到胆汁或血窦床细胞团块。胞核增大,呈不规则圆形,可有凹陷,核浆比增大、失常,核染色质增粗,细颗粒状,核膜增厚,核呈空泡状。核仁明显,可见裸核、双核及多核细胞。参见图 4-2-4。

中分化型肝细胞癌有更宽的小梁结构,细胞不典型性明显,与肝脏良性病变容易鉴别。

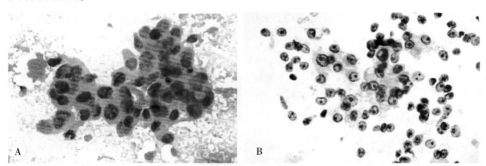

癌细胞大小不一、胞质丰富(A),胞核空泡状、核仁明显(B)

图 4-2-4 中分化型 HCC

3. 低分化型 HCC

癌细胞排列紊乱,密集成团,大小不一。胞质较少,多呈粉红色,胞质内可见较多黄褐色胆色素颗粒。胞核巨大,大小不一,形态不规则,可见多核、巨核细胞,细胞核拥挤,甚至重叠,核染色质浓密、粗颗粒状,分布不均匀,核仁明显增大或者看不见核仁。参见图 4-2-5。

低分化型肝细胞癌应与各种转移性肝癌鉴别,详见转移性肝癌。

4. 纤维板层型 HCC

涂片中可见散在大的癌细胞,胞浆丰富,富含颗粒,类似于嗜酸性腺瘤细胞。一些细胞中可见透明细胞浆、包涵体(苍白体)和嗜酸性小体。核和核仁都很

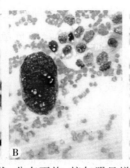
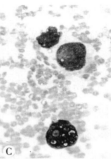

癌细胞大小显著不一,核染色质粗颗粒状,分布不均,核仁明显增大(A),可见巨核细胞(B)及核内包涵体(C)

图 4-2-5　低分化型 HCC

大。在所有病例中都可见散在的结缔组织,有时与肿瘤细胞直接相连形成肿瘤板。参见图 4-2-6。与普通型 HCC 相比,这种肿瘤细胞的核和核仁都较大,异型性很明显。

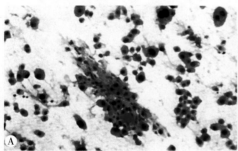
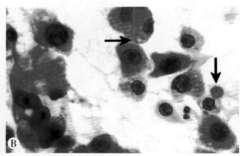

可见大的多角形细胞和结缔组织紧密相连(A),细胞多形性,粉红色颗粒胞浆,明显的核仁,可见苍白体(B 图12 点方向)和嗜酸性小体(B 图 3 点方向)

图 4-2-6　纤维板层型 HCC

有助于诊断 HCC 的一些特点如下:①标本中缺乏胆管细胞、炎症细胞;②出现类圆形肝细胞团,细胞大小不一,被内皮细胞或毛细血管包绕;③可见大量裸核细胞,核仁增大,形状不规则;④可见肿瘤细胞内胆汁形成。参见图 4-2-7。

(二)肝母细胞瘤

肝母细胞瘤(hepatoblastoma)是好发于 3 岁以内婴幼儿的恶性肿瘤。肿瘤细胞数量相对较少,体积比正常肝细胞小,多边形,大小较一致。胞质嗜酸性,较少,胞核呈圆形或卵圆形。染色质分布均匀,呈细颗粒状,核膜清楚,可见核仁。此种肿瘤的上皮分化呈多样性,包括胎儿型、胚胎型、粗小梁状型和小细胞未分化型。针吸涂片中,胎儿型为主时,细胞表型与分化良好的 HCC 相似(图 4-2-8);存在胚胎型、粗小梁状或小细胞时,肿瘤细胞由多种形态的细胞群构成,与婴幼儿的

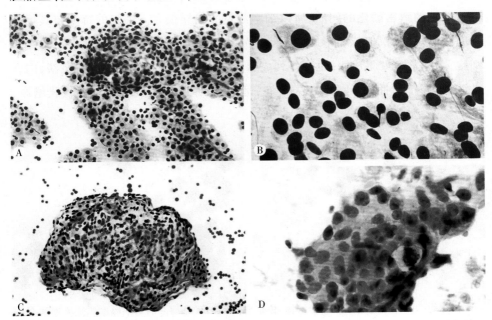

101

可见很多裸核堆积在一起,出现细长的内皮细胞(A、B),出现类似球形的肝细胞团块,分界明显,被覆内皮细胞(C),肿瘤细胞内胆汁形成(D)

图 4-2-7　分化良好的 HCC

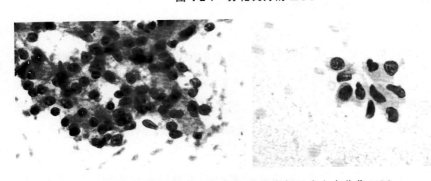

针吸涂片内可见上皮成分,非常类似于成人中分化 HCC

图 4-2-8　肝母细胞瘤

其他小细胞肿瘤,如淋巴瘤、神经母细胞瘤、胚胎性横纹肌肉瘤等难以鉴别,此时可以做成细胞蜡块,进行免疫组化等检测。

(三)胆管细胞癌

胆管细胞癌(cholangiocarcinoma)来源于胆道上皮,较少见。针吸涂片内具有特征性的致密硬化的间质,所以细胞数量的差异很大。细胞的特征与其他脏器的腺癌相似,仅仅依靠形态学很难区别。分化好的胆管腺癌类似于正常胆管细胞,细胞常常聚集成团,也可排列成腺管状或栅栏状。胞质较少,染色淡,内含黏液;胞核排列拥挤、重叠,丧失极性,呈圆形、卵圆形、梭形或柱状,核膜增厚,可见核仁,大小不一致。参见图4-2-9。

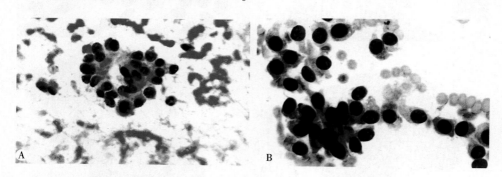

相对均一的腺细胞构成腺泡样结构,核浆比高(A),可见均一的扁平腺细胞疏松地结合在一起(B)

图4-2-9 胆管细胞癌

(四)其他原发性少见恶性肿瘤

1. 血管肉瘤

血管肉瘤比较少见,但是在肝脏却是常见的原发恶性肿瘤。肿瘤细胞成群或散在分布,瘤细胞多形性明显,大小差异大,呈梭形或不规则形。胞质内可见小空腔及血细胞,如红细胞、淋巴细胞等,这是其特征性的表现。胞核呈卵圆形或短梭形,可见多核及核分裂相,核染色质细颗粒状,核仁不明显。

2. 淋巴瘤

肝脏原发的淋巴瘤很少见,系统性的淋巴瘤累及肝脏更常见。针吸涂片内可见弥漫散在的淋巴细胞,胞质极少,胞核呈圆形或卵圆形,大小比较一致,染色质粗颗粒状或点彩状,常常聚集在核膜周边,核仁清晰。

3. 平滑肌肉瘤

原发于肝脏的平滑肌肉瘤罕见,大多数是转移瘤。肿瘤细胞呈片状分布,胞质较丰富,淡粉红色,胞核散在或束状排列,异型性明显,胞核呈圆形、卵圆形或长杆状,染色质粗,核仁大而清楚。

肝脏原发性肉瘤还有纤维肉瘤、黏液肉瘤、横纹肌肉瘤、恶性畸胎瘤等,都十分罕见。

(五)肝脏转移性恶性肿瘤

肝脏是各种恶性肿瘤容易转移的脏器,比较常见的有转移性癌,包括胃肠道、胰腺、乳腺、肺、胆管的腺癌,头颈部、食管、子宫颈的鳞状细胞癌,肾的透明细胞癌、肾上腺皮质癌等。此外还有恶性黑色素瘤、生殖细胞肿瘤、系统性的淋巴瘤等。

1. 转移性腺癌

腺癌细胞常常成团出现,有时排列成腺腔样,胞质丰富,内见大小不等的空泡,胞核大小不一,多为圆形、卵圆形,偏位,核膜增厚,染色质粗,核仁大而明显。但是,不同脏器的转移性腺癌细胞,其形态结构是有区别的。

(1)黏液性腺癌:癌细胞呈卵圆形,胞膜清楚,胞质中见黏液空泡,胞核被挤向一侧,呈月牙样或印戒样。

(2)结直肠腺癌:癌细胞呈高柱状,排列呈管状、筛板状或线性,背景中常见坏死碎屑。参见图 4-2-10。

(3)胰腺腺癌:除了一般腺癌的特点外,肿瘤细胞胞质淡染透明,胞核相互重叠,染色质粗颗粒状,核仁不清楚。

(4)乳腺腺癌:癌细胞与乳腺原发的癌细胞相似,成团或散在,大小不一致,圆形、卵圆形或不规则形。胞核大,核仁明显,可见核分裂相。

转移性腺癌有时候需与原发的肝细胞癌鉴别,后者细胞呈多角形,胞核常常居中,胞质内可见胆汁,肿瘤细胞团中可见窦性毛细血管。

2. 转移性鳞状细胞癌

转移至肝脏的鳞状细胞癌多有变性坏死,癌细胞形态极不规则,胞质红染,

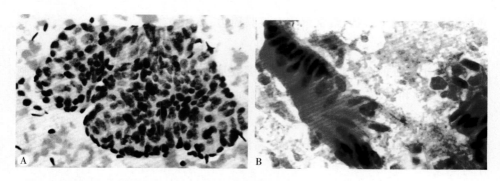

图 4-2-10 肝转移性腺癌(A),癌细胞呈团状分布,排列紊乱,核偏向细胞一侧,核染色质增粗;肝转移性结肠腺癌(B),癌细胞线性排列,高柱状,几乎无胞浆,可见坏死的背景

可见梭形或棱形的角化细胞以及细胞碎片。胞核大小不一,形态不规则,核浓染,呈墨水滴样。

3. 转移性未分化癌

未分化癌多成堆、成束或条索状,癌细胞较小,大小不一致,圆形、卵圆形或不规则形。胞质极少,甚至裸核,胞核深染,核仁不明显。

4. 转移性恶性黑色素瘤

瘤细胞胞质丰富,内含黑色素颗粒,胞核呈圆形或卵圆形,多偏位,核染色质分布不均,核仁大而明显,位于细胞核中央(图 4-2-11)。如见到吞噬色素的巨噬细胞,更加支持该诊断。

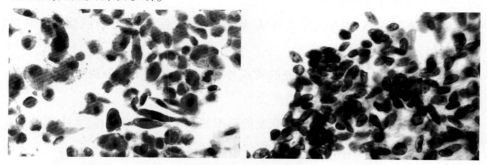

可见多形细胞,有丰富黑色素,右图内可见核沟

图 4-2-11 肝转移性恶性黑色素瘤

其他转移性恶性肿瘤还有平滑肌肉瘤、横纹肌肉瘤、恶性畸胎瘤、恶性淋巴瘤等。

第三节 肝脏肿瘤的组织病理学

世界卫生组织(WHO)分别在 2000 年和 2010 年再版了消化系统肿瘤分类,本文结合实际病例,介绍肝脏常见的肿瘤及瘤样病变。

一、肝脏良性上皮性肿瘤

(一)局灶性结节状增生

1. 定 义

局灶性结节状增生(focal nodular hyperplasia,FNH)不是真正的肿瘤,而是一种肝细胞的再生性增生性反应,继发于局部血管异常。

2. 临床特征

FNH 多见于 20~40 岁年轻女性,2/3 的病例是单发。典型 FNH 常于手术或由于其他不相关疾病进行放射学检查时偶然发现,但也可出现上腹部疼痛,极少数由于病变较大出现类似出血的合并症。肝功能检测一般正常,有些患者可出现 γ-谷氨酸转肽酶活性增高。20%的 FNH 病例伴发肝血管瘤,和肝细胞腺瘤(HCA)共同发生者少见。

3. 大体检查

经典 FNH 呈结节状表现(可提示大结节性肝硬化表现),淡棕色,直径从几毫米到>10cm 不等,多数不足 5cm,边界清楚,没有纤维性包膜。特征性病变是有一个中央或偏心的星状瘢痕,放射状伸展并可以包绕部分结节成分(图 4-3-1)。一些小的病灶(<1cm),除经典 FNH 外的少见亚型,不完全或早期病变常常没有中央瘢痕,呈现出不同程度的充血区。

4. 组织病理学

经典 FNH 由正常形态肝细胞组成,肝细胞排列不厚于 2 层肝板,呈不完全性结节状增生,部分被纤维组织分隔。中央瘢痕含有一个或多个发育不良的血管或许多小动脉。这些血管是中等至较大的厚壁肌性血管,常出现肌内膜黏液变或纤维肌性增生性改变。瘢痕的放射状分支含有多个门管区样结构,但仅有

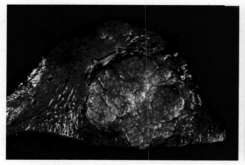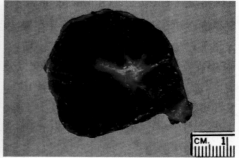

与肝硬化很相似,可见星状瘢痕

图 4-3-1 局灶性结节状增生的大体表现

动脉,没有管径与之相似的静脉或胆管伴行。病变内没有正常门管区结构,但少数病例的中央瘢痕内可见中等或较大的胆管成分。一个重要的特征,在间质——实质交界区常见淤胆和/或小胆管反应。间质常有炎症细胞浸润,一般为淋巴细胞。参见图 4-3-2。

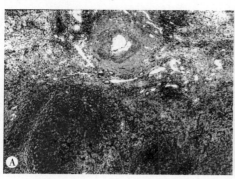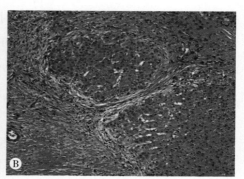

图 4-3-2 局灶性结节状增生,肝细胞结节状增生,纤维间质内见厚壁小动脉和小胆管增生(A),纤维瘢痕向肝细胞结节伸展(B)

5. 免疫组化

FNH 的肝细胞表达肝细胞标志物,如氨甲酰磷酸合成酶-1(HepPar 1)、CAM5.2 和多克隆 CEA,AFP 总是阴性。被覆肝细胞板的内皮细胞 CD34 阳性。结节外周的肝细胞(仅表达 CK8 和 CK18)至结节中心较小的肝细胞和小胆管(也表达 CK7 和 CK19)呈连续性过渡。Ras 基因产物 p21 呈强阳性表达,而正常肝组织呈阴性。类固醇激素受体免疫染色阴性。靠近动脉输入源的肝窦内皮细胞CD34阳性,靠近中央静脉的肝细胞显示宽的、相互吻合的谷氨酰胺合成酶表达区域。

6. 分子病理学

有学者采用人雄激素受体(HUMARA)检测进行克隆性分析,发现50%~100%的病例中FNH肝细胞为反应性、多克隆性。有研究显示,FNH中血管生成素基因(ANGPT1和ANGPT2)的mRNA表达异常,表现为ANGPT1与ANGPT2的比值比正常肝、肝硬化和其他肝肿瘤增高,支持血管改变在FNH发病机制中起重要作用。FNH病变中,β-catenin通路活化,其下游靶点谷氨酰胺合成酶增多,因而免疫组化中肝细胞表达此酶增多。这个通路活化的分子机制不明确,未检测到β-catenin(CTNNB1)或axin1(AXIN1)的突变。

(二)肝细胞腺瘤

1. 定　义

肝细胞腺瘤(hepatocellular adenoma,HCA)是一种由类似于正常肝细胞组成的由肝窦分割、呈板状排列的良性肿瘤。

2. 临床特征

HCA几乎完全(95%)见于女性,常见于20~30岁育龄期女性,发病女性中80%有口服避孕药(OC)史,少数见于男性成人或儿童,与甾体类药物使用有关。临床通常表现为腹痛和腹部包块,较大的肿瘤可发生破裂和出血,伴有腹腔积血。血清碱性磷酸酶可能升高,但血清甲胎蛋白(AFP)水平一般正常或轻微升高。CT表现为高密度非均质性肿瘤,偶见中央出血。

3. 大体检查

典型的HCA是孤立性境界清楚的肿块,有或无包膜,肝被膜表面有明显的血管。瘤体大小差异很大,多数最大径在10cm以上。切面呈浅褐色或灰黄,常见出血、坏死(图4-3-3)。HCA也可多发,当10个或更多的腺瘤发生时称为"肝细胞腺瘤病"(liver cell adenomatosis)。

4. 组织病理学

HCA由形态一致的肝细胞组成,排列成1~3层细胞厚度的肝板,局灶可见假腺泡样结构。关键特征是肝板的网织纤维框架完整,类似正常肝组织。肿瘤细

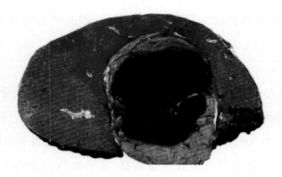

图 4-3-3　肝细胞腺瘤的大体表现：肿瘤境界清楚，中央可见较大的出血坏死区

胞胞浆可以正常、透明状(富于糖原)、脂肪变性，或溶酶体内有色素。核不典型性和核分裂不常见。根据定义，HCA 缺乏门管区成分，出现小胆管可以排除腺瘤的诊断。出现没有胆管伴行的小动脉成分("裸露"小动脉)，并且周围围绕少量结缔组织是 HCA 的特征性表现。参见图 4-3-4。

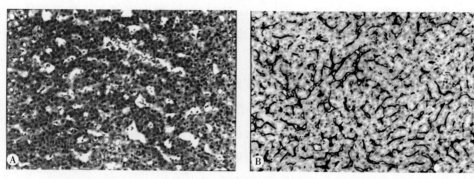

1~2 个细胞厚的规则性肝板结构，核浆比较低，缺少门管区(A)；CD34 染色显示肝窦阳性(B)

图 4-3-4　肝细胞腺瘤

5. 免疫组化

HCA 肝细胞表达肝细胞标志物，如 HepPar 1、CAM5.2 和多克隆 CEA，谷氨酰胺合成酶常弥漫强阳性表达，并伴有异常的胞浆和胞核 β-catenin 染色。一些 HCA 中肝窦内皮细胞动脉化，表达 CD34。AFP 阴性。

6. 分子病理学

HCA 为一种异质性病变，依据基因型和表型不同将 HCA 分为不同亚型。这些亚型的临床和病理特征有很大不同。

(1)肝细胞核转录因子1失活的HCA:HNF1A基因编码肝细胞核转录因子1(HNF1α),它是肝细胞分化相关的一种转录因子。在35%~40%的HCA中出现该基因的双等位基因失活性突变,90%的突变为体细胞性,其余10%为胚系突变。HNF1A的杂合性胚系突变与常染色体显性型糖尿病,青年人的成人发病型糖尿病3型(MODY3)有关。

　　HNF1α失活的HCA是一组一致性肿瘤,有分叶状轮廓和典型弥漫的脂肪变性,没有明显的炎症或核不典型性。FABP1基因是HNF1A正向调节的一种基因,在正常肝组织中表达,但在此型HCA中肝脂肪酸结合蛋白(L-FABP)明显下调。免疫组化检测显示,此型HCA中L-FABP几乎不表达,而周围非肿瘤性肝细胞呈一致性弱阳性,此点是一个非常好的HNF1α失活HCA的诊断依据。并且,L-FABP下调造成脂肪运输异常,从而出现弥漫脂肪变性。HNF1α失活的HCA几乎都发生于女性。参见图4-3-5。

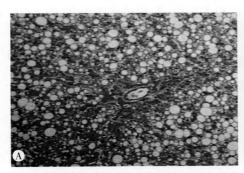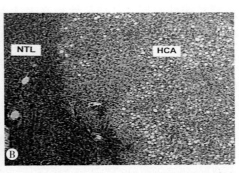

脂肪变性的肝细胞间可见薄壁动脉(A),脂肪变和非脂肪变的肿瘤肝细胞与周围非肿瘤性肝细胞(NTL)相比,缺乏正常的L-FABP表达(B)

图4-3-5　HNF1α失活的肝细胞腺瘤

　　(2)β-catenin活化的HCA:GLUL基因编码谷氨酰胺合成酶,后者是β-catenin通路的一个下游靶点。在10%~15%的HCA中存在β-catenin活化性突变,谷氨酰胺合成酶表达上调。此型HCA内常见核不典型性和假腺样结构,没有脂肪变性和炎症,恶性转化的危险度较其他亚型高,常伴有特定情况(即糖原病,服用男性激素),多见于男性。免疫组化检测,谷氨酰胺合成酶呈弥漫强阳性表达,β-catenin 呈胞浆和胞核染色,当两者表达不确定时,分子技术检测可证实 β-catenin 活化性突变。参见图 4-3-6。

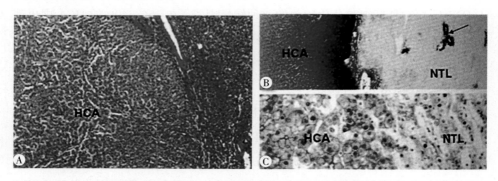

图 4-3-6　A:肝细胞腺瘤伴 β-catenin 活化性突变;B:对比非肿瘤肝组织(NTL)的小叶周肝细胞的正常表达,β-catenin 突变的 HCA 中谷氨酰胺合成酶呈弥漫强阳性;C:肿瘤肝细胞 β-catenin 异常表达胞浆和胞核

(3)炎症性 HCA:超过半数的 HCA 病例为炎症性 HCA(IHCA),又称毛细血管扩张性腺瘤。其特征性地高表达炎症相关蛋白,如淀粉状蛋白 A(SAA)和 C 反应蛋白(CRP),且在 mRNA 和蛋白水平均升高。此型中 60%有 gp130 突变,10%β-catenin 和 gp130 突变共存。组织学上,IHCA 呈现局灶或弥漫炎症,肝窦扩张,充血和紫癜区域厚壁血管较多,结缔组织内可见小胆管反应。参见图 4-3-7。

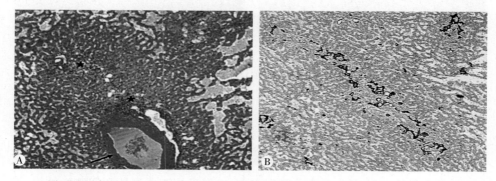

A 图可见肝窦明显扩张,炎症细胞浸润(星号)及厚壁动脉(箭头),B 图显示 CK7 阳性的小胆管反应

图 4-3-7　炎症性肝细胞腺瘤

(4)未分类 HCA：此型不足 10%，没有特征性组织学特点，尚未发现基因突变。

(三)胆管腺瘤

1. 定 义

胆管腺瘤(bile ductal adenoma,BDA)是一种胆管的局限性增生或胆管周围腺体的错构瘤，可能不是真正的肿瘤。

2. 临床特征

BDA 临床少见，常发生于 20 岁左右青年人，常在解剖或因其他病变剖腹探查时发现。

3. 大体检查

85%为单发，好发于肝被膜下，常<1cm，境界清楚但无包膜。

4. 组织病理学

组织学表现为增生的胶原纤维组织内有网格状分布的胆管，胆管小而一致，衬覆立方上皮，胞质少，嗜碱性，细胞核规则，没有核分裂相。没有胆汁成分，而且小胆管与胆道不相通。可出现黏液上皮化生。相关纤维间质有不同程度慢性炎症和胶原化。围绕病变的是正常的汇管区。参见图 4-3-8。

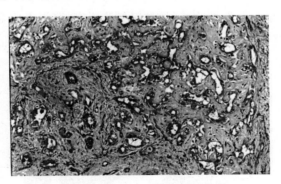

纤维性间质中见形态一致的小胆管

图 4-3-8　胆管腺瘤

5. 免疫组化

BDA 呈 CEA、EMA 和 CK 阳性，表达 1F6 和 CD10(从胆管细胞培养提取的抗原)，类似小胆管和 Herring 管的免疫表达。

6. 分子病理学

少数病变(约 7%)出现 K-ras 突变。

(四)胆管囊腺瘤

1. 定 义

胆管囊腺瘤(biliary cystadenoma)是发生于肝或者少数发生于肝外胆道系统的一种胆管起源的良性肿瘤。

2. 临床特征

胆管囊腺瘤少见,成年女性高发,高峰年龄 50 岁。临床表现为腹部不适、腹部肿块,少数可发生黄疸或继发感染。

3. 大体检查

胆管囊腺瘤常巨大,5~25cm 的多房性囊肿,内面光滑或有些呈小梁状。囊肿数量较少,含有不同表现液体,包括浆液性、黏液性。囊肿与胆管不相通。

4. 组织病理学

组织学上相当于胰腺和卵巢的对应病变。多为黏液型囊腺瘤,内衬黏液性上皮,细胞核位于基底部,没有核分裂相。少数为浆液型,约 5%的胆管囊腺瘤上皮细胞可伴有神经内分泌分化。肿瘤间质为纤维性,形态与卵巢间质相似。囊壁破裂后可引起一系列继发性改变,如淋巴细胞浸润、脂褐素或含铁血黄素沉着、多核细胞反应、纤维化或钙化等。参见图 4-3-9。

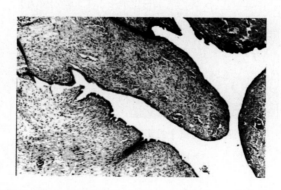

多囊性肿瘤内衬良性柱状至立方上皮,梭形细胞间质类似卵巢间质

图 4-3-9 胆管囊腺瘤

5. 免疫组化

CK、CEA 和 EMA 呈阳性，偶见散在嗜铬素阳性细胞。间质的表达类似肌纤维母细胞，似乎不同于卵巢间质的表型。

(五)胆管腺纤维瘤

胆管腺纤维瘤(biliary adenofibroma)为罕见病例，文献中只有几例报道。其特点是：由复杂的、没有黏液分布的管状囊性小胆管构成，衬以立方形至扁平上皮，腺体之间为突出的纤维母细胞间质，免疫组化染色表达 CD10，但 1F6 不表达。胆管腺纤维瘤为良性病变，但是肿瘤体积越大，越容易出现 p53 阳性表达和四倍体，因此认为其具有恶性潜能。

二、肝脏恶性上皮性肿瘤

原发性肝细胞癌(HCC)是最常见和最重要的肿瘤之一。在非洲和亚洲部分国家和地区，HCC 属于高发区，其主要病因与乙型、丙型肝炎病毒感染有关。在美国和北欧，长期酗酒是一个主要病因。肝内胆管细胞癌(intrahepatic cholangio-carcinoma，ICC)主要发生于亚洲地区，与麝猫后睾吸虫和华支睾吸虫感染有关。

(一)肝细胞癌

1. 定　义

肝细胞癌(hepatocellular carcinoma，HCC)是一种肝细胞分化的恶性肿瘤。

2. 临床特征

好发于中年或老年人，男性多于女性。早期 HCC 可以没有症状，出现症状时说明肿瘤已进展为晚期或瘤体较大。最常见的症状是肝区疼痛，并可放射到背部或肩胛部，其次为恶心、呕吐、腹胀、腹泻等胃肠道症状，还可伴有消瘦、体重减轻、出血、低热等，如出现高热表明肿瘤有坏死。常见的体征是腹部肿块、腹水和黄疸。

实验室检查结果部分取决于基础肝病变，可表现在血肝酶的改变，如 α-L-岩藻糖苷酶、γ-谷氨酰转肽酶(GGT)、碱性磷酸酶(AKP)等。甲胎蛋白(AFP)是诊断 HCC 最有用的指标，也是特异性较强的肿瘤标志物。血清 AFP>400ng/ml 或者 AFP<100ng/ml 但持续升高，都强烈提示 HCC。影像学检查，包括超声、CT

和 MRI 也是诊断 HCC 常用的方法。动脉造影具有较高的敏感性,尤其对小肝癌的诊断。

3. 大体检查

肿瘤发生于右叶者多于左叶,质地较硬,切面可见出血坏死,呈暗红色,淤胆则呈黄绿色。根据数量、大小、有无肝硬化和纤维包膜,我国将 HCC 大体上分为五型。参见图 4-3-10。

(1)弥漫型:肝脏完全被弥漫的小结节性癌代替。

(2)小癌型:肿瘤直径小于 3cm,肿瘤界限清楚。

(3)结节型:肿瘤直径 3~5cm,通常呈圆形,大小不一,常伴有肝硬化。

(4)块状型:肿瘤直径 5~10cm,根据肿瘤数量不同进一步分为单块型、融合块型和多块型。

(5)巨块型:肿瘤直径大于 10cm。

HCC 容易出现血管浸润,通过门静脉肝内播散最常见,肝静脉、下腔静脉可能

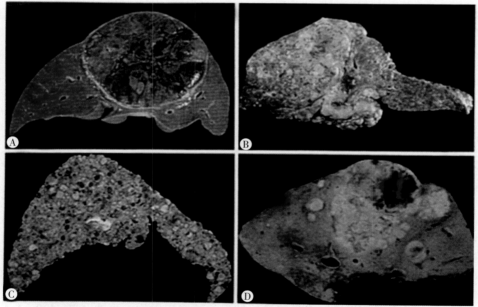

A:结节型;B:巨块型;C:弥漫型;D:伴肝内转移的多灶("卫星")结节

图 4-3-10　肝细胞癌

受累,胆管受累不常见。最常见的肝外转移器官是肺,其次是淋巴结、骨、肾上腺。

4. 组织学类型

(1)经典 HCC:经典 HCC 肿瘤细胞类似肝细胞,间质由衬覆单层内皮细胞的血窦样腔隙组成。与正常肝组织的窦内皮细胞不同,HCC 的细胞显示"毛细血管化",CD34、Ⅷ因子、层粘连蛋白及Ⅳ型胶原免疫表达阳性。HCC 的血液由新形成的动脉供给,称为"非配对"动脉,不在门管区内走行。HCC 组织内没有门管区,在肿瘤周边或浸润性肿瘤细胞间可见内陷的门管区。

①梁状(板状)型:高、中分化 HCC 中最常见。肿瘤细胞呈条索状排列,宽度不一,被血窦样腔隙分隔。网织染色和 CD34 免疫组化染色有助于辨认小梁状结构。

②假腺样(腺泡)型:具有腺样结构,但不是真正的腺体,而是肿瘤间异常、变形的小胆管。假腺体含有蛋白样液体,PAS 染色阳性,黏液卡红和 AB 染色阴性。总体来说,高分化癌比中分化癌的腺样结构小。

③实性型:血窦样腔隙不明显,裂隙状,使肿瘤外观呈实性。常见于低分化癌。参见图 4-3-11。

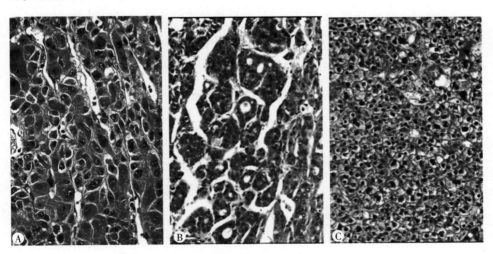

梁状型(A),假腺样型(B),实性型(C)

图 4-3-11　经典肝细胞癌

(2)特殊类型癌

①纤维板层型癌(fibrolamellar carcinoma,FLC):好发于无肝硬化的年轻患者,女性多见,生长缓慢,预后较好。肿瘤细胞体积大、多角形、形态一致,胞浆呈强嗜酸性颗粒状。瘤组织由中央瘢痕状富含胶原的纤维间质,呈无数放射状平行伸向四周,分隔肿瘤细胞成条索状、结节状,显示特征性板层。电镜见瘤细胞含大量线粒体。

②肝硬化型HCC:约5%的HCC表现为硬化样生长方式,以纤维增生为特点,致密纤维组织将瘤细胞分隔成不规则的小梁或腺泡,可伴有经典型HCC。类似的纤维化改变也见于化疗、放疗和动脉栓塞化疗后。"硬化性肝癌",用来描述以高钙血症和显著间质纤维化为特征的一种肝癌亚型,发生于非肝硬化肝脏,有人认为它并非一个特定组织学类型,有些肿瘤是肝细胞性的,但多数为肝内(外周的)胆管细胞癌。

③未分化癌:非常罕见,占肝脏上皮性肿瘤不到2%。男性多见。其好发部位、临床特点、症状、体征及诊断,与肝细胞癌相比无差别。推测未分化癌比HCC预后差,但尚无大宗病例资料支持这一观点。

④淋巴上皮瘤样癌:此型少见,呈多形性肿瘤细胞伴大量淋巴细胞浸润,可出现合体样生长方式。大部分肿瘤EB病毒阳性。

⑤肉瘤样肝细胞癌:由特征性增生的梭形细胞或奇异巨细胞组成,当肿瘤由单一肉瘤样细胞组成时,难与多种肉瘤鉴别。在反复化疗/动脉栓塞化疗后,HCC的肉瘤样变更为常见。参见图4-3-12。

5. 细胞学亚型

(1)多形性细胞:肿瘤细胞及核的大小、形态和染色有显著差异。常可见奇异的多核或单核巨细胞,偶见破骨样巨细胞。多形性肿瘤细胞黏附性差,无明显小梁结构,常见于低分化癌。

(2)透明细胞:肿瘤细胞富含糖原,胞浆透明。此型需与转移性肾透明细胞癌鉴别。

(3)梭形细胞:见于肉瘤样HCC。

(4)脂肪变:弥漫脂肪变性在直径<2cm的早期肿瘤中常见。随着肿瘤体积

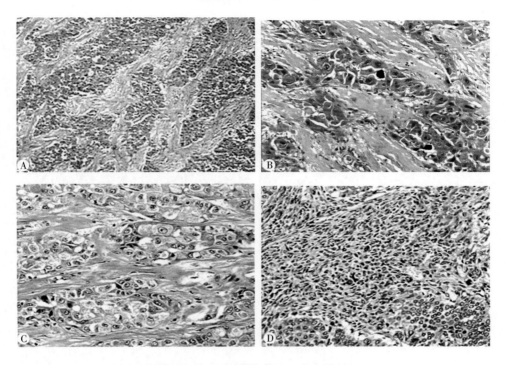

纤维板层型(A、B),硬化型(C),肉瘤样型(D)

图 4-3-12　肝细胞癌的特殊类型

117

增大,脂肪变性减少。其发生机制可能与肿瘤代谢异常和早期供血不足有关。

　　(5)胆汁产生:多表现为扩张的胆小管或假腺体中的胆栓。当胆汁产生明显时,肿瘤呈黄色,经甲醛固定后呈绿色。

　　(6)透明小体:网状透明小体(Mallory-Denk)存在于胞浆,形态不规则,嗜伊红,PAS 阴性。由中间丝聚合而成,泛素和角蛋白表达阳性。球状透明小体呈球状,小而圆,均质,强嗜酸,PAS 阳性,Masson 三色染色呈橘红色,α-1-抗胰蛋白酶表达常阳性。

　　(7)苍白小体:位于胞质,圆形、卵圆形或无定形,呈轻度嗜酸性。苍白小体是由囊性扩张的内质网聚集的无定性物质,免疫组化抗纤维素原阳性。多见于纤维板层型 HCC,在普通 HCC 和硬化型也可见到。

　　(8)毛玻璃样包涵体:类似于 HBsAg 阳性的肝细胞,在 HBsAg 阳性患者发生的肝癌细胞内可见。用改良地衣、维多利亚蓝、醛复红可着色,免疫组化显示抗–HBs 抗体阳性。有学者认为是包埋于肿瘤之中 HBsAg 阳性的肝细胞。参见图 4-3-13。

6. 组织学分级

基于肿瘤分化,HCC 组织学分级分为四级:高分化、中分化、低分化和未分化。

(1)高分化 HCC:此型常见于直径 < 2cm 的早期小肿瘤,罕见于进展期肿

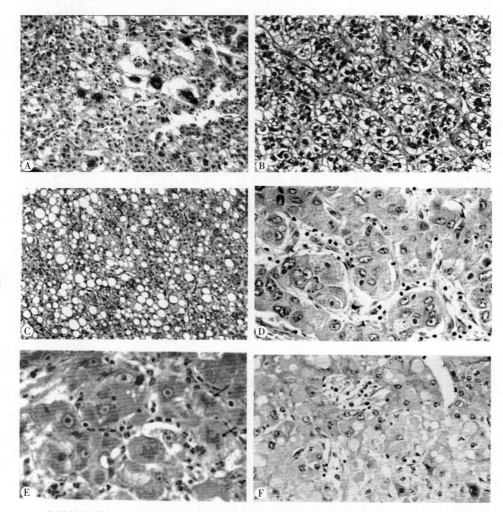

多形性细胞(A),透明细胞(B),脂肪变性(C),透明包涵体(D),Mallory 小体(E),苍白小体(F)

图 4-3-13　肝细胞癌的细胞学亚型

瘤。肿瘤细胞轻度异形,核/浆比轻微增高,排列成细小梁状,常见假腺样和脂肪变性。

(2)中分化 HCC:此型最常见于直径 > 3cm 的肿瘤,特征性地排列成 3 个或以上细胞宽度的粗小梁状。瘤细胞有丰富的嗜伊红胞浆、圆形核及明显的核仁。假腺样结构常见,假腺体中间含胆汁或蛋白性液体。

(3)低分化 HCC:此型呈实性生长,无明显血窦样腔隙,仅在大的癌巢中见裂隙样血管。瘤细胞核/浆比明显增高,异型性明显,出现较多核分裂相和瘤巨细胞。此型在早期小肿瘤中极少见。

(4)未分化 HCC:肿瘤细胞核形态极不规则,以高度异形的细胞为主,几乎无胞质,胞核深染,实性生长。

值得注意的是,即使在单一结节中 HCC 的组织学差异也很大。从组织学分级看,大多数直径 < 1cm 的癌结节呈均匀一致的高分化;约 40%直径 1~3cm 的癌结节由不同组织学分级的肿瘤构成,较低分化的癌组织常位于中央,高分化的癌组织位于外周;当肿瘤直径达 3cm 时,低分化区域成为肿瘤主体。随肿瘤进展,间质发生明显改变,包括非配对动脉的增多和肝窦的毛细血管化。

7. 免疫组化

HCC 特征性胞浆表达氨甲酰磷酸合成酶-1 (HepPar 1),有报道约90%的 HCC 显示 HepPar 1 阳性,低分化或硬化性 HCC 阳性率较低。AFP 相对特异,但对于肝细胞分化来说不是很敏感,仅有 1/4 的病例表达。至于细胞角蛋白,多数 HCC 表达 CK8、18,CK19、20 阴性,少数病例 CK7 可阳性。HCC 一个重要的诊断特征为肿瘤细胞之间出现小胆管结构, 应用多克隆 CEA 抗体、CD10、ABCB1/MDR1 或低分子角蛋白染色可以显示。HCC 也可出现雌激素和孕激素受体,分化好的肿瘤可出现基底膜物质沉积(层粘连蛋白、IV 型胶原及纤联蛋白),分布于小梁或假腺泡周围。HCC 的血管出现毛细血管化,表达 CD34、VIII因子,而正常肝窦阴性。参见图 4-3-14。

8. 分子病理学

大多数 HCC 发生在慢性肝疾病患者, 是一个遗传和表观遗传改变累积的结果,与肝细胞和/或前体细胞的克隆性扩张相一致。当慢性肝炎和肝硬化发生

119

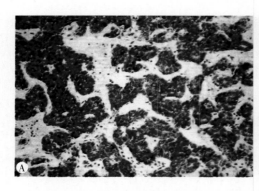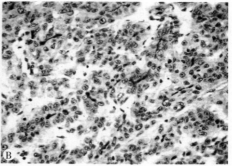

图 4-3-14　肝细胞癌呈 HepPar 1 胞浆强阳性(A),多克隆 CEA 显示肝细胞癌中
胆小管样结构(B)

时 HCC 的发生率增加,但是,导致肝细胞癌变的分子改变在慢性肝炎和肝硬化发生或发生前就建立了,说明其本质是与遗传密切相关的。

与慢性肝疾病和肝硬化有关的低级别坏死性炎症活动产生细胞因子及细胞毒性物质,如一氧化氮和氧自由基,导致 DNA 损伤。坏死和再生的循环往复使得细胞容易出现突变, 细胞的迅速转变使其没有足够时间来修复损伤的 DNA。肿瘤形成前期特点为转化生长因子-α(TGF-α)和胰岛素样生长因子(IGF-2)过度表达,导致肝细胞增生加快。

比较基因组杂交检测显示,HCC 具有完全一致的染色体增加和缺失。最明显的改变是 8q、1q 以及 7q 染色体臂部分或整体增加及 16q 缺失。其他常见异常包括 Xq 和 5p 过表达,以及 4q、8p、13q、16q 和 17p 缺失。某些临床病理表现与特异性异常具有相关性。8q 和 20q 增加与肿瘤瘤体较大有关。8q 增加和13q 缺失多见于非肝硬化的肝细胞癌。9p 和 6q 染色体缺失提示预后不良。

HCC 中常见 p53 基因突变。黄曲霉素与 p53 基因 249 号密码子特异性G→T 异位有关。在慢性乙型肝炎中,HBV X 区编码的 HBx 蛋白与 p53 蛋白功能失活有关。丙性肝炎中,HCV 基因组编码的病毒蛋白,如 NS3 和 NS5A 蛋白也可干扰 p53 活性。

Wnt/β-catenin 通路是 HCC 常见被破坏的通路, 多数由于 CTNNB1 或 AX-IN1 的突变、CDH1 的沉默及 Frizzle 受体的表达改变。此条通路活化导致 β-catenin 的核聚集,从而调节多种癌基因,如 CCND1、MYC 及 BIRC5。

细胞周期调节异常也常见于 HCC。p16 由于启动子区过度甲基化而失活，Rb 由于基因突变、缺失或沉默而表达减少。有报道，细胞周期依赖激酶抑制剂 p21 和 p27 分别在 38% 和 52% 的 HCC 中表达减低。HCV 产生的核心蛋白也可抑制 p21 启动子。

此外，一些其他的信号通路，如 PI3K/Akt/mTOR 通路、MARK 通路和 TGFβ 通路，也在 HCC 发生机制中参与作用。

有研究已经明确，多种分子学异常为潜在的预后标志物。伴有 p53、Rb 和 p16 基因失活以及 9p、6q 和 14q 基因缺失的肿瘤预后不良。肿瘤细胞免疫组化染色表达 p53 蛋白提示预后不良。β-catenin 突变及 p27 过表达是早期复发的标志。高增生率、E-钙黏蛋白低表达及细胞核表达 β-catenin 可预测移植后复发。然而大宗病例研究显示，这些表现尚无一项有足够的特异性能够应用于临床。

【癌前病变】

HCC 的癌前病变包括异型增生灶和异型增生结节（dysplastic nodules，DN）。前者为显微镜下所见，肝细胞呈膨胀性异型增生灶；后者放射学检查和肉眼可见结节状病变，细胞学和结构均有不典型性。

慢性肝疾病中与癌发生关系最密切的肝细胞改变包括小细胞变、大细胞变和缺铁灶。小细胞变最初描述为小细胞异型增生，定义为肝细胞体积减小，核/浆比增大，轻度核多形性、核深染，胞浆嗜碱性，感觉细胞比较拥挤。细胞增殖活性高于正常肝细胞，染色体缺失或获得，端粒酶缩短伴 p21 检查点失活均是小细胞变的特点。大细胞变最初称为"肝细胞异型增生"，定义为肝细胞体积和细胞核均增大，核/浆比基本保持正常，核多形性，常见核深染和多核。一些研究发现大、小细胞变的本质可能是异质性的，与细胞衰老和淤胆有关，在慢性肝炎中是一个肿瘤相关的病变。"异型增生灶"是 1995 年出版的一个国际共识文章提出的，原始定义为直径<1mm，随后用于描述癌前改变的肝细胞，可以表现为小细胞变、大细胞变和缺铁灶。参见图 4-3-15。

异型增生结节（DN）常在肝硬化肝脏内发现，单灶或多灶，边界清楚或模糊，直径几毫米到几厘米，常<15mm。DN 常显示比周围肝实质细胞密集，存在克隆性细胞群。DN 的血供来自门静脉，也可以是新生的小动脉（称为"非配对"动

121

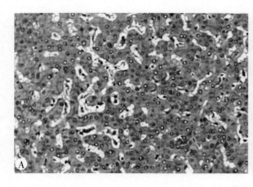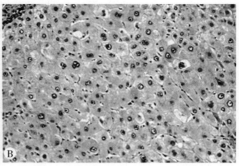

小细胞变(A),大细胞变(B)

图 4-3-15　肝细胞癌的癌前病变

脉),与周围正常肝实质相比呈现同血供性或少血管性。低级别 DN 的肝细胞似正常肝细胞,排列成单板或双板,可见脂肪变,有时肝板排列紊乱,但是缺乏细胞核的异型性。高级别 DN 的肝细胞增生明显,出现核增大、核仁明显和核浆比增加,可出现梁状、腺泡状结构并向纤维组织内生长,甚至形成结节内结节。

【早期肝细胞癌】

早期肝细胞癌是一种低级别的早期肿瘤。大体上,早期 HCC 常为境界不清的结节状改变,直径<2cm,曾用名有"模糊结节状小 HCC"和"小 HCC 伴有清楚边界"。

镜下观,早期 HCC 呈高分化,肿瘤细胞为小肝细胞样细胞,与周围肝实质差别细微。其特征性表现为:细胞密度增加,是正常周围肝组织的 2 倍以上,伴有核/浆比增加;不规则的细小梁状结构;假腺样结构;脂肪变;非配对动脉,肿瘤内门管区。以上特征常同时出现,其中任何一个表现都可以在肿瘤内弥漫分布,或见于一个扩张性亚结节。需要强调的是并非所有小 HCC(1995 年的共识文章定义为直径<2cm 的 HCC)都是早期 HCC。明确的结节状小 HCC 内可见大的经典HCC 的组织学表现:不同分化的肿瘤细胞群;完全形成的小梁结构,假腺样结构和非配对动脉;无门管区;肿瘤边缘有纤维性假包膜。因此,结节状小HCC 生物学行为是进展性病变,且有相当一部分病例证实侵犯静脉分支和肝内转移。同时需要注意的是,早期 HCC 特征性的组织学表现也可见于直径>2cm 的肿瘤,提示这些 HCC 呈缓慢的生物学演进。参见图 4-3-16。

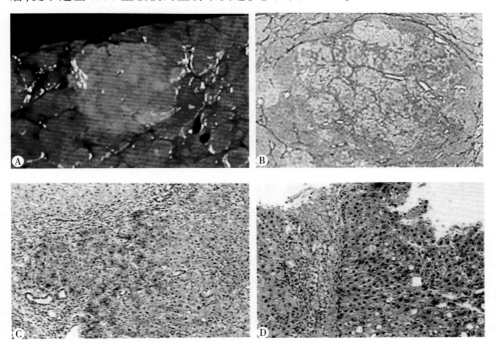

早期肝细胞癌伴脂肪变发生于一个慢性肝炎导致的肝硬化肝脏(A、B),高分化肝细胞癌,
纤维间质内见淋巴细胞浸润(C、D)

图 4-3-16　早期肝细胞癌

多数早期 HCC 血浆标记 AFP 和 PIVKA-Ⅱ阴性,缺乏典型的影像学特征,
组织学表现显示相对轻微的不典型性。因此,寻找易于应用的免疫组化标志物
对早期 HCC 的诊断非常重要。热休克蛋白 70(HSP70)的 mRNA 和蛋白表达在
早期 HCC 中上调,在肝癌发生过程中的多阶段呈阶梯式增加。作为自身阳性和
阴性对照,正常胆管上皮细胞阳性表达,非肿瘤性肝细胞阴性表达。至少 10% 的
肿瘤细胞 HSP70 表达阳性才能定义为阳性表达,报道显示 80% 的早期 HCC 和
仅少数异型增生结节(DN)或非肿瘤结节阳性表达 HSP70。Glypican-3(GPC3)是
一种癌胚蛋白,在胚胎肝内丰富表达,正常成人肝内不表达,在 HCC 中再度活
化。在小 HCC 中 GPC3 的表达明显高于肝硬化和 DN,对于诊断小 HCC 有极高
的特异性(96%)和较高的敏感性(77%)。谷氨酰胺合成酶是 β-catenin 信号通路

的下游靶点,从肝脏癌前病变到进展期HCC,其免疫表达呈阶梯式升高。正常肝组织内谷氨酰胺合成酶在终末肝静脉周围的肝细胞表达,肝硬化肝实质区的表达<10%,故≥10%的肝细胞表达阳性时提示恶性。

【多中心肝细胞癌】

HCC常出现多灶肿瘤,其定义为肿瘤结节清楚地被非肿瘤肝组织分隔。多灶肿瘤可以是独立的多个HCC(即多中心HCC),也可能是单个原发肿瘤的肝内转移。

遗传性分析包括HBV整合结构、染色体等位基因缺失和肿瘤抑制基因突变失活,常提示这些肿瘤的多中心独立发生。这些研究显示,癌结节明显来自于门静脉瘤栓或围绕主要的大肿瘤的卫星结节,显示了原发肿瘤的肝内转移。而其他的结节,当出现以下组织学特征时,多考虑为多中心HCC:①多发的早期HCC,或同时发生的早期HCC和经典HCC;②小病变内出现外周高分化HCC区域;③多生性HCC,有明显不同的组织学类型。多中心HCC常见于HCV感染。

(二)肝内胆管细胞癌

1. 定　义

肝内胆管细胞癌(ICC)是一种胆道上皮的肝内恶性肿瘤。ICC来自肝内胆管上皮的任何部位,包括从段和区胆管及其主要分支到最小的胆管及胆小管。起源于肝内小胆管的ICC被称作"外周型ICC",但是不建议继续使用这一术语。起源于左右肝管交界处或其分支的胆管细胞癌(cholangiocarcinoma, ChC)称为"肝门胆管细胞癌(肝门ChC)",属于肝外病变。一些进展期病变,有时很难区分肝门ChC与起源于肝内大胆管的ChC,可将这些病变都归入肝门周ChC。但是,需要注意的是,"肝门"和"肝门周"术语的使用和意义,在病理学、外科学及放射科学上可能不同。

2. 临床特征

ICC是继HCC之后第二常见的肝脏原发恶性肿瘤。多数病例发生于60岁以后,男性略多于女性,ICC的年龄别发病率随年龄呈线性增长,老年人(≥85岁)发病率最高。ICC的临床特点取决于肿瘤的解剖部位、生长方式和疾病分期。无中央胆管阻塞并形成肿块的ICC,在体积大到一定程度之前常无明显症状。全身不适、盗汗、右上腹痛和体重减轻是最常见的临床症状。肝脏肿大、腹水不常见,门脉高压征无或轻微。肝门周 ICC 常出现淤胆。肿瘤标志物如 CA19-9、CEA 和 CA125 可升高,但是缺乏特异性。

3. 大体检查

ICC 多发生于非硬化性肝脏,大体上分为三型。参见图 4-3-17。

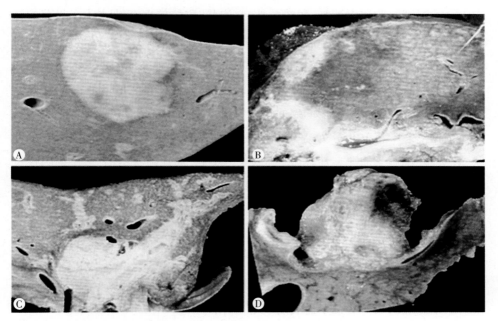

A:肿块形成型,B:胆管周浸润型,C:胆管周浸润型和肿块形成型,D:胆管内生长型

图 4-3-17 肝内胆管细胞癌的大体特征

(1)肿块形成(MF)型:在肝实质内形成结节或肿块,灰至灰白色,实性,质韧。

(2)胆管周浸润(PI)型:沿门脉系统蔓延,受累胆管狭窄,胆管周出现梗阻性扩张及胆管炎。

(3)胆管内生长(IG)型:扩张胆管腔内形成息肉状或乳头状肿物,是胆管内乳头状肿瘤(IPN)的恶性进展。

起源于肝内小胆管或胆小管的 ICC 常为 MF 型,起源于肝内大胆管的 ICC(肝门周 ICC)可表现为上述三种类型的任何一种。

4.组织病理学

(1)腺癌:大多数 ICC 为不同分化程度的腺癌,伴纤维间质反应,类似于肝门、肝外胆管或胰腺的腺癌。起源于非胆汁性肝硬化的 ICC 常表现为肝细胞分化,可能起源于肝脏祖细胞。

ICC 多为管状生长,也可见乳头状、腺泡状或条索状结构,细胞小至中等大,立方或柱状,胞浆多淡染,弱嗜酸性、空泡状,胞核较小,可见核仁。显著的纤维组织增生是 ICC 的一个重要特征。通常肿瘤中心细胞密度低,以致密、透明变的间质为主,肿瘤周边细胞丰富。ICC 常浸润神经,在神经周围形成大小不一的腺体。此外,ICC 还常浸润门管区,并浸润小叶间脉管(淋巴管和小叶间静脉)。这种浸润方式可作为早期浸润癌的组织学依据。

依据形态学将 ICC 分为高分化、中分化和低分化腺癌。高分化肿瘤常呈管状、乳头状,细胞学非典型性轻微。细胞浆内空腔、局灶筛状结构、多层细胞核及腔内细胞碎片支持癌的诊断。中分化腺癌由中度变形的融合筛状腺管和/或条索状结构组成。低分化腺癌主要呈条索状,腺管变形明显,细胞多形性显著。参见图 4-3-18。

(2)其他组织学亚型

①腺鳞癌和鳞癌:前者在腺癌中含较多明确鳞状细胞癌成分,后者则完全由鳞状细胞癌组成。偶见于进展期 ICC。

②黏液癌:间质内见大量细胞外黏液,癌细胞内可见黏液,漂浮在黏液湖中。此型常与导管内生长(IG)型 ICC 相关,尤其是具有肠型分化的病例。

③印戒细胞癌:大量孤立的细胞,其内充满黏液,完全由印戒细胞组成的 ICC 非常罕见。

④肉瘤样 ICC:以梭形细胞区域为主,似梭形细胞肉瘤或纤维肉瘤,或具有恶性纤维组织细胞瘤的特征。偶可见散在的癌灶(如腺癌、鳞癌等)。

⑤淋巴上皮瘤样癌:此型可检测到编码 EBV 的核 RNA。

⑥透明细胞型:特点为腺泡样或管状结构中明显过度生长的透明细胞。细胞内含黏液,淀粉酶消化后 PAS 染色阳性。

⑦黏液表皮样癌:类似于来自涎腺的黏液表皮样癌。

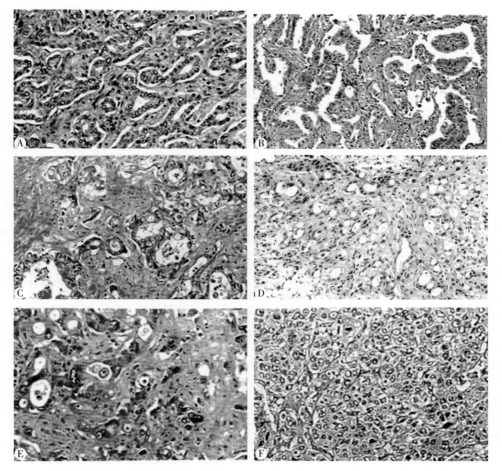

　　A:高分化管状腺癌;B:高分化乳头状—管状腺癌;C:中分化管状腺癌;D:低分化腺癌;E:低分化腺癌伴细胞多形性;F:低分化腺癌伴实性生长方式

图 4-3-18　肝内胆管细胞癌的组织学病理

　　5. 免疫组化

　　大多数 ICC 分泌黏液,可通过黏蛋白卡红、淀粉消化-PAS 或普鲁士蓝染色证实。癌细胞中可检测到黏液核心(MUC)蛋白 1、2、3。ICC 免疫组化常表达 CK7 和 19、CEA、EMA 和血型抗原。多克隆 CEA 阳性表达于胞浆及腔内,如同其他多数消化道癌一样,不同于 HCC 的胆小管着色。EMA 表达于具有胆管特征的肿瘤细胞的腔缘面。角蛋白的表达有助于与转移性癌鉴别,ICC 表达 CK7,转移性肠癌表达 CK20。

6. 分子病理学

ICC 的诸多危险因素中，慢性炎症和胆汁淤积是其共同的相关病变。慢性炎症导致细胞因子产生，如白细胞介素(IL)-1、6，干扰素(INF)-γ，促进胆管细胞有丝分裂。前炎症性细胞因子导致一氧化氮诱导合成酶(iNOS)的表达，从而产生一氧化氮和活化氧基，其不可逆性损伤上皮细胞 DNA。一氧化氮还可通过亚硝酰基化来灭活关键 DNA 修复蛋白，导致潜在癌基因突变的聚集。Caspase 蛋白酶亚硝酰基化使 Caspase 9 失活，抑制凋亡。胆酸可增加胆管细胞环加氧酶-2 和髓细胞白血病蛋白-1 的水平，两者可能有显著的抗凋亡作用。慢性淤胆中胆汁成分有所变化，其中还原性谷胱甘肽水平降低，细胞抗氧化能力降低。

p53 缺失和 K-ras 突变是胆管癌最常见的分子学改变。p53 缺失多见于肿块形成型，可通过突变、17p 杂合性缺失或 MDM2 基因扩增等导致。p53 失活导致 bcl-2 下调，引起凋亡抵抗，而且 bcl-2 缺失与淋巴结转移、血管浸润及 p53 表达异常有关。K-ras 突变在胆管周浸润型多见，常累及 12 号密码子，根据肿瘤分型和肿瘤部位的不同存在很大差异。ICC 中 p16 基因改变也常见，其最主要的原因可能是过度甲基化的启动。人类端粒酶反转录酶(hTERT)过表达见于异型增生和浸润性癌，提示它可能是癌发生的早期事件，几乎所有 ICC 病例的肿瘤细胞均能检测到其活性。肝细胞生长因子 c-met 在 ICC 中过度表达，并且与肿瘤分化有关。EGFR 表达是重要的预后因素，也是肿瘤复发的危险因素。原癌基因 ERRB2(人表皮生长因子受体-2，HER-2)基因信号的增加与肿瘤进展有关。其他改变还包括 E-cadherin、β-catenin 和 DPC-4 基因突变等。

【癌前病变】

两种起源于肝内大胆管的前驱病变可以发生并进展为 ICC：扁平胆管上皮内瘤变(bilibary intraepithelial neoplasia，BillN)和胆管内乳头状肿瘤(intraductal papillary neoplasm，IPN)。

BillN 常见于慢性胆道疾病的肝内大胆管，也可见于肝门和肝外胆管。其特点是上皮细胞出现不典型性，细胞核复层，胆管腔内有微乳头状突起，核/浆比增大，核深染且极性部分消失。根据细胞的不典型性分为 BillN-1、BillN-2、BillN-

3,分别对应低级别、中级别和高级别。有报道 BilIN 可沿肝内胆管广泛扩散,而没有大体可见的肿块。参见图 4-3-19。

胆管的 IPN 包括之前分类中的胆管乳头状瘤和乳头状瘤病,也可发生于肝门和肝外胆管。其特点是胆管扩张,管腔内为具有纤细纤维血管轴心的非浸润性乳头状或绒毛状肿瘤。乳头状病变呈白色、红色或棕色,质软。约 1/3 的病例导管腔内分泌黏液(分泌黏液的胆道肿瘤)。肿瘤可呈现不同的细胞分化,包括胰胆管型、肠型、嗜酸细胞型和胃型。根据细胞的不典型性将胆管的 IPN 分为低级别、中级别或高级别。部分病例可伴有浸润性 ICC。参见图 4-3-20,图 4-3-21。

(三)混合型肝细胞癌—胆管细胞癌

1. 定　义

混合型肝细胞癌—胆管细胞癌 (combined hepatocellurlar-cholangiocarcinoma)包含明确的、密切混合的肝细胞癌(HCC)和胆管细胞癌(ChC)两种成分。必须注意,同时发生于肝的独立 HCC 和 ChC 与此种肿瘤不同,独立的不同肿瘤可以分开或相混合(碰撞瘤)。

2. 大体检查

大体形态与 HCC 相比没有明显差别。在以 ChC 为主的肿瘤,由于具有纤维性间质,肿瘤切面质地硬。

129

3. 组织病理学及免疫组化

(1)混合型肝细胞癌—胆管细胞癌,经典型:此型包含经典的 HCC 和典型的 ChC 区域。肝细胞癌成分可为高、中或低分化。免疫组化显示 HepPar 1 阳性(胞浆颗粒状着色),AFP 可以表达或不表达, 特异性小胆管 CD10 和/或多克隆 CEA 表达阳性。肿瘤可以分泌胆汁,运用普鲁士蓝染色或组织化学染色可以证实。胆道成分常为典型的腺癌,也呈现高、中或低分化,间质丰富。分泌的黏液可通过黏蛋白卡红及淀粉消化-PAS 证实。虽然 CK7 和 19 表达阳性,但是肝细胞成分也可阳性,因此不能凭此证实胆道分化。许多混合型肝胆管细胞癌在 HCC 和 ChC 成分的交界处可见中间型细胞。参见图 4-3-22。

(2)混合型肝细胞—胆管细胞癌伴干细胞特征:许多混合型肝细胞癌—胆管细胞癌在 HCC 和 ChC 成分交界处有灶性的中间型病变, 免疫组化呈现混合

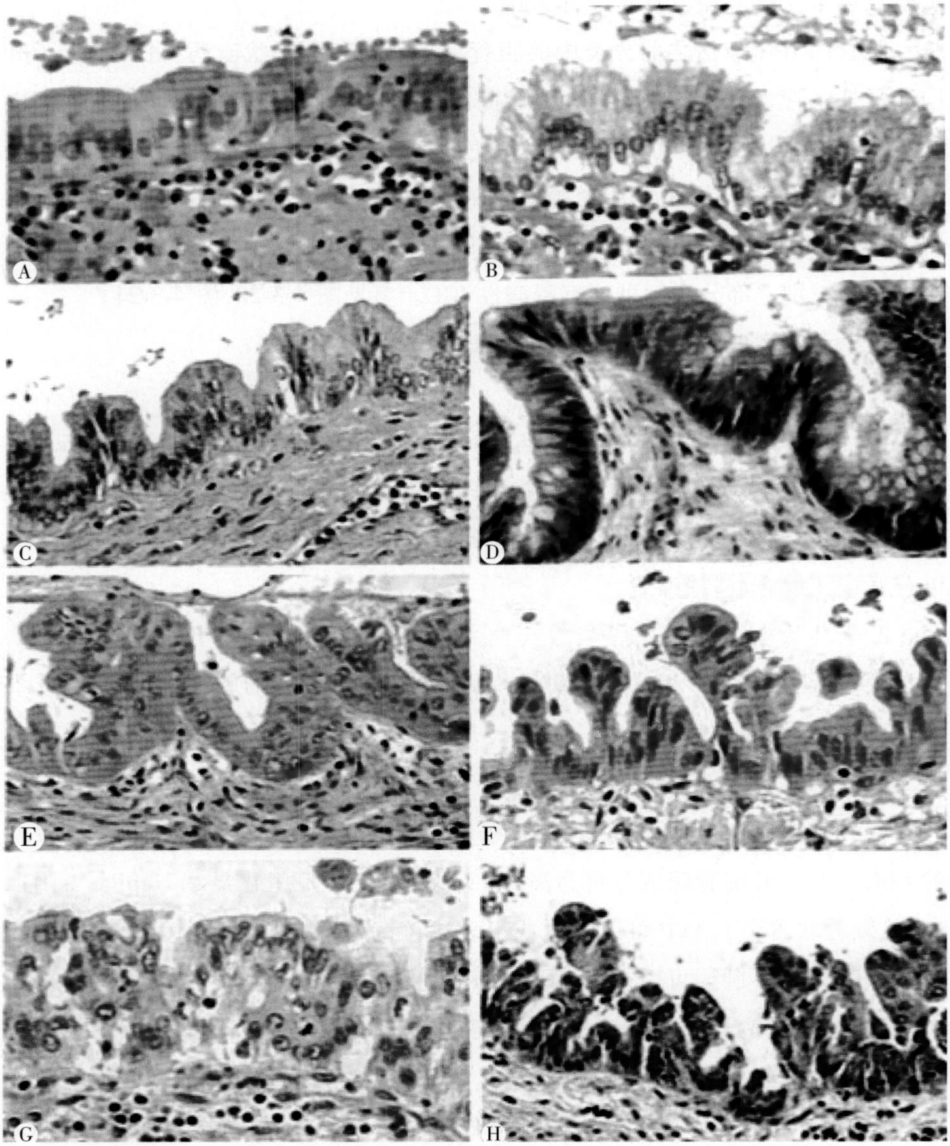

A:肝内大胆管的正常胆道上皮；B:肝内大胆管的增生性胆道上皮；C、D:胆管上皮内瘤变1(BilIN-1)，E、F:胆管上皮内瘤变2(BilIN-2)；G、H:胆管上皮内瘤变3(BilIN-3)

图 4-3-19　扁平胆管上皮内瘤变

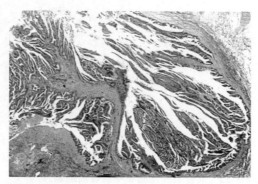

图 4-3-20 胆管内乳头状胆道肿瘤（**IPBN**）显示囊性扩张的胆管内肿瘤呈乳头—绒毛状肿瘤

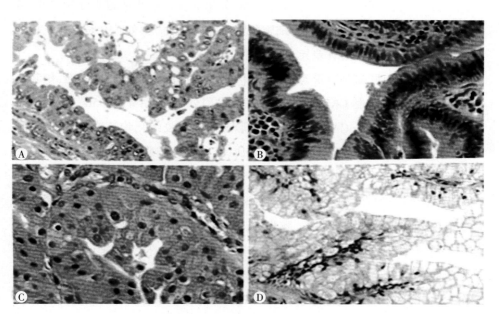

A：胰胆管型；B：肠型；C：嗜酸细胞型；D：胃型

图 4-3-21 胆管内乳头状肿瘤的类型

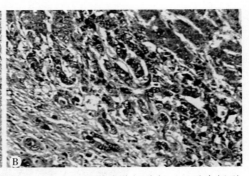

肝细胞癌成分(A 图右上)和胆管细胞癌成分(A 图左下),两种成分间移行区显示中间型的混合特征(B)

图 4-3-22　混合型肝细胞癌—胆管细胞癌,经典型

性表型,而且有些细胞呈现干/祖细胞表型,如果病变以这些细胞成分为主,应考虑诊断为"混合型肝细胞—胆管细胞癌伴干细胞特征"。文献中提出了三种亚型,其生物学行为是否具有差异尚不清楚。

①经典亚型:肿瘤具有形态成熟的肝细胞巢,周围为成簇的小细胞,核浆比高且核深染。这些细胞 CK7 和19、神经细胞黏附分子(NCAM1/CD56)、KIT 和/或上皮细胞黏附分子(EpCAM)表达阳性,形态学和免疫组化均证实了干/祖细胞特征。这些细胞巢间可见大量的纤维间质,有些病例细胞巢中央的肝细胞呈透明细胞改变。参见图 4-3-23。

②中间细胞型:此型由介于肝细胞和胆管细胞之间的中间型细胞组成。肿瘤细胞小,胞核呈卵圆形、深染,胞浆稀少。细胞排列成小梁状、实性巢或带状,伴有显著的纤维间质背景。可见轮廓清楚的腺样结构,但无明确的腺体。细胞不典型性不明显,没有黏液分泌。肿瘤细胞胞浆同时表达肝细胞标志物(Hep-Par 1 或AFP)和胆管细胞标志物(CK19 或CEA),与非肿瘤性肝脏病变的胆管反应很相似;还常表达 KIT。参见图 4-3-24。

③胆管细胞型:此型肿瘤细胞呈腺管状和条索样相互融合,形成特征性的"鹿角样"生长方式。肿瘤细胞埋于纤维间质中,类似赫林管或胆小管的发生。细胞小,核浆比高,核深染、卵圆形。肿瘤细胞表达 CK19、KIT、NCAM 和EpCAM。细胞呈轻度不典型性,无黏液分泌。肿瘤周边常见 HCC 样和/或 ChC 样区域,肿瘤

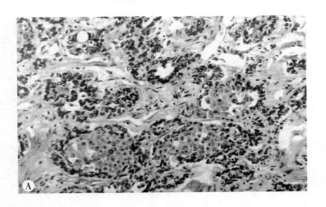

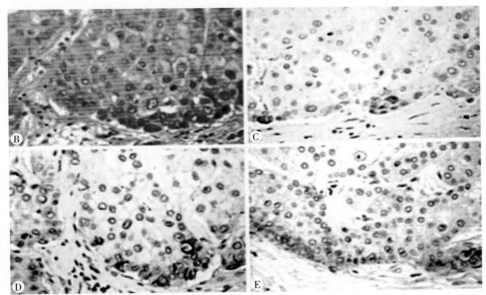

（A）形态成熟的肝细胞巢周围为小的干/祖细胞样细胞，肿瘤细胞巢周边的细胞小、深染（B），表达 CK19（C），神经细胞黏附分子（NCAM1/CD56）(D)和上皮细胞黏附分子（EpCAM）(E)

图 4-3-23 混合型肝细胞—胆管细胞癌伴干细胞特征，经典亚型

条索与非肿瘤性肝细胞条索相互连续。参见图 4-3-25。

（四）肝母细胞瘤

1. 定 义

肝母细胞瘤（hepatoblastoma）是一种肝脏原发的恶性胚胎性肿瘤，由多种上皮和间叶细胞谱系按照不同比例混合而成。上皮性谱系类似早期肝脏发育，包

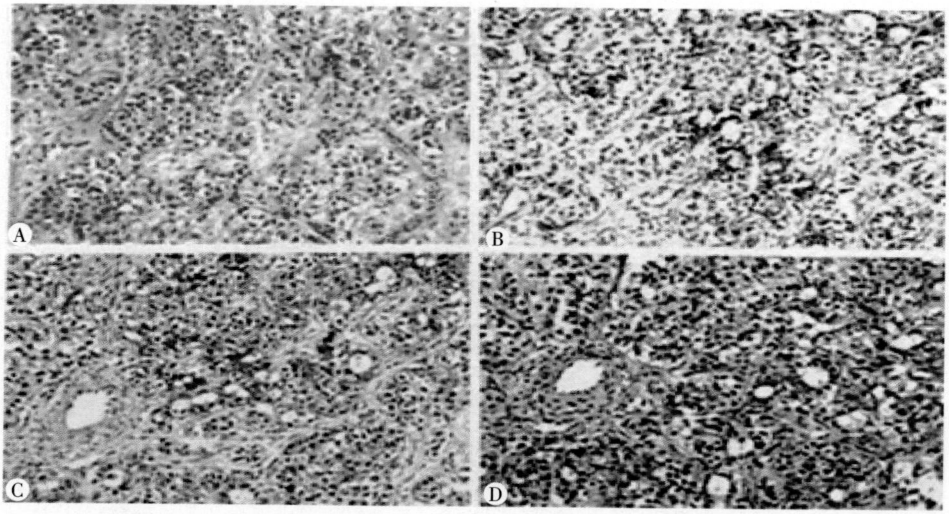

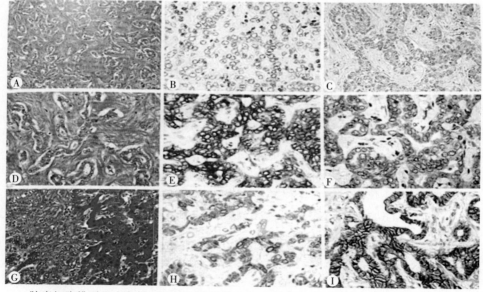

　　A:肿瘤细胞小,核卵圆形、深染,胞浆稀少,在纤维间质中细胞排列成小梁状、实性巢或带状;B:肿瘤细胞表达 HepPar 1;C:AFP(C);D:CK19

图 4-3-24　混合型肝细胞—胆管细胞癌伴干细胞特征,中间细胞型

　　肿瘤细胞排列呈鹿角样、条索样、腺管样(A、D),肿瘤条索与非肿瘤肝细胞索相连续(G),肿瘤细胞不分泌黏液(B),CK7(E)和 CK19(H)阳性,KIT(C)、NCAM1/CD56(F)和(EpCAM)(I)呈强弱不等阳性

图 4-3-25　混合型肝细胞—胆管细胞癌伴干细胞特征,胆管细胞型

括未成熟细胞、胚胎及胎儿型肝母细胞以及较成熟的肝样细胞。

2. 临床特征

肝母细胞瘤是儿童最常见的肝脏恶性肿瘤,主要发生于2岁以内幼儿,5岁以上儿童很少见,几乎不发生于青少年。有报道称肝母细胞瘤可见于胚胎,伴胎盘转移。肿瘤可伴发各种先天性异常,如先天性心脏病、肾发育畸形、家族性结肠息肉病等,有些伴有其他脏器的恶性肿瘤,如神经母细胞瘤、肾母细胞瘤等,也有少数报道称肝母细胞瘤具有家族性。

肝母细胞瘤通常是由于患儿腹部膨隆伴体重减轻或者食欲不振而引起父母或医生的注意,也可出现恶心、呕吐、腹部不适或疼痛。肝母细胞瘤常与血液的副肿瘤综合征密切相关,包括贫血和血小板增多症,<5%的病例可见黄疸。罕见情况下,肝母细胞瘤可产生人绒毛膜促性腺激素(hCG),出现性早熟表现。90%的病例血清AFP显著升高,AFP水平与疾病过程平行。化疗诱导的肿瘤退缩或肿瘤切除后,AFP显著降低或降至正常,当肿瘤复发时AFP又升高。少部分病例血清AFP水平较低或正常,与侵袭性临床过程和高危组织学(如小细胞未分化肝母细胞瘤和伴横纹肌样特征的肿瘤)相关。值得注意的是,一般婴儿出生约6个月后AFP水平才能达到“成人”水平(<25ng/ml)。CT显示境界清楚的单个或多发肿物,50%病例有钙化或骨化。MRI联合CT有助于鉴别肝母细胞瘤、婴儿型血管间皮瘤、间叶性错构瘤及肝细胞性肝癌,这些病变有其各自的囊性病变或血管特点。MRI还可显示肝母细胞瘤的上皮及间叶成分。

3. 大体检查

肝母细胞瘤都为境界清楚的单个或多发病变,直径5~25cm,有不规则假包膜使其与正常肝组织分开。肿瘤切面常呈结节状,不同结节或区域内由于组织成分不同、以及有无出血和坏死,致使切面性质和颜色表现多样,且不同组织成分与预后有关,因此不同区域都要充分取材。参见图4-3-26。

4. 组织病理学及免疫组化

肝母细胞瘤的组织学表现为两种类型,上皮型(55%)和上皮—间叶混合型(45%)。根据上皮细胞分化不同,上皮型肝母细胞瘤分为四个亚型:胎儿型、胚胎型、粗小梁状型和小细胞未分化型。上皮—间叶混合型由上皮和间叶成分混

135

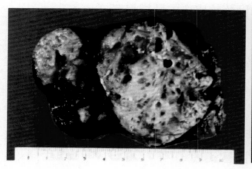
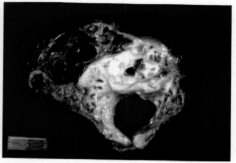

肿瘤切面多样性,伴有出血及坏死

图 4-3-26　肝母细胞瘤的大体特征

合构成。

(1)完全上皮型

①胎儿亚型:约占肝母细胞瘤的 1/3,细胞小至中等大,小于正常肝细胞,胞浆嗜酸性、细颗粒状或透明状,反映糖原和脂质的多少不等。低倍镜下出现特征性的粉色和苍白交替出现的"明暗相间"现象。细胞核小而圆,染色质细腻,核仁不明显,类似正常胎儿肝细胞。肿瘤细胞排列成纤细的细胞板或巢,可见胆小管的分化。核分裂相常<2/10HPF,PCNA 增殖指数低,DNA 为二倍体。胎儿型肝母细胞瘤免疫组化表达 AFP,且胞膜表达 β-catenin。肝窦样内皮细胞血管化,弥漫表达 CD34,而正常肝组织肝窦内皮细胞仅局灶阳性。参见图 4-3-27。

②胚胎性亚型:此型常与胎儿型混合出现,约占肝母细胞瘤的 1/5。胚胎型肝母细胞瘤的形态类似孕 6~8 周的肝脏,瘤细胞胞浆稀少、深染、颗粒状,没有糖原和脂滴,细胞核增大,染色质粗。细胞排列成条索状、带状、花环样或小管状,有时呈乳头状,可见假菊形团。免疫组化显示胎儿型细胞 β-catenin 在胞膜表达,"不成熟的" 胚胎型细胞为细胞核着色。由于缺乏糖原和脂质,PAS 和油红-O 染色阴性。

③粗小梁状亚型:在胎儿型或混合性胎儿型—胚胎型上皮肝母细胞瘤中,约3%的病例存在宽大的小梁,小梁厚度为 6~12 个细胞或更多。这一型代表肿瘤的生长方式,与细胞分化无关。"粗小梁状"这一术语仅用于以此种生长方式为主要特点的肿瘤,如果粗小梁的生长方式仅为局灶,则肿瘤应按其主要成分

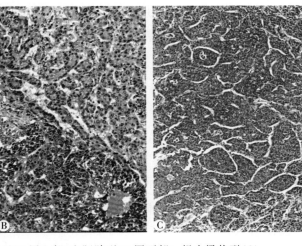

胎儿型(A),混合性胎儿型(B 图上部)和胚胎型(B 图下部),粗小梁状型(C)

图 4-3-27　上皮型肝母细胞瘤

分类。小梁由 3 种细胞组成:胎儿型细胞、胚胎型细胞以及肝样细胞。第三种细胞胞浆丰富,胞核较大,空泡状,核仁明显。网状纤维染色可以很清楚地勾勒出粗小梁。

④小细胞未分化(SCUD)亚型:此型占上皮型肝母细胞瘤的 2%~3%,完全由无黏附性的片状小细胞组成,类似其他小蓝细胞肿瘤,如神经母细胞瘤、Ewing 肉瘤、胚胎性横纹肌肉瘤等。这一型没有明显肝细胞分化,血 AFP 水平较低或正常。此型可在肝母细胞瘤其他亚型中局灶出现,侵袭性高,预后不良。肿瘤细胞排列呈实性片状,可见细胞凋亡、坏死及较高的核分裂活性。免疫组化显示 CK8 阳性,VIM 有时阳性,CD99 很少表达,AFP 阴性。Ki-67 常大于 80%。

(2)混合性上皮和间叶(MEM)型:此型约占肝母细胞瘤的 45%。

①无畸胎瘤样特征的 MEM 型:80%的 MEM 为此种混合型。上皮成分通常是胎儿型或胎儿—胚胎混合型,间叶成分包含成熟和不成熟的纤维组织、骨样组织及软骨样组织。间叶成分散在分布于上皮成分之间,原始间叶组织由轻度黏液变性的间质构成,内含长形核的梭形细胞,细胞间为胶原纤维及肌纤维母细胞样细胞。岛状的骨样组织由透明基质组成,基质的陷窝内含有一个或几个细胞,这是 MEM 型肝母细胞瘤的重要特征。罕见情况下,在胎儿型上皮成分为

主的肝母细胞瘤中,骨样组织为唯一的间叶成分,实际上这些陷窝内细胞和骨样组织是上皮来源,其依据是:它们可与邻近的胎儿型—胚胎型上皮细胞混合;它们表达 CK8、EMA、VIM、AFP、CEA 及 S-100;骨样细胞和上皮型肝母细胞瘤细胞具有相同的 β-catenin 基因异常和相同的表达信号通路。

②伴畸胎瘤样特征的 MEM 型:约 20% 的 MEM 型肝母细胞瘤伴有畸胎瘤样特征,出现内胚层、神经外胚层和复合的间叶组织,包括黏液上皮、复层鳞状上皮、横纹肌、骨以及黑色素。此型不是真正的畸胎瘤,后者没有胎儿型和胚胎型上皮肝母细胞瘤区域。但有 1 例囊性畸胎瘤紧邻肝母细胞瘤的报道。伴畸胎瘤样特征 MEM 的发病机制尚不清楚,有学者认为多潜能干细胞/前体细胞在其中起作用。

5. 分子病理学

肝母细胞瘤的遗传性和分子生物学研究发现一些染色体的获得、缺失和信号通路的改变直接影响细胞生长、凋亡、信号转导和分化。常涉及的染色体为 1、2、4、8 和 20 号染色体,最常见的改变是 2 及 20 号染色体三体。最常涉及的两个信号通路是 Wnt/β-catenin 和胰岛素生长因子信号通路。Wnt/β-catenin 信号通路活化通过稳定性 β-catenin 突变在肝母细胞瘤的发生过程中起主要作用,免疫组化染色可证实 β-catenin 异常定位于肝母细胞瘤的细胞核。约 86% 的肝母细胞瘤有 CTNNB1 基因 4 号外显子缺失,APC 突变见于散发性肝母细胞瘤伴家族性腺瘤息肉病。此外,细胞周期通路上调和检查点控制元件的缺失也是重要的分子学改变,如 p16 基因过度甲基化、p27/KIP1 表达缺失及 PLK1、DLK1 上调。分子学改变与组织学亚型之间可能有一些关联,在肝母细胞瘤分化谱系的两端,即胎儿型和 SCUD 型差异显著,胎儿型比 SCUD 型具有更多分化的分子学生物证据。

肿瘤分期 (PRETEXT) 高,血清 AFP 低,血管浸润和特定的组织学亚型 (SCUD,横纹肌样特征)是侵袭性生物学行为(高危肿瘤)的重要预测因素。而分期低和单纯性胎儿型形态学是有利的预后因素 (标准危险度)。血清 AFP 检测有利于预测产生 AFP 的肿瘤对手术和化疗反应的结果。此外,PLK1 的表达是独立于 β-catenin 突变、年龄、分期或组织学的预后因素,PLK1 表达提示预后不良。

(五)肝脏黏液性囊性肿瘤

1. 定　义

肝脏黏液性囊性肿瘤(mucinous cystic neoplasms of the liver)是一种囊性上皮性肿瘤,由立方或柱状黏液上皮及卵巢样上皮下间质构成,通常不与胆道相通。依据上皮细胞及结构的不典型性,非浸润型黏液性肿瘤分为低级别、中级别和高级别。出现浸润成分时诊断为黏液性囊性癌。

2. 临床特征

肝脏黏液性囊性肿瘤罕见,绝大多数发生于中年女性,浸润型黏液性囊性癌的发病年龄大于非浸润型黏液性囊性肿瘤。主要发生于肝脏,有时也可发生于肝外胆道(包括胆囊)。临床首发症状通常为腹痛和水肿,胆道梗阻时可出现黄疸、出血、逆行感染等。血清 CA19-9 可升高,尤其是出现浸润性癌时。影像学表现为多房性囊性肿物,囊壁厚度不一,内见分隔,恶性肿瘤可见到乳头状结构。

3. 大体检查

囊性圆形或卵圆形肿物,直径几厘米至几十厘米,多房或单房,囊内为黏液,透明或血性,不与大的胆管直接相通。出现浸润成分时,囊壁上可见大的乳头状肿块或灰白实性隆起。参见图 4-3-28。

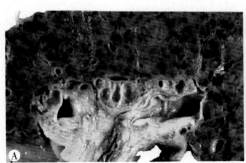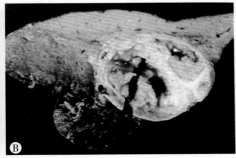

A:低级别肝脏黏液性囊性肿瘤(胆管囊腺瘤);B:高级别肝脏黏液性囊性肿瘤伴浸润性癌(胆管囊腺癌)

图 4-3-28　肝脏黏液性囊性肿瘤的大体特征

4. 组织病理学

非浸润型黏液性囊性肿瘤常为多房,纤维包膜较厚,有时包膜内可见平滑肌纤维。囊内壁衬覆柱状、立方或扁平的黏液上皮,基底膜完整,有时囊壁内可见乳头状或息肉样结构,细胞内含有黏液。有研究认为,虽然肝脏黏液性囊性肿瘤常见到非黏液性上皮,但是将其归入"浆液性囊腺瘤"是不恰当的。上皮细胞胞浆呈弱酸性,胞核位于基底部,胃肠型化生及鳞状上皮化生可见,部分病例有散在的内分泌细胞。基底膜下方是致密的富于细胞的卵巢样间质,周围为疏松纤维组织。间质细胞呈梭形或椭圆形,局灶可见黄素化。囊壁内可见泡沫细胞、胆固醇结晶及吞噬细胞构成的黄色肉芽肿,还可见钙化或瘢痕样组织。

上皮不典型增生表现为核增大、深染、复层及出现核分裂相,并可出现微乳头结构或隐窝样的上皮陷入,分为低级别、中级别和高级别。重度不典型增生的特征是出现显著的结构异常(如外生性乳头的腺体背靠背排列)、明显的细胞核多形性和大量的核分裂相。诊断浸润型黏液性囊性癌时必须看到间质浸润,有时浸润灶仅为局灶或多灶,因此充分取材,尤其是乳头状区域和附壁结节,对于诊断非常重要。多数浸润性癌为导管腺癌,呈管状或管状乳头状生长。参见图4-3-29。

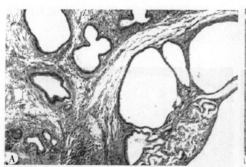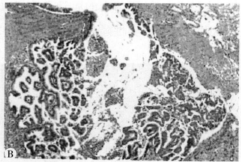

A:低级别肝脏黏液性囊性肿瘤(胆管囊腺瘤);B:高级别肝脏黏液性囊性肿瘤(胆管囊腺癌)

图 4-3-29　肝脏黏液性囊性肿瘤的组织学形态

5. 免疫组化

上皮细胞表达 CK7、CK8、CK18、CK19 及 EMA,灶性表达 CEA,黏液卡红染色能显示细胞内黏液。内分泌细胞表达 CgA 和 Syn。间质细胞表达 VIM、ACT 和 DES,以及 ER、PR 和 α-inhibin3。

(六)肝鳞状细胞癌和腺鳞癌

常发生于胆管的错构瘤或肝囊肿基础上,华支睾吸虫感染可引起胆管鳞状细胞癌,也有报道胆管结石发生鳞状细胞癌和黏液表皮样癌。

(七)其他恶性上皮性肿瘤

肝脏其他少见的恶性上皮性肿瘤还包括未分化癌、黏液表皮样癌、神经内分泌癌、上皮—肌上皮癌、淋巴上皮样癌、绒毛膜上皮癌等,这些肿瘤的病理组织学形态与肝外其他相应部位发生的肿瘤类似,但是在实际工作中极少遇到。

三、肝脏良性间叶性肿瘤

(一)海绵状血管瘤

1. 定 义

海绵状血管瘤(cavernous hemangioma)是一种由内衬单层内皮细胞组成的管道状良性肿瘤。

2. 临床特征

海绵状血管瘤是肝内最常见的良性肿瘤,一般在手术或尸检时偶然发现,可由于出血或体积较大而手术。年轻女性多见,儿童相对少见。妊娠期肿瘤可增大甚至破裂,雌激素治疗也可引起肿瘤增大或复发。当肿瘤直径超过4cm时才会出现症状,如疼痛、Mass综合征。偶见肿瘤破裂、急性血栓形成及伴消耗性凝血病的Kassback-Merritt综合征。

3. 大体检查

肿瘤为边界清楚的棕红色肿块,大小差异很大,通常单发,触之柔软有波动感。切开可见血液流出,呈海绵状。一些肿瘤有血栓形成、机化、纤维化及钙化,使之质地较硬,呈白色或褐色。

4. 组织病理学

海绵状血管瘤的标志是内衬单层扁平内皮细胞的海绵状血管腔隙,无细胞学非典型性或核分裂活性,血管腔隙之间是纤细的纤维性间质。虽然肿瘤大体上边界清楚,但是镜下可见扩张的血管伸入周围肝实质中。血管内可出现血栓、梗死,陈旧性病变可见纤维化、钙化。参见图4-3-30。

141

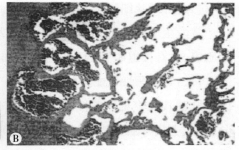

A:充满血液的多叶性囊性结构和灰白实性区;B:大的薄壁血管腔隙

图 4-3-30　肝海绵状血管瘤

海绵状血管瘤尚未见发生恶变的报道。弥漫、多发的进展性病变(弥漫性血管瘤)很罕见,可累及多个脏器。

(二)婴儿型血管瘤

1. 定　义

婴儿型血管瘤(infantile hemangioendothelioma)是一种内衬肥胖内皮细胞的良性血管性肿瘤,血管位于纤维间质内,与胆管相互交织生长。曾称为婴儿型血管内皮瘤。

2. 临床特征

占出生至 21 岁之间所有肝脏肿瘤的 20%,是婴儿及儿童时期最常见的肝脏间叶肿瘤。通常发生于 2 岁以内,女孩发病率几乎为男孩的 2 倍。临床症状为腹部肿物或腹胀,伴肝大、黄疸、腹泻、便秘、呕吐,有些患者出现充血性心衰或消耗性凝血病,10%的患者伴有皮肤或其他部位的血管瘤。这些肿瘤也可伴有先天性异常,如双肾发育不全、21 号染色体三体、偏身肥胖等。

3. 大体检查

肿瘤边界不清,单发或多发,直径从不足 1cm 至 15cm 不等,切面实性和囊性,伴有大小不一的出血灶,红棕或红褐色。

4. 组织病理学

肿瘤由大量小血管腔和极少数较大的呈海绵状表现的不规则腔隙混合而成,周围是不成熟的含有散在胶原或网织纤维的纤维黏液瘤样间质。血管内皮细胞肥胖、单层排列。血管内可出现血栓并导致梗死,继发纤维化、钙化。间质内可见小胆管和肝细胞,常在肿瘤边缘。参见图 4-3-31。

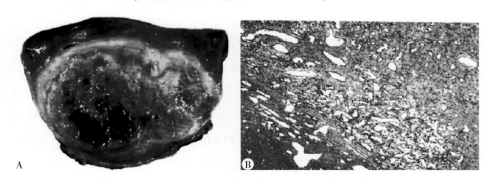

切面红褐色,可见出血灶(A),肿瘤由小血管组成,边界清楚但无包膜(B)

图 4-3-31　肝婴儿型血管瘤

5. 免疫组化

内皮细胞表达 CD31、CD34 及Ⅷ因子相关抗原,间质细胞表达SMA 和 YIM,缺乏 DES,这种染色结果与血管周细胞一致。

(三)间叶错构瘤

1. 定　义

间叶错构瘤(mesenchymal hamartoma,MH)是一种由疏松间叶结缔组织及不同比例上皮性成分组成的良性病变。

2. 临床特征

几乎均发生于儿童,平均发病年龄 15 个月,超过 50%的病例在1 岁以内确诊。它是该年龄组第三种常见的肝肿瘤,次于肝母细胞瘤和婴儿型血管瘤。仅少数成人病例报告,常见于女性。临床表现为腹部肿块及腹胀,也可无明显症状。少数患者有厌食、呕吐,瘤体急剧增大时可引起呼吸窘迫。肝功能基本正常,个别病例血清 AFP 升高。超声及 CT 显示 MH 为低密度、血流少的多房囊性或囊实性肿物,周边可见钙化。

3. 大体检查

肿瘤常巨大,以肝右叶好发,表面光滑,无包膜,周围肝组织常萎缩。切面多为囊性,常多房,伴有实性区域,呈褐色。有囊肿存在时含有半透明液体或胶样物质。囊肿的形成是由于肿瘤疏松间叶组织变性所致,囊内液体持续性聚集导致瘤体巨大。

4. 组织病理学

MH 有上皮和间质两种成分。上皮为表现相对正常的肝细胞和胆管,肝细胞排列成大小不等的细胞簇,保留肝板结构,似正常肝组织。胆管常排列成分支状,胆管壁内或周围常有急性炎症细胞浸润。出现囊腔时,内壁衬覆扁平或立方上皮,也可没有内衬细胞。间质通常含有较多小血管、梭形细胞和炎症细胞,黏液样或富于胶原,围绕在导管周围。大于 85% 的病例有髓外造血。部分病例间叶性成分占主导,上皮成分可以很少。参见图 4-3-32。

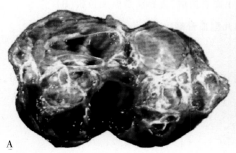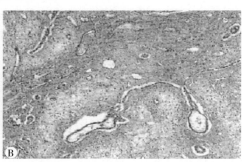

肿瘤切面囊性,实性区棕黄至灰白(A);混杂的胆管、间叶组织和血管(B)

图 4-3-32　肝间叶错构瘤

5. 免疫组化

胆管成分表达 CK7,CK20 阴性。间质细胞表达 SMA 和 VIM。

6. 分子病理学

涉及 11、17 和 19 号染色体的复杂异位,以及偶尔出现的非整倍体改变,支持该病变为肿瘤性病变。个别病例可恶变为未分化(胚胎性)肉瘤。

(四)血管平滑肌脂肪瘤

1. 定　义

血管平滑肌脂肪瘤(angiomyolipoma,AML)是一种由脂肪、平滑肌(梭形或上皮样)及血管以不同比例混合构成的良性肿瘤。目前认为此瘤属于血管周上皮样细胞分化的肿瘤(PEComa)。

2. 临床特征

多见于 30~40 岁年龄段,女性略多见。多数肝 AML 伴有结节性硬化,10% 的病例发生结节性硬化的同时,伴有肾的 AML。临床通常无症状或体征,血清 AFP 不升高。

3. 大体检查

通常单发,大小不一,平均直径 6.5cm,右叶多见。肿瘤界限清楚,一般无包膜或有假包膜,切面颜色与平滑肌和脂肪的比例以及伴有出血、坏死有关,可以灰白、棕黄、灰红或褐色,质软或韧。参见图 4-3-33。

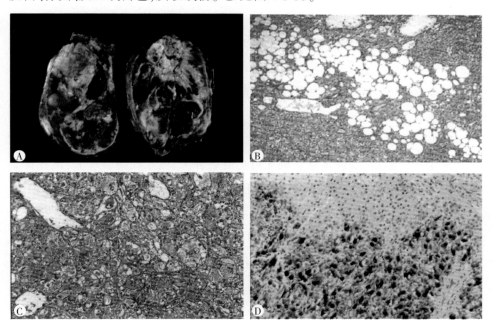

肿瘤体积较大,伴有出血坏死(A),典型者可见平滑肌和脂肪成分(B),伴有上皮样肿瘤细胞的单一性血管平滑肌脂肪瘤(C),肿瘤细胞 HMB45 阳性(D)

图 4-3-33 血管平滑肌脂肪瘤

4. 组织病理学

典型的肿瘤由平滑肌、脂肪和血管组成。平滑肌的组织学变化多样,表现为实性或梁状,细胞呈现梭形、卵圆形、上皮样、透明或嗜酸性,甚至横纹肌样改变。血管通常由厚壁的动脉或静脉及小血管混合组成,常出现网状分布的毛细血管。脂肪由成熟脂肪细胞组成,单个、成簇或成片分布,有时脂肪成分可能稀少或缺如。间质中可见数量不等的造血成分,包括巨核细胞、红细胞系和髓细胞系的前体细胞。

5. 免疫组化

一致性表达黑色素细胞标志物,如 HMB45、Melan A、酪氨酸酶。95%以上的病例中平滑肌细胞表达 SMA,部分表达 DES。S-100 局灶表达,一般见于上皮样细胞和脂肪细胞。有报道显示,AML 表达 c-kit(CD117),其意义尚不明确。

(五)淋巴管瘤和淋巴管瘤病

1. 定　义

由内皮细胞内衬形成腔隙样结构的良性肿瘤,腔隙大小不等,可以囊状,囊内含淋巴液。淋巴管瘤(lymphangioma)是一种由淋巴管组成的单发的肿瘤,当合并其他脏器淋巴管瘤时称为淋巴管瘤病(lymphangiomatosis),其发生可能与淋巴管的发育异常有关。

2. 临床特征

见于任何年龄,女性多见。临床可见肝脏肿大、腹胀或胸腹水等,伴有其他脏器淋巴管瘤时出现相应的症状和体征。

3. 组织病理学

由大小不一的腔隙组成,小如毛细血管,大呈囊性,内含透明粉染淋巴液,内衬单层内皮细胞。间质为疏松结缔组织,有时可见淋巴组织。

4. 免疫组化

表达 CD31、CD34 和 F-Ⅷ。

(六)炎性假瘤

1. 定　义

炎性假瘤(inflammatory pseudotumor)是一种炎症性和纤维化性的非肿瘤良性病变。曾用名有浆细胞肉芽肿、假性淋巴瘤、纤维黄瘤等。多发生于肺和纵隔,极少见于肝脏。

2. 临床特征

肝炎性假瘤多见于男性,平均发病年龄为 37 岁。临床表现有发热、腹痛、寒战、黄疸、呕吐和体重减轻。其发病机制尚不清楚,可能是各种感染和炎症引起的一组异质性病变。

3. 大体检查

肿瘤大小差异很大,可为孤立性或多发性。孤立性病变一般较大且位于肝门,多发时病灶较小且常累及两叶肝。肿瘤呈实性,褐色、黄白色或白色。

4. 组织病理学

肿瘤主要由交错排列的肌纤维母细胞、纤维母细胞和胶原纤维组成,其中伴有大量炎症细胞,包括浆细胞、淋巴细胞、中性粒细胞、嗜酸性细胞和巨噬细胞。核分裂相可见,但无异常核分裂相。偶可见肉芽肿或静脉炎。近来发现一种亚型——IgG 相关性炎性假瘤,其特征为显著的淋巴浆细胞浸润,大量嗜酸性粒细胞及 IgG 阳性的浆细胞,肝门和肝外胆管纤维化及闭塞性静脉炎;激素治疗有效。参见图 4-3-34。

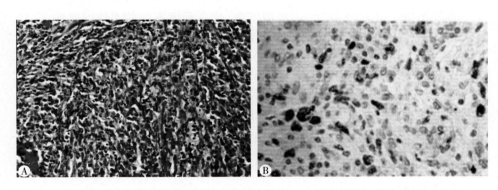

一致的梭形细胞伴致密淋巴细胞和浆细胞浸润(A),浸润的浆细胞表达 IgG4(B)

图 4-3-34　肝炎性假瘤

(七)其他良性肿瘤和瘤样病变

已发现的肝脏其他良性间叶性肿瘤包括脂肪组织肿瘤(如脂肪瘤、冬眠瘤、血管脂肪瘤、平滑肌脂肪瘤及假脂肪瘤)、孤立性纤维性肿瘤、软骨瘤、神经鞘瘤、纤维瘤、平滑肌瘤、黏液瘤以及肾上腺和胰腺残余瘤。

四、肝脏恶性间叶性肿瘤

(一)血管肉瘤

1. 定 义

血管肉瘤(angiosarcoma)是一种由梭形细胞或上皮样内皮细胞构成的血管源性恶性肿瘤。

2. 临床特征

占所有原发性肝脏肿瘤的2%,是肝最常见的恶性间叶性肿瘤。多见于60岁以上成人,偶发于儿童,男性多见。危险因素包括接触氯化乙烯单体、三氧化二砷及雄激素合成的类固醇。临床表现有肝大、腹痛、腹水、黄疸、血小板减少、腹腔积血,肿块破裂可引起急腹症。

3. 大体检查

血管肉瘤一般直径4~20cm,界限不清,伴有程度不一的实性或囊性区,切面灰白区和红褐色出血区相间,可见卫星结节。

4. 组织病理学

镜下内皮细胞形成不规则的血管腔隙,呈窦隙样、乳头状、海绵状及实性生长。内皮细胞有不同程度的异型性,梭形或上皮样,常复层排列,可出现奇异形核、多核细胞及较多核分裂相。肿瘤细胞常沿原有的血管腔隙和肝窦生长。参见图4-3-35。

5. 免疫组化

表达内皮细胞标记CD31、CD34和F-Ⅷ,但着色并非均匀一致。

(二)上皮样血管内皮细胞瘤

1. 定 义

上皮样血管内皮细胞瘤(epithelioid hemangioendothelioma,EHE)是一种由上皮样细胞或梭形细胞构成的血管及新生血管为特征的恶性潜能未定的肿瘤。

2. 临床特征

此肿瘤少见,主要累及成年人,女性较多见,儿童罕见。多数患者没有临床症状,少数表现为腹痛、肝大、黄疸、腹水、门脉高压症等,血清AFP正常,而碱

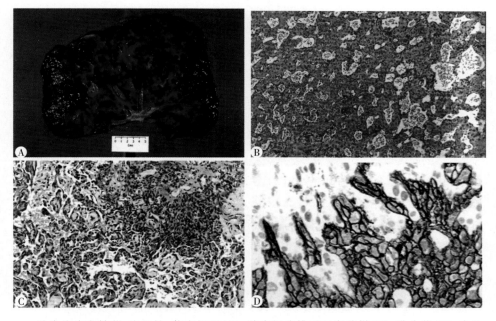

肿瘤为多发结节,出血性,伴有坏死(A),肿瘤细胞排列呈窦隙样(B)、乳头状(C),表达
CD31(D)

图 4-3-35　肝血管肉瘤

性磷酸酶(AKP)水平可能增高。

3. 大体检查

多为灰白至黄色的质硬肿块,边界不清。早期病变呈结节状,晚期多融合呈
弥漫型,可为多灶性,局灶可见钙化。

4. 组织病理学

肝 EHE 中心常为纤维性间质,细胞稀少,周边细胞丰富。肿瘤倾向于环绕
性生长,并完整保留原有结构(如门管区和终末小静脉)。肿瘤常侵犯血管结构,
如门静脉、中央静脉及肝窦。肿瘤细胞呈上皮样、树突状或中间型。上皮样细胞
呈圆形,胞浆嗜酸性,见于几乎所有的病例,可见印戒样细胞。树突状细胞形态
不规则,星形或梭形。中间型细胞形态介于上述两种之间。肿瘤细胞具有向血管
分化特征,胞浆内可含有空泡,其中可含有红细胞。核分裂数各异,上皮样细胞
较多见。参见图 4-3-36。

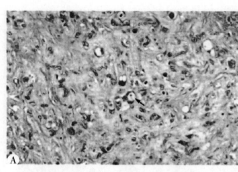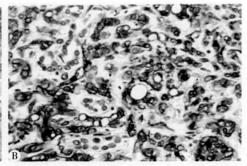

纤维间质内见分化差的血管结构(A),注意细胞内血管腔(箭头),肿瘤细胞 CD34 强阳性(B)

图 4-3-36　上皮样血管内皮细胞瘤

5. 免疫组化

肿瘤细胞表达 VIM、CD31、CD34 和 F-Ⅷ,其中 CD34 是最具诊断意义的抗原标记。一些肿瘤细胞表达细胞角蛋白,如 CK18,但不能证明其为上皮来源。D2-40 也是肝 EHE 的标志物之一。

(三)未分化胚胎性肉瘤

1. 定　义

未分化胚胎性肉瘤(undifferentiated embryonal sarcoma,UES)是一种来源于肝未分化间叶细胞的恶性肿瘤,又称未分化肉瘤或胚胎性肉瘤。

2. 临床特征

为少见肿瘤,好发于 6~10 岁儿童,是儿童最常见的肝间叶性恶性肿瘤。临床表现为腹部肿物、腹痛、体重减轻和发热,肿瘤破裂时导致腹腔出血和出血性休克。血清 AFP 通常不升高。

3. 大体检查

常见于肝右叶,直径 10~20cm,边界清楚,无包膜。切面多彩状,囊实性,实性区灰白、有光泽,囊性区胶冻样,可见出血坏死。

4. 组织病理学

此肿瘤最基本的组织学改变,是肿瘤细胞呈胚胎间叶样分化特征,没有明确的上皮性分化,瘤细胞呈梭形、星形、纺锤形,轮廓不清,可见异型多形巨细胞,易见核分裂相。间质为疏松的黏液样间质。该肿瘤的另一个特征性变化,是肿瘤细胞胞浆内可见多个嗜酸性小球,淀粉酶消化后 PAS 染色强阳性。此外,肿瘤内可见不完整的胆管,这些胆管扩张时常出现在肿瘤周边。参见图 4-3-37。

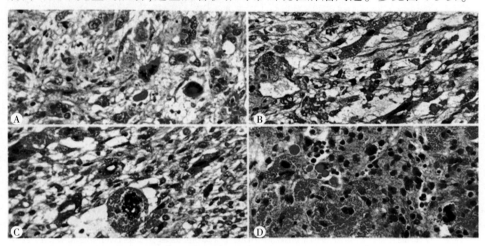

可见异型性明显的瘤巨细胞(A),局部见黏液样间质(B),注意特征性的胞浆内(C)或细胞外(D)嗜酸性小体

图 4-3-37 肝未分化胚胎性肉瘤

5. 免疫组化

肿瘤细胞同时具有上皮和间叶表型,VIM 和 bcl-2 表达常阳性,CK、DES、SMA、α-1-抗胰蛋白酶、α-1-抗糜蛋白酶、CD68 可阳性,S-100、MyoD1 和 CD34 常阴性。

(四)Kaposi 肉瘤

Kaposi 肉瘤(Kaposi sarcoma)常发生于免疫抑制情况下的肝组织,如 AIDS 和肝移植。在免疫抑制患者中,人类疱疹病毒-8(HHV-8)与 Kaposi 肉瘤的发生有关。肿瘤常累及肝脏门脉及门脉周区域,大体上呈红棕色。典型的组织学表现是裂隙样血管及增生的梭形细胞,伴出血及含铁血黄素沉积。红细胞外溢及胞浆内嗜酸性透明小球是特征性病变。免疫组化显示,CD31、CD34 胞膜/胞浆阳性,HHV-8 细胞核阳性。参见图 4-3-38。

(五)肝胆管横纹肌肉瘤

肝胆管横纹肌肉瘤(RMS)常为沿胆管生长的胚胎性横纹肌肉瘤,多见于婴

151

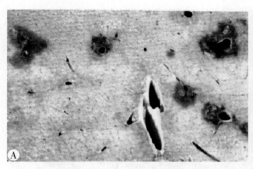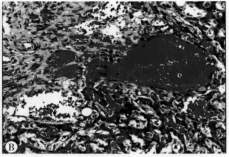

多个以大的门静脉为中心的暗褐色病变(A),肿瘤以汇管区为中心侵犯肝实质,肿瘤细胞呈裂隙样生长(B)

图 4-3-38　Kaposi 肉瘤

幼儿。临床表现为间断梗阻性黄疸、发热和非特异性腹部症状。大体上,肝 RMS 表现为向腔内生长的息肉样、葡萄样肿物,质软。镜下呈现胚胎性 RMS 的特点,即星形或梭形细胞散在分布于疏松黏液样间质中。细胞胞浆少,胞核小而深染。胆管上皮下可见细胞密集带,称为"生发层"。肿瘤细胞表达 DES、myogenin 和 MyoD1。

肝原发的其他恶性间叶性肿瘤包括平滑肌肉瘤、纤维肉瘤、脂肪肉瘤、骨肉瘤、恶性横纹肌样瘤、恶性神经鞘瘤等。

五、肝淋巴瘤

1. 定　义

肝淋巴瘤(lymphoma of the liver)即肝原发性淋巴瘤,定义为发生于肝脏的结外淋巴瘤,肿瘤主体位于肝脏。淋巴瘤累及肝脏更为常见。一些罕见淋巴瘤的主要病变位于肝脏,如肝脾 T 细胞淋巴瘤,但实质上属于系统性疾病。

2. 临床特征

肝原发性淋巴瘤少见,好发于中年男性,偶见于儿童。以弥漫大 B 细胞淋巴瘤最多见,其次为黏膜相关淋巴组织(MALT)淋巴瘤。肝脾 T 细胞淋巴瘤多见于青年男性。主要发生于儿童的淋巴瘤也有报道,如儿童 EB 病毒阳性 T 细胞淋巴组织增殖性疾病。淋巴瘤累及肝脏远比原发性肝淋巴瘤更常见,如慢性白血病、非霍奇金淋巴瘤及多发性骨髓瘤都可以累及肝脏。

肝原发性淋巴瘤最常见症状包括右上腹痛或不适、体重下降和发热,有些患者血清酶异常。肝内出现单发或多发肿块时,容易被误诊为肝细胞癌或转移瘤。也可表现为弥漫性肝肿大,有时累及脾脏和骨髓。当淋巴瘤累及肝脏时,多有肝外其他淋巴结、脏器或骨髓病变。

3. 组织病理学

(1)B 细胞淋巴瘤:肝原发性淋巴瘤多数为 DLBCLs,肿瘤细胞表达 B 细胞相关抗原,如 CD20、CD79α、Pax-5,由单克隆增殖的大细胞组成,核大、核仁明显,形成侵袭性肿块。富于 T 细胞/组织细胞的大 B 细胞淋巴瘤常弥漫浸润肝组织,常累及门管区。Burkitt 淋巴瘤偶见,呈孤立性结节。低度恶性的 MALT 淋巴瘤主要表现为门管区大量淋巴样细胞浸润,包绕反应性生发中心,淋巴上皮病变累及胆管上皮。慢性白血病和 B 细胞非霍奇金淋巴瘤累及肝脏时,首先累及门管区,有时可呈结节状浸润。

(2)T 细胞淋巴瘤:原发肝脾 T 细胞淋巴瘤的特征是肝窦内大量中等大小的淋巴细胞浸润;瘤细胞形态单一,胞浆嗜酸性,胞核圆形或轻度锯齿状,染色质较疏松,可见嗜碱性小核仁。门脉浸润通常不明显,肝窦周围可出现纤维化。多数诊断时脾脏和骨髓已经受累,表现与肝窦浸润相似。瘤细胞多来源于 γδT 细胞,少数源自 αβT 细胞。系统性 T 细胞恶性增殖性病变,如 T 细胞大颗粒淋巴细胞性白血病、成人T 细胞白血病/淋巴瘤,肝窦浸润显著,并可侵犯门脉系统。

4. 分子病理学

肝 MALT 淋巴瘤与 IGHα 和 MALT1 异位有关。肝脾 T 细胞淋巴瘤显示 T 细胞受体 γ 基因重排,出现 7q 等臂染色体和 8 三体。其他缺乏形态学特征的各型肝淋巴瘤,特异性遗传学改变有助于正确诊断。

六、肝继发性肿瘤

1. 定　义

肝外原发肿瘤转移至肝的恶性肿瘤为肝继发性肿瘤 (secondary tumors of liver)。

2. 临床特征

大多数肝继发性肿瘤是转移癌,其次为恶性黑色素瘤,淋巴瘤和肉瘤不常见。由于肝脏有体循环(动脉)和门脉系统(静脉)两套血液供应,给血液中流动的肿瘤细胞提供了潜在机会。常见的肿瘤原发部位有肺、乳腺、上消化道(胃、胆囊、胰腺)、结肠,黑色素瘤和神经内分泌肿瘤也常转移至肝。临床外检中有20%的霍奇金和非霍奇金淋巴瘤累及肝脏,尸检率高达55%。外检中只有6%的肉瘤转移至肝,尸检率为34%,平滑肌肉瘤和胃肠间质瘤为最常见转移至肝的间叶性肿瘤。

多数肝转移患者可没有症状,部分患者出现腹水、肝大、腹部膨隆、腹痛、黄疸、厌食、体重减轻等,50%的病例查体时可发现结节或肿块,出现上述临床症状意味着肿瘤进展快、预后差。患者血清 AFP 常正常或轻度升高,ALP 及SOGT 常升高。转移性恶性黑色素瘤中乳酸脱氢酶(LDH)特异性升高,结直肠癌转移中 CEA 升高。

3. 大体检查

转移癌可为单发或多发结节、甚至弥漫浸润。右半结肠癌常转移至肝右叶,左半结肠癌转移至左右两叶。典型的转移性胃、胰腺及结直肠腺癌中可见肿瘤由于坏死或瘢痕形成导致的癌脐(转移灶表面的中心凹陷),转移灶周围见血管包绕。黏液丰富的腺癌呈胶冻状,继发出血提示血管肉瘤、绒毛膜癌、甲状腺癌、肾癌、神经内分泌肿瘤或血管平滑肌肉瘤。一些弥漫浸润的肿瘤,如小细胞癌、淋巴瘤、肉瘤,呈鱼肉样、质嫩。转移性恶性黑色素瘤常呈黑色或褐色。

4. 组织病理学及免疫组化

肝转移性肿瘤的组织学表现通常与其原发肿瘤和其他器官转移灶相同。免疫组化标记对明确肝转移癌的原发病灶具有重要意义(详见肝脏肿瘤的鉴别诊断)。

第四节　肝脏肿瘤的诊断程序及鉴别诊断

肝脏肿瘤的诊断首先需要明确病变主要是呈囊性或实性,这一信息可以通过影像学或手术切除标本的大体检查获得。

一、实性病变

实性病变首先应在低倍镜下观察瘤细胞的形态特征和/或组织结构,可能出现四种情况。

1. 当肿瘤主要由不成熟细胞组成

鉴别诊断包括肝母细胞瘤和转移性病变,前者 HAS 和 AFP 阳性。

2. 当病变主要是肝细胞样细胞或大的嗜酸性细胞

鉴别诊断需要考虑是否具有肝硬化背景。具有肝硬化背景的结节性病变可能是再生性结节、异型增生结节或肝细胞癌,它们是肝细胞来源,显示相应表型的分化特点,如 HAS 胞浆阳性、胆汁产生、多克隆 CEA 和 CD10 胆小管阳性(表4-4-1)。无肝硬化背景时,伴或不伴小梁状结构的肝细胞样嗜酸性大细胞,如果是肝细胞来源,则显示肝细胞的分子标记,包括局灶性结节性增生、肝细胞腺瘤、肝细胞癌、纤维板层型癌和肝母细胞瘤(表4-4-2);如果是转移瘤,则肝细胞分子标记阴性,鉴别诊断见表4-4-3。

3. 肿瘤由导管和/或腺管(有/或无黏液分泌)构成

首先要确定其良恶性。良性病变常呈现胆管表型,并可见纤维间质背景。有腺管形成和/或黏液产生的恶性肝脏病变的鉴别诊断非常困难,即区分肝内胆管细胞癌和转移性腺癌,后者需要明确原发部位。两者的鉴别需要结合组织学以及 CK7、CK20、部位特异性抗原联合检测。有研究表明,40%的胆管细胞癌 CK20阳性,20%的胆管细胞癌 CDX-2 阳性,因此与转移性结肠腺癌的鉴别更加困难。但是,转移性结肠腺癌常出现大量坏死,且缺乏纤维间质增生。胰腺癌的组织形态学和免疫组化表现与肝内胆管细胞癌相同,因此两者的鉴别需要依靠临床资料和影像学检查,见表4-4-4。

4. 肝细胞和导管/腺管同时存在

最常见的就是混合型肝细胞—胆管细胞癌。肝细胞区域表达肝细胞分子标记,导管和腺管成分表达胆管细胞抗原。

肝脏实性病变诊断流程见图4-4-1。

155

表 4-4-1　具有肝硬化背景的肝细胞结节性病变的鉴别诊断

组织学特征	肝细胞病变					
	LRN	FNH-like	LGDN	HGDN	eHCC	clHCC
癌的特征性表现						
细胞板厚度超过三层细胞	–	–	–	–	+/–	+
中度核异型性	–	–	–	–	+	+
间质浸润	–	–	–	–	+/–	+/–
血管浸润	–	–	–	–	–	+/–
网状结构不规则及广泛缺失	–	–	–	–	–	+
其他特征						
细胞密度是周围实质的两倍以上(核浆比增高)	–	–	–	+/–	+	+/–
不伴胆汁淤积的假腺样结构	–	–	–	+/–	+/–	+/–
膨胀性生长的亚结节(局灶)						
核深染	–	–	–	+	+	+
轻度核异型性	–	–	–	+	+	+
嗜碱性胞浆	–	–	–	+/–	+/–	+/–
脂肪变性显著(较之周围肝组织)	–	?	+/–	+/–	+/–	+/–
肝细胞铁质沉积明显(较之周围肝组织)			+/–			
铁聚集抵抗[a]						
结节内汇管区	+	+/–	+	+	+/–	–
单独走行的动脉	–	+	+/–	+/–	+/–	+
免疫组化染色						
AFP	–	–	–	–	–[b]	+/–
一组分子标记[c]						
Glypican-3	–[b]	?	–[b]	+/–	+/–	–
热休克蛋白 70	–	?	–[b]	–[b]	+/–	+/–
谷氨酰胺合成酶(弥漫阳性,除静脉周)	–	–	–	–	+/–	+/–

LRN,大再生性结节;FNH-like,局灶性结节性增生样结节;LGDN,低级别异型增生结节;HGDN,高级别异型增生结节;eHCC,早期肝细胞癌;clHCC,"经典"肝细胞癌。

–,无/阴性;+,有/阳性;+/–,有或无;?,未知。

[a]"铁聚集抵抗"是指铁质沉着结节中的无铁质区域。

[b]个别可阳性。

[c]目前认为,三项免疫组化染色中任意两项阳性即高度提示肝细胞癌(早期或经典型)。

表 4-4-2 无肝硬化背景的高分化肝细胞肿瘤的鉴别诊断

肿瘤	大体特征	镜下表现	免疫组化
局灶性结节性增生（FNH）	质较硬，多结节状，边界清楚，无包膜；常有中央星状纤维瘢痕（经典FNH）；大小不一；单发（约2/3病例）或多发	良性肝细胞结节，中央瘢痕向外周呈放射状纤维间隔，将病变分成小叶状；纤维间隔中可见结构异常的厚壁血管、小胆管增生和淋巴细胞浸润	谷氨酰胺合成酶过表达，呈大片相互连接的"地图样"分布；CK7 或 CK19 显示增生的小胆管
肝细胞腺瘤（HCA）[a]	质软，无包膜，常见出血、坏死；大小不一；单发（约2/3的病例）或多发	由分化好的肝细胞构成，可见单独存在的动脉和小动脉	各亚型 HCA 具有以下特点：[b]
		亚型：	
		HNF1α 失活常见脂肪变性	肿瘤细胞 L-FABP 丢失
		β-catenin 活化灶性轻-中度核异型性及假腺样结构	谷氨酰胺合成酶：弥漫强阳性；β-catenin：散在，常灶性核及胞浆阳性
		炎性 HCA[c] 炎细胞浸润，厚壁血管，小胆管增生；常见明显的肝窦扩张和紫癜样病变	血清淀粉样蛋白 A、C 反应蛋白：弥漫过表达
高分化肝细胞癌[a]	质软，常有包膜，体积大	小梁状（肝索两层或三层以上细胞厚度），假腺样；不同程度的核异型性；胆汁生成（普遍）；大量孤立的动脉；网织结构减少	Glypican-3：仅阳性时有助鉴别诊断AFP：阳性时支持诊断，但通常阴性
纤维层状型肝细胞癌	体积大、质硬、多彩状，有纤维瘢痕及钙化（影像学）	由大嗜酸性细胞和分隔其间的板层状排列的纤维条索构成；胞浆包涵体常见	CK7：呈弥漫强阳时有助于诊断
肝母细胞瘤，胎儿型	体积大，多彩状，常见出血	由小细胞排列成两个细胞厚度的肝细胞板；无或轻微多形性；"明""暗"相间；髓外造血	AFP：阳性

AFP，α-胚胎蛋白；L-FABP，肝脂肪酸结合蛋白。
[a] 肝细胞腺瘤和高分化肝细胞癌的鉴别，需要相关的临床资料、影像学检查（包括生长速度评估）和/或足够的样本量。
[b] 这些免疫组化检测也用于鉴别局灶性结节性增生和肝细胞腺瘤（前者 L-FABP 呈弥漫阳性，β-catenin 呈细胞膜阳性，而 C 反应蛋白和血清淀粉样蛋白 A 阴性）。
[c] 10%的炎性肝细胞腺瘤 β-catenin 活化。

157

表 4-4-3　肝细胞癌的鉴别诊断 [a]

特征	HCC	AdCa	RCC	ACC	OCT	NET/NEC	AML	MEL
组织学/组织化学								
小梁状	·		·	·	·		·	·
假腺样	·							
产生胆汁	·							
腺管状		·				·		
间质反应		·			·			
器官样排列					·			·
瘤细胞胞浆内脂肪			·		·			
黏液		·						
免疫组化 [b]								
AFP	·							
HAS/氨甲酰磷酸合成酶 1	·							
CEA,胆小管阳性	·							
CEA,胞浆阳性		·						
Glypican-3	·							·
CK8/18	·							·
CK7/19		·				·		
MOC31		·						
EMA		·						
Vimentin			·					·
PAX2			·					
Inhibin				·				
MelanA				·				
Chromogranin						·		
Synaptophysin				·				
SMA							·	
HMB45 抗原							·	·
TTF1 核阳性					·			
Thyroglobulin		·[c]						

ACC,肾上腺皮质癌；AdCa,腺癌；AML,血管肌脂肪瘤,上皮样；CEA,癌胚抗原；HCC,肝细胞癌；HAS,肝细胞特异性抗原(HepPar 1 抗体)；MEL,黑色素瘤；NET/NEC,神经内分泌肿瘤/神经内分泌癌；OCT,甲状腺滤泡癌,嗜酸细胞亚型；RCC,肾透明细胞癌。

[a] 表中列出的各项特征是基于鉴别诊断的需要,并不代表肿瘤的全部特征。"·"代表该肿瘤普遍具有某种特征；反之,无"·"则表示该肿瘤缺乏或很少显示某一特征。

[b] 其他免疫组化标记在某些特定情况下可能有助于鉴别诊断,如转移性结肠腺癌通常 CK20、CDX-2、MUC2 阳性,CK7 阴性；发生于慢性乙肝患者的肝细胞癌有时表达乙肝表面抗原 (HBsAg)；胃肠 NET/NEC 的 CDX-2 染色阳性。

[c] 肺腺癌、NET/NEC 和其他器官的小细胞 NEC 阳性。

表 4-4-4　良性及恶性肝脏胆管和腺管状实性病变的鉴别诊断

实性腺样病变	大体特点	组织学和免疫组化特点
von Meyenburg 综合征（胆管微错构瘤）	沿汇管区分布的散在多发结节；可见胆管；直径通常小于 0.5cm	内衬扁平或立方上皮的不规则或圆形管状结构；腔内含蛋白质液或胆结石；纤维间质致密；常位于门脉或汇管区；表达 CK7 和 CK19
胆管腺瘤（胆管周腺体错构瘤）	位于包膜下的孤立性结节，灰白、质硬；直径通常小于 2cm	内衬柱状上皮的圆形小管[a]，管腔内可见黏液；常存在正常的汇管区；表达 CK7 和 CK19
胆管腺纤维瘤	边界清楚的灰白肿物；可见微囊性区域；直径可达 16cm	具有复杂分支的囊管状结构；内衬高度不一的单层胆管上皮，有时核分裂活跃；腔内可见细胞碎片或蛋白质液；大量纤维间质，可伴玻璃样变；表达 CK7 和 CK19
浆液性囊腺瘤（微囊性腺瘤）	边界清楚的海绵状肿物，微囊内含清亮液；大小不一	内衬富于糖原的单层柱状透明上皮的多发小囊腔，纤维间隔纤细；表达 CK7 和 CK19，有时也表达 CA19-9 和 B72.3
胆管癌	形态多样；大小不一：·单发质硬结节；·多发结节（似转移性病变）；·弥漫生长；·管壁不规则增厚；·导管内息肉样物；·上述形态混合存在	腺癌，常有丰富的间质反应、神经周围浸润和/或黏液分泌 免疫表型：通常 CK7、CK19、EMA 和 CEA 阳性；20% 的病例 CK20 阳性（上皮样血管内皮瘤需与胆管癌鉴别，前者上皮免疫标记阴性，而内皮标记阳性，如 CD31 和 CD34）
转移性胰胆管腺癌	大小不一的单发或多发质硬结节	其组织学形态和免疫组化均不能与胆管癌鉴别
转移性结肠腺癌	大小不一的单发或多发结节，常见中央坏死	腺癌，常见花环状排列方式和中央肿瘤性坏死 免疫表型：CK20、CDX2、MUC2 和 CEA 阳性；CK7 阴性
其他部位来源的转移性腺癌	大小不一的单发或多发结节	组织学形态多样 免疫表型：首先依据 CK7 和 CK20 的表达区分；其次进行可疑原发部位的相关标记检测

CEA，癌胚抗原；EMA，上皮膜抗原。
[a] 罕见的透明细胞亚型易与转移性肾细胞癌或透明细胞型胆管癌相混淆。

159

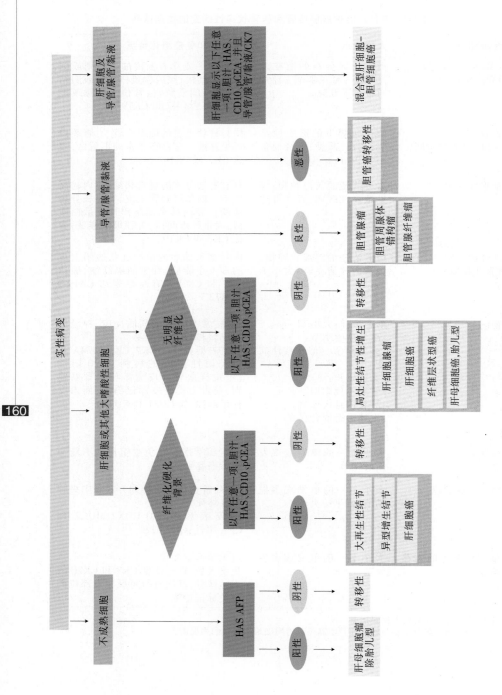

图 4-4-1　肝脏实性病变的诊断规范

二、囊性病变

诊断肝脏囊性病变时,首先要明确是否为真性囊肿,即囊壁是否有被覆上皮。如为真性囊肿,应明确被覆上皮的性质。

真性囊肿通常被覆立方或矮柱状上皮,多数为先天性,少数为胆管阻塞所致。纤毛前肠囊肿被覆纤毛柱状上皮,囊壁内含平滑肌组织。被覆黏液性或胆管上皮并具有卵巢样间质的良性囊肿是黏液性囊性肿瘤(过去称为胆管囊腺瘤),间质表达 ER、PR,通常见于女性。此类肿瘤的被覆上皮可以发生低级别、中级别或高级别上皮内瘤变,甚至恶变,当上皮细胞浸润囊壁时称为黏液性囊性癌伴浸润癌(过去称为胆管囊腺癌)。如果被覆的上皮细胞呈乳头状且没有明显卵巢样间质,则属于胆管导管内乳头状肿瘤,分为胆管型和黏液型。囊壁被覆上皮可以发生低级别、中级别或高级别上皮内瘤变,甚至恶变,当上皮细胞浸润囊壁时称为恶性胆管导管内乳头状肿瘤(胆管导管内乳头状癌)。有时肝内胆管细胞癌发生囊性变,需与恶性胆管导管内乳头状肿瘤鉴别。

无上皮被覆的肝囊肿见于实性肿瘤囊性变或炎症性病变坏死,鉴别时首先要分清肿瘤性和非肿瘤性病变。假性囊肿可见于任何肿瘤,最常见的是间叶性错构瘤、未分化胚胎性肉瘤及大的海绵状血管瘤。间叶性错构瘤好发于 2 岁以内,含丰富的黏液样组织;未分化胚胎性肉瘤多见于 2 岁以上儿童,未分化细胞的异型性显著,胞浆可见嗜酸性小体。包虫囊肿的板层囊壁由不含细胞的嗜酸性物质构成,内衬生发层。炎症和坏死提示感染性病变,如化脓性脓肿、阿米巴肝脓肿、包虫囊肿和坏死性嗜酸性肉芽肿。后者是伴有中央坏死的炎症性结节,常与寄生虫感染和系统性疾病有关。大的血肿有时与囊性肿瘤的大体表现一样,但其内充血凝块,无被覆上皮、肿瘤组织及炎症反应。

此外,患者的年龄、性别、肿瘤多中心性及是否存在肝硬化等临床资料都有助于鉴别诊断。出生时即发生的肿瘤包括间叶性错构瘤、肝母细胞瘤和婴儿型血管瘤。婴儿型血管瘤发生于 6 个月以内的婴儿,体积较大,常伴高动力性循环或消耗性血小板减少症。其他发生于 2 岁以内的肿瘤有恶性横纹肌样肿瘤和横纹肌肉瘤。发生于 2 岁以上儿童的肿瘤包括未分化胚胎型肉瘤、钙化性巢状间质—上皮肿瘤、过渡型肝细胞肿瘤和肝细胞癌。当口服避孕药的年轻女性突发腹腔出血时,最可能的诊断就是肝细胞腺瘤。慢性肝病患者,尤其是进展为纤维化或肝硬化时,高度提示肝细胞癌。无肝硬化的含铁血黄素沉积症和慢性乙肝患者也常发生肝细胞癌。

肝脏囊性病变的诊断流程见图 4-4-2。

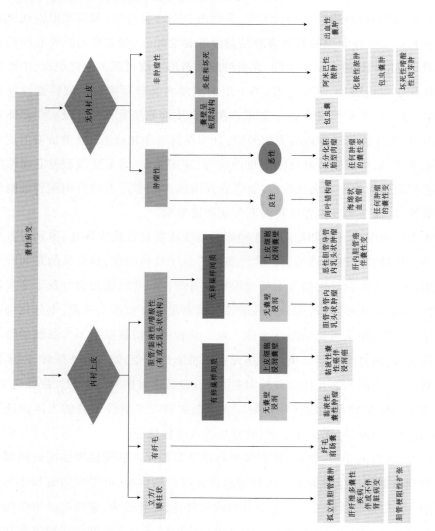

图 4-4-2 肝脏囊性病变的诊断流程规范

(苏 影 吴 伟)

参考文献

［1］ 成令忠,钟翠平,蔡文琴.现代组织学[M].上海:上海科技出版社,2003.

［2］ 吴在德主编.外科学[M].第5版.北京:人民卫生出版社,2001.

［3］ MacSween RNM,Burt AD,Portmann BC,et al. Pathology of the liver［M］. 4th ed. USA:
Churchill Livingstine,2000.

［4］ Koss LG,Melamed MR,et al. Koss'diagnostic cytology and histopathologic bases［M］.
USA:Lippincott Williams & Wilkins,2006.

［5］ Makhlouf HR,Abdul-Al HM,Goodman ZD. Diagnosis of focal nodular hyperplasia of the
liver by needle biopsy[J]. Hum Pathol,2005,36:1210-1216.

［6］ 季洪爱,吉耕,赵伟志,等.肝胰肿瘤264例细针吸取细胞学诊断[J].诊断病理学杂志,
2003,10(3):158-159.

［7］ 丛文铭,朱世能,胡锡琪,等.肝胆肿瘤诊断外科病理学[M].上海:上海科技教育出版
社,2003.

［8］ 张泰和,周晓军,张丽华,等.肝脏诊断病理学[M].南京:江苏科学技术出版社,2006.

［9］ 丛文铭,吴孟超. 肝脏及肝内胆管系统肿瘤的外科病理学特点[J].中华肝胆外科杂志,
2008,14(5):358-360.

［10］ Ahmad I,Iyer A,Marginean CE,et al. Diagnostic use of cytokeratins,CD34,and neuronal
cell adhesion molecule staining in focal nodular hyperplasia and hepatic adenoma[J]. Hum
Pathol,2009,40:726-734.

［11］ Bioulac-Sage P,Balabaud C,Wanless IR. Diagnosis of focal nodular hyperplasia:not so
easy[J]. Am J Surg Pathol,2001,25:1322-1325

［12］ Nguyen BN,Flejou JF,Terris B,et al. Focal nodular hyperplasia of the liver:a comprehensive
pathologic study of 305 lesions and recognition of new histologic forms ［J］. Am J Surg
Pathol,1999,23:1441-1454.

［13］ Paradis V,Benzekri A,Dargère D,et al. Telangiectatic focal nodular hyperplasia:a variant
of hepatocellular adenoma[J]. Gastroenterology,2004,126:1323-1329.

［14］ Quaglia A,Tibals J,Grasso A,et al. Focal nodular hyperplasia-like areas in cirrhosis[J].
Histopathology,2003,42:14-21.

［15］ Ishak KG,Goodman ZD,Stocker JT. Tumors of the liver and intrahepatic bile ducts［M］.

Washington:Armed Forces Institute of Pathology,2001.

[16] Paradis V,Bieche I,Dargere D,et al. A quantitative gene expression study suggests a role for angiopoietins in focal nodular hyperplasia[J]. Gastroenterology,2003,124:651–659.

[17] Paradis V,Benzekri A,Dargere D,et al. Telangiectatic focal nodular hyperplasia:a variant of hepatocellular adenoma[J]. Gastroenterology,2004,126:1323–1329.

[18] Bacq Y,Jacquemin E,Balabaud C,et al. Familial liver adenomatosis associated with hepatocyte nuclear factor 1alpha inactivation[J]. Gastroenterology,2003,125:1470–1475.

[19] Bioulac-Sage P,Blanc JF,Rebouissou S,et al. Genotype-phenotype classification of hepato-cellular adenoma[J]. World J Gastroenterol,2007,13:2649–2654.

[20] Chen YW,Jeng YM,Yeh SH,et al. P53 gene and Wnt signaling in benign neoplasms:beta-catenin mutations in hepatic adenoma but not in focal nodular hyperplasia [J]. Hepatology,2001,36:927–935.

[21] Jeannot E,Mellottee L,Bioulac-Sage P,et al. Spectrum of HNF1A somatic mutations in hepatocellular adenoma differs from that in patients with MODY3 and suggests genotoxic damage[J]. Diabetes,2010,59:1836–1844.

[22] Libbrecht L,De Vos R,Cassiman D,et al. Hepatic progenitor cells in hepatocellular adenomas[J]. Am J Surg Pathol,2001,25:1388–1396.

[23] Micchelli ST,Vivekanandan P,Boitnott JK,et al. Malignant transformation of hepatic adenomas[J]. Mod Pathol,2008,21:491–497.

[24] Torbenson M,Lee JH,Choti M,et al. Hepatic adenomas:analysis of sex steroid receptor status and the Wnt signaling pathway[J]. Mod Pathol,2002,15:189–196.

[25] Zucman-Rossi J,Jeannot E,Nhieu JT,et al. Genotype-phenotype correlation in hepatocel-lular adenoma:new classification and relationship with HCC[J]. Hepatology,2006, 43:515–524.

[26] Klein WM,Molmenti EP,Colombani PM,et al. Primary liver carcinoma arising in people younger than 30 years[J]. Am J Clin Pathol,2005,124:512–518.

[27] Anthony PP. Hepatocellular carcinoma:an overview[J]. Histopathology,2001,39:109–118.

[28] Dominguez-Malagon H,Gaytan-Graham S. Hepatocellular carcinoma:an update [J]. Ultrastruct Pathol,2001,25:497–516.

[29] Kobayashi M,Ikeda K,Hosaka T,et al. Dysplastic nodules frequently develop into hepatocellular carcinoma in patients with chronic viral hepatitis and cirrhosis [J]. Cancer,

2006,106:636-647.

[30] Liang TJ,Ghany M. Hepatitis Be antigen-the dangerous endgame of hepatitis B[J]. N Engl J Med,2002,347:208-210.

[31] Libbrecht L,De Vos R,Cassiman D,et al. Hepatic progenitor cells in hepatocellular adenomas[J]. Am J Surg Pathol,2001,25:1388-1396.

[32] Jakate S,Yabes A,Giusto D,et al. Diffuse cirrhosis-like hepatocellular carcinoma:a clinically and radiographically undetected variant mimicking cirrhosis[J]. Am J Surg Pathol, 2010,34:935-941.

[33] Quaglia A,Bhattacharjya S,Dhillon AP. Limitations of the histopathological diagnosis and prognostic assessment of hepatocellular carcinoma[J]. Histopathology,2001,38:167-174.

[34] Chu PG,Ishizawa S,Wu E,et al. Hepatocyte antigen as a marker of hepatocellular carcinoma:an immunohistochemical comparison to carciembryonic antigen,CD10,and alpha-fetoprotein[J]. Am J Surg Pathol,2002,26:978-988.

[35] Coston WM,Loera S,Lau SK,et al. Distinction of hepatocellular carcinoma from benign hepatic mimickers using glypican-3 and CD34 immunohistochemistry [J]. Am J Surg Pathol,2008,32:433-444.

[36] Durnez A,Verslype C,Nevens F,et al. The clinicopathological and prognostic relevance of cytokeratin 7 and 19 expression in hepatocellular carcinoma. A possible progenitor cell origin[J]. Histopathology,2006,49:138-151.

[37] Fan Z,van de Rijn M,Montgomery K,et al. Hep par 1 antibody stain for the differential diagnosis of hepatocellular carcinoma:676 tumors tested using tissue microarrays and conventional tissue sections[J]. Mod Pathol,2003,16(2):137-144.

[38] Guzman G,Wu SJ,Kajdacsy-Balla A,et al. Alpha-methylacyl-CoA racemase (AMACR/P504S)can distinguish hepatocellular carcinoma and dysplastic hepatocytes from benign nondysplastic hepatocytes[J]. Appl Immunohistochem Mol Morphol,2006,14:411-416.

[39] Kakar S,Gown AM,Goodman ZD,et al. Best practices in diagnostic immunohistochemistry: hepatocellular carcinoma versus metastatic neoplasms[J]. Arch Pathol Lab Med,2007, 131:1648-1654.

[40] Knisely AS. Hepatocellular carcinoma,renal cell carcinoma metastatic to liver,and adrenal carcinoma metastatic to liver:immunostaining for bile salt export pump as a marker of hepatocellular differentiation[J]. Lab Invest,2009,89(Suppl 1):312A-313A.

165

[41] Lefkowitch JH. Recent developments in liver pathology[J]. Hum Pathol,2009,40:445-455.

[42] Libbrecht L,Severi T,Cassiman D,et al. Glypican-3 expression distinguishes small hepatocellular carcinomas from cirrhosis,dysplastic nodules,and focal nodular hyperplasia-like nodules[J]. Am J Surg Pathol,2006,30:1405-1411.

[43] Wang HL,Anatelli F,Zhai QJ,et al. Glypican-3 as a useful diagnostic marker that distinguishes hepatocellular carcinoma from benign hepatocellular mass lesions[J]. Arch Pathol Lab Med,2008,132:1723-1728.

[44] Wang XY,Degos F,Dubois S,et al. Glypican-3 expression in hepatocellular tumors:diagnostic value for preneoplastic lesions and hepatocellular carcinomas[J]. Hum Pathol,2006,37:1435-1441.

[45] Wee A. Diagnostic utility of immunohistochemistry in hepatocellular carcinoma,its variants and their mimics[J]. Appl Immunohistochem Mol Morphol,2006,14:266-272.

[46] Yan BC,Gong C,Song J,et al. Arginase-1:a new immunohistochemical marker of hepatocytes and hepatocellular neoplasms[J]. Am J Surg Pathol,2010,34:1147-1154.

[47] Aravalli RN,Steer CJ,Cressman EN. Molecular mechanisms of hepatocellular carcinoma [J]. Hepatology,2008,48:2047-2063.

[48] Boix-Ferrero J,Pellin A,Blesa R,et al. Absence of p53 gene mutations in hepatocarcinomas from a Mediterranean area of Spain. A study of 129 archival tumour samples[J]. Virchows Arch,1999,434:497-501.

[49] Hoshida Y,Toffanin S,Lachenmayer A,et al. Molecular classification and novel targets in hepatocellular carcinoma:recent advancements[J]. Semin Liver Dis,2010,30:35-51.

[50] Minguez B,Tovar V,Chiang D,et al. Pathogenesis of hepatocellular carcinoma and molecular therapies[J]. Curr Opin Gastroenterol,2009,25(3):186-194.

[51] Tornillo L,Carafa V,Sauter G,et al. Chromosomal alterations in hepatocellular nodules by comparative genomic hybridization:high-grade dysplastic nodules represent early stages of hepatocellular carcinoma[J]. Lab Invest,2002,82:547-553.

[52] Villanueva A,Newell P,Chiang DY,et al. Genomics and signaling pathways in hepatocellular carcinoma[J]. Semin Liver Dis,2007,27:55-76.

[53] Wong CM,Ng IO. Molecular pathogenesis of hepatocellular carcinoma[J]. Liver Int,2008,28:160-174.

[54] Zucman-Rossi J. Molecular classification of hepatocellular carcinoma[J]. Dig Liver Dis,2010,

42(Suppl 3):S235-241.

［55］ Abdul-Al HM, Wang G, Makhlouf HR, et al. Fibrolamellar hepatocellular carcinoma:an immunohistochemical comparison with conventional hepatocellular carcinoma ［J］. Int J Surg Pathol, 2010, 18:313-318.

［56］ Aishima S, Nishihara Y, Kuroda Y, et al. Histologic characteristics and prognostic significance in small hepatocellular carcinoma with biliary differentiation:subdivision and comparison with ordinary hepatocellular carcinoma[J]. Am J Surg Pathol, 2007, 31:783-791.

［57］ Buckley AF, Burgart LJ, Kakar S. Epidermal growth factor receptor expression and gene copy number in fibrolamellar hepatocellular carcinoma[J]. Hum Pathol, 2006, 37:410-414.

［58］ Befeler AS, DiBisceglie AM. Hepatocellular carcinoma:diagnosis and treatment ［J］. Gastroenterology, 2002, 122:1609-1619.

［59］ Monoto A, Wright TL. The epidemiology and prevention of hepatocellular carcinoma［J］. Semin Oncol, 2001, 28:441-449.

［60］ Elserag HB. Hepatocellular carcinoma:an epidemiologic view[J]. J Chin Gastroenterology, 2002, 35(5 suppl 2):S72-S78.

［61］ Hamilton SR, Aaltonen LA. WHO classification of tumors. Pathology and genetics of tumor of the digestive system[M]. Lyon:IARC Press, 2000.

［62］ Morrison C, Marsh WJ, Frankel WL. A comparison of CD10 to Pcea, MOC-31 and hepatocyte for the distinction of malignant tumors in the liver[J]. Mod Pathol, 2002, 15:1279-1287.

［63］ Kakar S, Muir T, Murphy LM, et al. Immunoreactivity of Hep Par 1 in hepatic and extrahepatic tumors and its correlation with albumin in situ hybridization in hepatocellular carcinoma[J]. Am J Clin Pathol, 2003, 119(3):361-366.

［64］ Lau SK, Prakash S, Geller SA, et al. Comparative immunohistochemical profile of hepatocellular carcinoma, cholangiocarcinoma, and metastatic adenocarcinoma［J］. Hum Pathol, 2002, 33:1175-1181.

［65］ Wieczorek TJ, Pinkus JL, Glickman JN, et al. Comparison of thyroid transcription factor-1 and hepatocyte antigen immunohistochemical analysis in the differential diagnosis of hepatocellular carcinoma, renal cell carcinoma and adrenal cortical carcinoma[J]. Am J Clin Pathol, 2002, 118:911-921.

［66］ Fiorentino M, Altimari A, Ravaioli M, et al. Predictive value of biological markers for hepatocellular carcinoma patients treated with orthotopic liver transplantation [J]. Clin Cancer Res,2004,10:1789-1795.

[67] Maggioni M,Coggi G,Cassani B,et al. Molecular changes in hepatocellular dysplastic nodules on microdissected liver biopsies[J]. Hepatology,2000,32:942-946.

[68] Yano Y,Yamamoto J,Kosuge T,et al. Combined hepatocellular and cholangiocarcinoma:a clinicopathologic study of 26 resected cases[J]. Jpn J Clin Oncol,2003,33:283-287.

[69] 张成大，殷飞. mRNA 定量分析检测 Notch 信号传导通路在人原发性肝癌组织中的表达[D]. 石家庄:河北医科大学,2011.

[70] 吴益峰，王立明.PED/PEA-15 和 PTEN 在肝细胞性肝癌中的表达及临床意义 [D]. 大连:大连医科大学,2010.

[71] 孙琼,戴广海.PTPRO 在肝细胞癌中的表达及临床意义的研究[D]. 北京:中国人民解放军总医院军医进修学院,2011.

[72] Wang QM,Yang KM,Zhou HY,et al. Role of β-cantenin in hepatocarcinogenesis of rats [J]. Hepatobiliary Pancreat Dis Int,2006,5(1):85-89.

[73] Jung JK,Arora P,Pagano JS,et al. Expression of DNA methytransferase 1 is activated by hepatitis B virus X protein via a regulatory circuit involving the p16INK4a-cyclin D1-CDK 4/6-pRb-E2F1 pathway[J]. Cancer Res,2007,67(12):5771-5778.

[74] Park IY,Sohn BH,Yu E,et al. Aberrant epigenetic modifications in hepatocarcinogenesis induced by hepatitis B virus X protein[J]. Gastroenterology,2007,132(4):1476-1494.

[75] GaoW,Kondo Y,Shen L,et al. Variable DNA methylation patterns associated with progression of disease in hepatocellular carcinomas [J]. Carcinogenesis,2008,29(10):1901-1910.

[76] Harder J,Opitz OG,Brabender J,et al. Quantitative promoterm ethylation analysis of hepatocellular carcinoma,cirrhotic and normal liver[J]. Int J Cancer,2008,122(12):2800-2804.

[77] Yu J,Tao Q,Cheung KF,et al. Epigenetic identification of ubiquit in carboxyl- term inalhydrolase L1 as a functional tumor suppressor and biomarker for hepatocellular carcinoma and other digestive tumors[J]. Hepatology,2008,48(2):508-518.

[78] Kondo Y,Shen L,Suzuki S,et al. A lterations of DNA methylation and histonemodifications contribute to gene silencing in hepatocellular carcinomas[J]. Hepatol Res,2007,37(11):974-983.

[79] Lee JS,Chu IS,Heo J,et al. Classification and prediction of survival in hepatocellular

carcinoma by gene expression profiling[J]. Hepatology,2004,40(3):667-676.

[80] Datta J,Kutay H,Nasser MW,et al. Methylation mediated silencing of MicroRNA-1 gene and its role in hepatocellular carcinogenesis[J]. Cancer Res,2008,68(13):5049-5058.

[81] Jiang J,Gusev Y,Aderca I,et al. Association of MicroRNA expression in hepatocellular carcinomas with hepatitis infection,cirrhosis,and patient survival [J]. Clin Cancer Res, 2008,14(2):419-427.

[82] Nam SW,Park JY,Ramasamy A,et al. Molecular changes from dysplastic nodule to hepatocellular carcinoma through gene expression profiling [J]. Hepatology,2005,42(4): 809-818.

[83] Llovet JM,Chen Y,Wurmbach E,et al. A molecular signature to discrmiinate dysplastic nodules from early hepatocellular carcinoma in HCV cirrhosis [J]. Gastroenterology, 2006,131(6):1758-1767.

[84] Wurmbach E,Chen YB,Khitrov G,et al. Genome wide molecular profiles of HCV induced dysplasia and hepatocellular carcinoma[J]. Hepatology,2007,45(4):938-947.

[85] Yeh MM,Larson AM,Campbell JS,et al. The expression of transforming growth factor-alpha in cirrhosis,dysplastic nodules and hepatocellular carcinoma:an imunohistochemical study of 70 cases[J]. Am J Surg Pathol,2007,31(5):681-689.

[86] 潘晶,丛文铭.肝细胞腺瘤肿瘤抑制基因杂合性缺失分析[J].临床与实验病理学杂志, 2003,19(5):481-483.

[87] Bioulac SP,Rebouissou S,Thomas C,et al. Hepatocellular adenoma subtype classification using molecular markers and imunohistochemistry[J]. Hepatology,2007,46(3):740-748.

[88] Ladeiro Y,Couchy G,Balabaud C,et al. MicroRNA profiling in hepatocellular tumors is associated with clinical features and oncogene/tumor suppressor gene mutations [J]. Hepatology,2008,47(6):1955-1963.

[89] Mormioto O,Nagano H,Sakon M,et al. Diagnosis of intrahepatic metastasis and multicentric carcinogenesis by microsatellite loss of heterozygosity in patients with multiple and recurrent hepatocellular carcinomas[J]. J Hepatol,2003,39(2):215-221.

[90] Lin YW,Lee HS,Chen CH,et al. Clonality analys is of multiple hepatocellular carcinom as by loss of heterozygosity pattern determined by chromosomes 16q and 13q[J]. J Gastroenterol Hepatol,2005,20(4):536-546.

[91] Li Q,Wang J,Juzi JT,et al. Clonality analysis for multicentric origin and intrahepatic

metastasis in recurrent and prmiary hepatocellu ar carcinoma [J]. J Gastrointest Surg, 2008,12(9):1540-1547.

[92] Ng IO, Guan XY, Poon RT, et al. Determination of the molecular relationship between multiple tumour nodules in hepatocellular carinoma differentiates multicentric origin from intrahepatic metastasis[J]. J Pathol,2003,199(3):345-353.

[93] Nakata T, Seki N, Miwa S, et al. Identification of genes associated with multiple nodules in hepatocellular carcinoma using cDNA microarray:multicentric occurrence or intrahepatic metastasis[J]. Hepatogastroenterology,2008,55(84):865-872.

[94] Lee TK, Man K, Poon RT, et al. Signal transducers and activators of transcription 5b activation enhances hepatocellular carcinoma aggressiveness through induction of epithelial mesenchymal transition[J]. Cancer Res,2006,66(20):9948-9956.

[95] Woo HG, Park ES, Cheon JH, et al. Gene expression based recurrence prediction of hepatitis B virus-related human hepatocellular carcinoma [J]. Clin Cancer Res,2008,14(7):2056-2064.

[96] Okamoto M, Utsunomiya T, Wakiyama S, et al. Specific gene-expression profiles of noncancerous liver tissue predict the risk for multicentric occurrence of hepatocellular carcinoma in hepatitis C virus-positive patients[J]. Ann Surg Oncol,2006,13(7):947-954.

[97] Yokoo H, Kondo T, Okano T, et al. Protein expression associated with early intrahepatic recurrence of hepatocellular carcinoma after curative surgery[J]. Cancer Sci,2007,98(5):665-673.

[98] 丛文铭.肝细胞癌分子病理学研究进展[J].临床与实验病理学杂志,2009,25(2):115-118.

[99] 李巧新,李锋.微阵列比较基因组杂交技术在肿瘤研究中作用[J].临床与实验病理学杂志,2007,23(5):612-614.

[100] Zhu ZZ, Cong WM, Liu SF, et al. A p53 polymorphism modifies the risk of hepatocellular carcinoma among non-carriers but not carriers of chronic hepatitis B virus infection [J]. Cancer Lett,2005,229(1):77-83.

[101] 周武华,郑树森.肝细胞癌相关杂合性缺失及ArgBP2基因缺失和表达分析[D]. 杭州:浙江大学,2011.

[102] 王嘉,鲁建国,宋俊峰.肝细胞癌中泛素-蛋白酶体系统与p27蛋白表达的关系和临床意义[D]. 西安:第四军医大学唐都医院,2010.

[103] Kim H, Park C, Han KH, et al. Primary liver carcinoma of intermediate (hepatocyte-

chlolangiocyte)phenotype[J]. J Hepatol,2004,40:298-304.

[104] Buendia MA. Genetic alterations in hepatoblastoma and hepatocellular carcinoma:commom and distinctive aspects[J]. Med Pediatr Oncol,2002,39:530-535.

[105] Terracciano LM,Bernasconi B,Ruck P,et al. Comparative genomic hybridization analysis of hepatoblastoma reveals high frequency of X-chromosome gains and similarities between epithelial and stromal components[J]. Hum Pathol,2003,34:864-871.

[106] Schnater JM,Köhler SE,Lamers WH,et al. Where do we stand with hepatoblastomas?[J]. Cancer,2003,98:668-678.

[107] Shim YH,Park HJ,Choi MS,et al. Hypermethylation of the p16 gene and lack of p16 expression in hepatoblastoma[J]. Mod Pathol,2003,16:430-436.

[108] Armengol C,Cairo S,Fabre M,et al. Wnt signaling and hepatocarcinogenesis:the hepatoblastoma model[J]. Int J Biochem Cell Biol,2011,43:265-270.

[109] Ramsay AD,Bates AW,Williams S,et al. Variable antigen expression in hepatoblastomas [J]. Appl Immunohistochem Mol Morphol,2008,16:140-147.

[110] Zen Y,Terahata S,Miyayama S,et al. Multicystic biliary hamartoma:a hitherto undescribed lesion[J]. Hum Pathol,2006,37:339-344.

[111] Hughes NR,Goodman ZD,Bhathal PS. An immunohistochemical profile of the so-called bile duct adenoma:clues to pathogenesis[J]. Am J Surg Pathol,2010,34:1312-1318.

[112] Varnhold H,Vaughey JN,DalCin P,et al. Biliary adenofibroma [J]. Am J Surg Pathol, 2003,27:693-698.

[113] Shimonishi T,Zen Y,Chen TC,et al. Increasing expression of gastrointestinal phenotypes and p53 along with histologic progression of intraductal papillary neoplasia of the liver[J]. Hum Pathol,2002,33:503-511.

[114] Aishima S,Nishihara Y,Tsujita E,et al. Biliary neoplasia with extensive intraductal spread associated with liver cirrhosis:a hitherto unreported variant of biliary intraepithelial neoplasia[J]. Hum Pathol,2008,39:939-947.

[115] Ishikawa A,Sasaki M,Ohira S,et al. Aberrant expression of CDX2 is closely related to the intestinal metaplasia and MUC2 expression in intraductal papillary neoplasm of the liver in hepatolithiasis[J]. Lab Invest,2004,84:629-638.

[116] Lee SS,Kim MH,Lee SK,et al. Clinicopathologic review of 58 patients with biliary papillomatosis[J]. Cancer,2004,100:783-793.

[117] Shibahara H,Tamada S,Goto M,et al. Pathologic features of mucin-producing bile duct tumors:two histopathologic categories as counterparts of pancreatic intraductal papillary-mucinous neoplasms[J]. Am J Surg Pathol,2004,28:327-338.

[118] Gores GJ. Cholangiocarcinoma:current concepts and insights [J]. Hepatology,2003,37:961-969.

[119] Okuda K,Nakanuma Y,Miyazaki M. Cholangiocaicinoma:recent progress Part 2:molecular pathology and treatment[J]. J Gastroenterol Hepatol,2002,17:1056-1063.

[120] Torok NJ,Higuchi H,Bronk S,et al. Nitric oxide inhibits apoptosis downstream of cytochrome C release by nitrosylating caspase 9[J]. Cancer Res,2002,62:1648-1653.

[121] Yoon JH,Wernburg NW,Higuchi H,et al. Bile acids inhibit Mcl-1 protein turnover via an epidermal growth factor receptor/Raf-1-dependent mechanism [J]. Cancer Res,2002,62:6500-6505.

[122] Aishima S,Kuroda Y,Nishihara Y,et al. Gastric mucin phenotype defines tumour progression and prognosis of intrahepatic cholangiocarcinoma:gastric foveolar type is associated with aggressive tumour behaviour[J]. Histopathology,2006,49(1):35-44.

[123] Bickenbach K,Galka E,Roggin KK. Molecular mechanisms of cholangiocarcinogenesis:are biliary intraepithelial neoplasia and intraductal papillary neoplasms of the bile duct precursors to cholangiocarcinoma?[J]. Surg Oncol Clin N Am,2009,18:215-224.

[124] Fornelli A,Bondi A,Jovine E,et al. Intrahepatic cholangiocarcinoma resembling a thyroid follicular neolplasm[J]. Virch Arch,2010,456:339-342.

[125] Goodman ZD. Neoplasms of the liver[J]. Mod Pathol,2007,20(Suppl 1):S49-S60.

[126] Kozaka K,Sasaki M,Fujii T,et al. A subgroup of intrahepatic cholangiocarcinoma with an infiltrating replacement growth pattern and a resemblance to reactive proliferating bile ductules:'bile ductular carcinoma'[J]. Histopathology,2007,51(3):390-400.

[127] Lódi C,Szabó E,Holczbauer A,et al. Claudin-4 differentiates biliary tract cancers from hepatocellular carcinomas[J]. Mod Pathol,2006,19:460-469.

[128] Yen JB,Kong MS,Lin JN. Hepatic mesenchymal hamartoma [J]. J Paediatr Child Health,2003,39:632-634.

[129] Cook JR,Pfeifer JD,Dehner LP. Mesenchymal hamartoma of the liver in the adult:association with distinct clinical features and histological changes [J]. Hum Pathol 2002,33:893-898.

[130] Hornick JL,Fletcher CDM. PEComa:what do we know so far? [J]. Histopathology, 2006,48:75–82.

[131] Varnholt H,Vauthey JN,Cin PD,et al. Biliary adenfibroma:a rare neoplasm of bile duct origin with an indolent behavior[J]. Am J Surg Pathol 2003,27:693–698.

[132] Kiani B,Ferrell LD,Qualman S,et al. Immunohistochemical analysis of embryonal sarcoma of the liver[J]. Appl Immunohistochem Mol Morphol,2006,14:193–197.

[133] Levy M,Dhall D,Zhang J,et al. Expression of glypican-3 in embryonal sarcoma (ES) and mesenchymal hamartoma(MH) of the liver:a potential diagnostic pitfall[J]. Lab Invest, 2009,89(Suppl 1):314A.

[134] Nicol K,Savell V,Moore J,et al. Distinguishing undifferentiated embryonal sarcoma of the liver from biliary tract rhabdomyosarcoma:a Children´s Oncology Group study [J]. Pediatr Dev Pathol,2007,10(2):89–97.

[135] Li YR,Akbari E,Tretiakova MS,et al. Primary hepatic malignant fibrous histiocytoma: clinicopathologic characteristics and prognostic value of ezrin expression [J]. Am J Surg Pathol,2008,32:1144–1158.

[136] Nonomura A,Enomoto Y,Takeda M,et al. Invasive growth of hepatic angiomyolipoma; a hitherto unreported ominous histological feature[J]. Histopathology,2006,48(7):831–835.

[137] Baumhoer D,Tzankov A,Dirnhofer S,et al. Patterns of liver infiltration in lymphoproliferative disease[J]. Histopathology,2008,53(1):81–90.

[138] Piccaluga PP,Ascani S,Agostinelli C,et al. Myeloid sarcoma of liver:an unusual cause of jaundice. Report of three cases and review of literature [J]. Histopathology,2007,50(6): 802–805.

[139] Sturm N,Guillou L,Laverrière MH,et al. Inflammatory pseudotumour of the liver:a variant rich in giant atypical reactive dendritic cells[J]. Histopathology,2007,50:400–403.

[140] Zen Y,Fujii T,Nakanuma Y. Hepatic pseudolymphoma:a clinicopathological study of five cases and review of the literature[J]. Mod Pathol,2010,23:244–250.

[141] Shibahara J,Hayashi A,Misumi K,et al. Clinicopathologic characteristics of hepatocellular carcinoma with reactive ductule-like components,a subset of liver cancer currently classified as combined hepatocellular-cholangiocarcinoma with stem-cell features,typical subtype [J]. Am J Surg Pathol,2016,40(5):608–616.

[142] Balabaud C,Bioulac-Sage P,Ferrell L,et al.Well-differentiated hepatocellular neoplasm of uncertain malignant potential[J]. Hum Pathol,2015,46(4):634–635.

173

第五章
肝癌的实验室检查

　　肝脏是人体内最大的实质性器官,是人体内最大的腺体。正常肝脏具有丰富的血液供应和重要的生理、生化和免疫功能。在肝脏受到体内外各种致病因子损伤时,通过相应的实验室检查可以帮助了解肝脏是否存在病变,肝脏的损伤情况以及肝脏的功能状态。这些实验室检查对肝脏疾病的诊断、治疗和预后有十分重要的意义。

第一节　蛋白质代谢功能测定

　　人体每天生成蛋白质总量的40%以上由肝脏来完成,食物中的蛋白质经消化分解成为氨基酸,大部分被肝脏吸收后进行蛋白质的合成。肝细胞合成了大部分的血浆蛋白质,如白蛋白、纤维蛋白原、脂蛋白以及凝血因子等。当肝脏受到体内外致病因子损伤时,肝细胞合成蛋白质功能减低,血浆蛋白数量和质量发生改变。此时,通过测定血浆(清)蛋白的含量,可以评估肝脏有无损伤及损伤的严重程度。

一、血清总蛋白、清蛋白和白球蛋白比值测定

　　大部分的血清总蛋白(serum total protein,STP)和所有的血清清蛋白(albumin,A)是由肝脏生成的,故两者是反映肝脏功能的重要指标。清蛋白含量加上

球蛋白(globulin,G)含量即为总蛋白含量,根据球蛋白和清蛋白的量,可以得到清蛋白与球蛋白的比值(A/G)。肝脏代偿能力较强,且清蛋白半衰期较长,故肝脏病变较严重时,血清总蛋白才会出现改变,所以STP常用来评估肝慢性损伤。

【测定方法】

临床一般用双缩脲法测定血清总蛋白,用溴甲酚绿法测定血清清蛋白。

【临床意义】

(1)STP和A同时升高的原因:①各种原因引起的血液浓缩,血清中水分减少。②肾上腺皮质功能减退等。

(2)STP和G同时升高的原因:①慢性肝脏疾病。②M球蛋白血症:如多发性骨髓瘤、淋巴瘤等。③慢性感染等。④自身免疫性疾病。

(3)STP和A同时降低的原因:①中重度肝脏疾病引起的肝细胞损害,清蛋白含量持续下降,提示肝细胞坏死进行性加重,结局不佳。②营养不良。③蛋白丢失过多,如严重烧伤、肾病综合征等。④蛋白分解代谢增多,如组织损伤、感染性疾病。⑤先天无蛋白血症,极少见的遗传性缺陷。

(4)G降低的原因:①生理性减少。②免疫功能抑制。③先天性低γ球蛋白血症。

(5)A/G倒置的原因:严重肝功能损伤和M蛋白血症等。

175

二、血清前清蛋白测定

前清蛋白(prealbumin,PAB)是分子量较小的蛋白,因为在电泳图谱上位于清蛋白之前,所以称之为前清蛋白。前清蛋白半衰期为1.9d左右,较其他血浆蛋白短,肝脏早期损伤时,前清蛋白即可出现活性改变,故用来评估肝脏早期病变。

【测定方法】

临床上常用免疫扩散法、透射比浊法和琼脂凝胶电泳法测定。

【临床意义】

(1)PAB降低的原因:①肝胆疾病:如肝癌、肝硬化、各种肝炎、胆汁淤积等。对诊断早期肝炎、急性重症肝炎有特殊意义。②PAB是一种负急性时相反应蛋白,营养不良、晚期肿瘤、重度感染等时下降。③蛋白消耗疾病或肾病时。

(2)PAB 升高的原因:Hodgkin 病;肾病综合征时高蛋白进食后,也可轻度升高。

三、血浆凝血因子测定

除组织因子、vW 因子外,多种凝血因子如 V 因子、I 因子、II 因子、X 因子、XI 因子等几乎都在肝脏内合成,此外,如蛋白 C、抗凝血酶III、α_2 巨球蛋白等凝血抑制因子也由肝脏合成。当肝细胞受到损伤时,由肝脏合成的上述因子可发生含量和生理活性的改变,因此通过对凝血因子的过筛检测,可以间接了解肝脏损伤状况。

【临床意义】

(1)肝促凝血酶原实验(heptaplastin test,HPT)测定:HPT 是外源性凝血因子筛选实验之一,能反映凝血因子 II、VII、X 的综合活性,急性肝炎 HPT 正常,表示肝功能可以代偿,HPT 降低表示肝功能严重损害。

(2)凝血酶原时间(prothrombin time,PT)测定:血浆凝血酶原时间测定是外源性凝血筛选实验,能反映凝血因子 II、V、VII、X 血浆水平。①PT 延长主要见于弥散性血管内凝血(DIC)、维生素 K 缺乏、肝实质严重损伤、肝硬化失代偿期等。②PT 缩短主要见于高凝状态、血栓疾病以及先天性因子 V 增多等。

(3)活化部分凝血活酶时间(activated partial thromboplastin time,APTT)测定:APTT 是一种内源性凝血系统因子筛选实验。APTT 延长见于:①严重肝病时因子IX、X、XII缺乏。②当维生素 K 缺乏时,因子IX、X 不能激发。③凝血酶原、纤维蛋白原缺乏。APTT 缩短见于因子 vW、V 活性增高,DIC 高凝期等。

(4)凝血酶时间(thrombin time,TT)测定:TT 延长主要见于:①纤维蛋白原缺乏或结构异常。②纤维蛋白(原)降解产物(FDP)的存在。③因子VII、IX、X 减少。

(5)纤维蛋白原(fibrinogen)测定:纤维蛋白原是肝脏合成的大分子蛋白,减少主要见于:①严重的肝脏疾病如肝坏死、肝硬化等。②肝病伴发 DIC。③先天性纤维蛋白原缺乏。

(6)抗凝血酶III(AT-III)测定:AT-III 主要在肝脏内合成,其生理功能是与凝血酶形成复合物抑制凝血酶。AT-III 降低见于严重肝病(与病情程度呈正相关),

并发 DIC 时降低更明显。

四、血氨测定

正常人体内有极少量游离氨存在,由于氨对神经系统有高度毒性,不能大量存在于体内,必须转变成低毒或无毒性物质排出体外。肝脏是体内消除氨毒性的主要器官,绝大部分氨在肝内通过鸟氨酸循环生成尿素,经肾脏排出体外。因此,肝脏利用氨合成尿素,是维持血氨代谢平衡的关键。当肝脏组织严重损伤时,合成尿素功能发生障碍,氨进入中枢神经内积聚,引起大脑功能异常,临床上出现肝性脑病。

【测定方法】

临床常用酶法、谷氨酸脱氢酶速率法等。

【临床意义】

(1)血氨升高的原因:①严重肝病(原发性肝癌、肝硬化等)、上消化道出血、尿毒症、门脉高压、肝肾综合征等。②生理性升高见于高蛋白饮食和运动后。

(2)血氨降低的原因:低蛋白进食、贫血。

第二节 血清酶学检测

肝脏内含有丰富的酶系统,在全身物质代谢及生物转化中都起重要作用。很多酶是由肝脏合成并经肝胆系统排泄,当肝脏受到体内外各种致病因子损伤时,引起肝细胞坏死、细胞膜通透性增高,从而导致肝细胞内各种酶释放出来,使血清中有关酶的水平改变,有些酶具有一定的组织特异性,测定血清中这些酶的活性与数量,可在一定程度上反映肝脏的功能状况以及诊断相关疾病。

一、血清氨基转移酶测定

氨基转移酶是催化氨基酸与 α-酮酸之间氨基转移的一类酶,参与体内多种氨基酸合成,用于肝功能检查的主要是丙氨酸氨基转移酶(alanine aminotransferase,ALT)和天门冬氨酸氨基转移酶(aspartate aminotransferase,AST)。ALT 主要大量分布在肝脏组织中,其他器官如心肌、肾脏、骨骼肌等组织也有一定量的分布。ALT主要催化L-丙氨酸与α-酮戊二酸之间的氨基转移反应。ALT有两种不同活性的同工酶:存在于细胞质中称为(ALTs),存在于线粒体中称为(ALTm)。肝细胞坏死时血清中以ALTm为主。AST广泛存在于多种器官中,主要分布在心肌中,其次分布在肝脏、肾脏和骨骼肌组织中。AST主要催化L-门冬氨酸与α-酮戊二酸之间的氨基转移反应。分布在肝脏中的AST有两种同工酶:存在于胞浆组分称为(ASTs),存在于线粒体中称为(ASTm)。当肝细胞轻度受损,线粒体未遭破坏时,血清中以ASTs为主;当肝细胞严重坏死,线粒体大量破坏,此时血清中出现大量ASTm。在肝细胞中,AST大部分存在于线粒体内,而ALT主要分布在非线粒体中,正常血清中两者含量很低。当肝细胞轻中度损伤时,ALT漏出率远大于AST,因此ALT反映肝细胞损伤的灵敏度要高于AST;但肝细胞严重损伤时,肝细胞中的线粒体大量破坏,导致线粒体内的AST大量释放,此时AST/ALT比值较前升高。

【测定方法】

临床上以连续监测法和赖氏法比较常用。

【临床意义】

(1)急性病毒性肝炎:ALT与AST均显著升高,以ALT升高更明显,ALT/AST>1。典型急性病毒性肝炎,发病早期转氨酶急剧升高,到达高峰后迅速下降,在感染后第3~5周逐渐恢复正常。在急性肝炎时,如胆红素进行性升高,转氨酶活性反而降低,即出现胆红素和转氨酶分离现象,提示肝细胞严重坏死,预后不良。

(2)慢性病毒性肝炎:急性病毒性肝炎患者血清转氨酶持续升高或反复波动不能降至正常,则大多转为慢性肝炎。慢性病毒性肝炎非活动期转氨酶轻度升高(一般不会超过正常值3倍)或正常,ALT/AST>1。若慢性肝炎进入活动期,如此时伴有肝细胞坏死,转氨酶可进一步明显升高。

(3)肝硬化:转氨酶活性与肝细胞坏死程度相关,肝硬化代偿期转氨酶可正常或轻度增高,终末期肝硬化转氨酶活性可正常或降低。

(4)原发性肝癌:根据肝脏肝细胞坏死程度,转氨酶可有正常或轻、中度升高。

(5)肝内、外胆道淤积:肝细胞内的转氨酶一部分可通过溶酶体进入毛细胆管排入小肠,当胆管淤积时,转氨酶活性可正常或轻度升高。

(6)酒精性肝病、药物性肝炎、脂肪肝等非病毒性肝炎:转氨酶正常或轻度升高,ALT/AST>1。

(7)其他疾病:如骨骼肌疾病(皮肌炎)、细菌性肝脓肿及传染性单核细胞增多症,转氨酶活性均可轻度增高。

二、血清碱性磷酸酶测定

碱性磷酸酶(alkaline phosphatase,ALP)是一种含锌糖蛋白,能在碱性环境中催化分解磷脂酸,故名碱性磷酸酶。ALP 广泛存在于机体各种组织器官中,血清中大部分 ALP 来源于肝脏与骨骼。正常情况下,ALP 经肝胆系统排泄,当肝脏发生病变或 ALP 产生过多时,胆道排泄受阻,可使血中 ALP 发生改变,因此主要用于肝胆和骨骼系统疾病的诊断。

【测定方法】

临床以化学法和连续监测法常用。

179

【临床意义】

(1)肝胆系统疾病:各种肝内外胆管阻塞性疾病、急慢性肝炎或肝癌等患者血清中 ALP 均可见不同程度升高。胆管阻塞性疾病时,血清中 ALP 可见明显升高,且与血清胆红素升高相平行,并且 ALP 增高的程度与阻塞的程度、持续时间呈正比。累及肝细胞的急慢性肝炎、肝癌等疾病,ALP 可见轻度升高。由于肝浸润性病变(如肝癌、肝结核等)其血清中 ALP 也可增高,所以在无黄疸的患者中发现血清 ALP 升高,应考虑肝脏有无占位性病变的可能。

(2)骨骼疾病:骨的损伤或疾病,如纤维性骨炎、佝偻病、骨肿瘤及骨折愈合期,血清 ALP 可升高。

(3)黄疸鉴别:①肝细胞性黄疸,血清胆红素和转氨酶明显升高,ALP 可正常或轻度升高;②胆汁淤积性黄疸,ALP 和血清胆红素升高明显,转氨酶轻度升高;③肝内实质性占位病变引起的肝内局限性胆管阻塞,ALP 可明显升高,转氨酶可正常或轻度升高,血清胆红素大多正常。

(4)其他:生长中儿童、营养不良、严重贫血、妊娠中晚期等也可见血清ALP不同程度增高。

三、血清 γ-谷氨酰转移酶测定

γ-谷氨酰转移酶(γ-glutamyl transferase,γ-GT 或 GGT)是一种线粒体酶,是催化谷胱甘肽上 γ-谷氨酰基转移到另一个肽或另一个氨基酸上的一种酶。GGT广泛分布于体内肾脏、胰腺、肝脏、肠、脑、肺等器官组织中。胆汁与血液中的GGT性质相同,因此一般认为血液中的 GGT 主要来自肝胆系统。

【测定方法】

临床上以连续监测法常用。

【临床意义】

GGT 主要用于胆汁淤积和肝占位性病变的辅助诊断,是临床上常用酶测定中阳性率最高的酶之一。

(1)胆道阻塞性疾病:肝内外胆道阻塞患者的血清 GGT 可明显升高,并且升高程度与胆道阻塞程度、阻塞时间呈正比,梗阻解除后,GGT 可恢复正常。

(2)病毒性肝炎和肝硬化:急性肝炎和慢性肝炎活动期、肝硬化,GGT 可呈中等程度升高,慢性肝炎非活动期、肝硬化时 GGT 若持续升高,需考虑病情改变或呈恶化趋势。

(3)非病毒性肝炎(如脂肪肝、酒精性肝病等):非病毒性肝炎 GGT 可呈明显或中等以上升高,此时 AST 和 ALT 正常或轻度升高。GGT 明显升高是酒精性肝病的特征之一,当患者戒酒后 GGT 可随之下降。

(4)肝恶性肿瘤:肝恶性肿瘤 GGT 显著升高。原发性肝癌或转移性肝癌时,癌细胞产生 GGT 增多,同时肝细胞膜通透性在刺激下增加,血清中 GGT 明显增高,其增高幅度与肿瘤大小及范围呈正相关。当肿瘤切除后,GGT 可恢复正常,肿瘤复发时 GGT 可再次升高,所以可用来动态监测肿瘤治疗及预后。

(5)其他:胰腺炎、胰腺肿瘤等 GGT 也可轻度升高。

四、血清谷氨酸脱氢酶测定

谷氨酸脱氢酶(glutamate dehydrogenase,GDH)主要分布在肝脏、肾脏以及心肌中,是一种仅存在于线粒体中的含锌酶。GDH 以肝脏中含量最高,正常血清中含量极少,当肝实质细胞坏死时,GDH 活性明显升高,因此是反映肝脏线粒体损伤的敏感指标。

【测定方法】

临床常用连续监测法。

【临床意义】

GDH 升高的原因:肝细胞坏死,如酒精等中毒致肝细胞坏死时,GDH 显著升高。慢性肝炎、肝硬化 GDH 升高明显,可达参考值上限 2~5 倍。急性肝炎无严重肝细胞坏死,GDH 可轻度升高。

五、血清 5′-核苷酸酶测定

5′-核苷酸酶(5′-nucleotidase,5′-NT)是一种特异的碱性磷酸单酯酶,它可以催化 5′-核苷—单磷酸水解成核苷和无机磷酸。该酶广泛分布在人体各组织中,在肝脏内此酶主要存在于胆小管窦状细胞中。

【测定方法】

临床上以连续监测法和钼蓝显色法常用。

【临床意义】

任何原因造成的肝脏损伤都可能引起血清中 5′-NT 升高,一般与病情程度呈正相关, 胆道系统阻塞时可显著增高。5′-NT 也是一种灵敏的诊断肝癌的指标,可在病变早期呈明显升高。5′-NT 和 ALP 同时测定有助于区别 ALP 升高是肝胆系统疾病还是骨骼系统疾病,骨骼系统疾病仅 ALP 升高,5′-NT 一般正常。5′-NT 升高对于鉴别肝细胞黄疸和阻塞性黄疸有一定参考价值,阻塞性黄疸 5′-NT 明显高于前者。

六、血清单氨氧化酶测定

单氨氧化酶(monoamine,MAO)为一种含铜的酶,存在于肝、肾、心脏、胰腺等器官组织中,参与各种单氨的脱氨作用。肝脏中的 MAO 大部分分布在肝细胞内的线粒体中。血清 MAO 活性与肝内结缔组织增生程度相平行,临床上用来观察肝脏纤维化的程度。

【测定方法】

临床常用比色法、生物发光法。

【临床意义】

肝硬化时,肝纤维化现象十分活跃,此时 MAO 活性明显增高。肝硬化早期,症状不典型或其他肝功能检查正常时,MAO 可以升高,因此可以作为相对早期诊断肝硬化的指标。各种急性肝炎 MAO 大多正常,若 MAO 增高,表示有肝细胞坏死存在。其他肝外疾病如甲亢、慢性充血性心力衰竭、糖尿病等 MAO 活性也可增高。

七、脯氨酰羟化酶测定

脯氨酰羟化酶(prolyl hydroxylase,PH)是一种胶原纤维合成的关键酶,与纤维组织的形成有非常大的关系,因此在脏器发生纤维化时,可见该酶活性明显增高。故血清 PH 可以作为肝纤维化的测定指标。

【测定方法】

临床常用 RIA 和 EIA 法。

【临床意义】

(1)PH 升高的原因:肝硬化、肝纤维化时,PH 活性明显升高。肝硬化基础上的原发性肝癌,PH 活性升高。不同类型的肝炎当伴有肝细胞坏死及假小叶形成时,PH 活性升高。

(2)肝脏纤维化的随访及预后判断:PH 活性进行性升高,提示肝纤维化和肝细胞坏死状态加重,若 PH 活性降低,表示疾病在恢复过程中,治疗有效。

八、α-L-岩藻糖苷酶测定

α-L-岩藻糖苷酶(α-L-fucosidase,AFU)广泛存在于人体组织器官(如肝、肾、脑、肺、纤维组织等)的细胞溶酶体内,是一种酸性水解酶,以肝脏、肾脏含量最高。其主要生理功能与含岩藻糖的糖脂、糖蛋白代谢相关。

【测定方法】

临床常用分光光度法和比色法。

【临床意义】

(1)AFU 升高的原因:原发性肝癌血清 AFU 可见明显升高,其他肝占位性病变阳性率低于原发性肝癌。AFU 可在原发性肝癌癌肿切除后降低,癌肿复发时再升高,因此动态监测 AFU,对判断原发性肝癌的治疗效果、转归和复发预测有重要的意义。AFU 敏感性很高,但特异性不如 AFP,联合 AFP 和 AFU 测定可以提高原发性肝癌的诊断率。肝硬化和慢性肝炎、转移性肝癌血清 AFU 可升高,但一般呈轻度升高。

(2)AFU 降低的原因:遗传性岩藻糖苷酶缺乏症,AFU 可见降低。

第三节 胆汁色素代谢检测

183

胆红素是由卟啉类化合物在体内代谢分解生成的,是血液中衰老红细胞在肝脏、脾脏以及骨髓的单核—巨噬细胞系统中分解和破坏的产物。正常情形下,人体内的胆红素主要来源于正常红细胞破坏生成,占总胆红素的 80%~85%,其余来自骨髓无效造血的幼红细胞和含有亚铁血红素的非血红蛋白物质。因胆红素难溶于水,且对血浆蛋白亲和力极高,所以在血液中胆红素一般与血浆蛋白结合。在血液中与清蛋白结合形成的复合体称为非结合胆红素,非结合胆红素随血流进入肝脏,受肝内葡萄糖醛酸基转移酶作用与葡萄糖醛酸结合形成复合体称为结合胆红素。结合胆红素排入小胆管,随胆汁排入肠道,在肠道细菌作用下,生成尿胆素原和尿胆素,大部分排入粪便,约 20% 的尿胆原被肠道重吸收,经门脉入肝,重新转化成结合胆红素,再随胆汁排入肠道,这就是胆红素的肠肝循环。当肝胆发生疾病时,胆红素代谢发生障碍,所以胆红素相关检测是临床判断肝功能的重要指标之一。

一、血清总胆红素、结合胆红素和非结合胆红素测定

结合胆红素(conjugated bilirubin,CB)和非结合胆红素(unconjugated bilirubin,UCB)总和称为总胆红素(serum total bilirubin,STB)

【测定方法】

采用改良 Jendrassik-Grof 法和胆红素氧化酶法。

【参考区间】

STB：①新生儿：0~1d:34~103μmol/L;1~2d:103~171μmol/L;3~5d:68~137μmol/L;②成人:3.4~17.1μmol/L。

成人 CB:0~6.8μmol/L。

成人 UCB:1.7~10.2μmol/L。

【临床意义】

(1)确定有无黄疸、黄疸程度及变化过程:STB 在 17.1~34.2μmol/L,为隐性黄疸;STB 处于 34.2~171μmol/L 之间为轻度黄疸;171~342μmol/L 为中度黄疸;>342μmol/L 为重度黄疸。

(2) 推论黄疸病因:溶血性黄疸 STB 一般<85.5μmol/L。肝细胞黄疸一般为17.1~171μmol/L。不完全梗阻性黄疸为 171~265μmol/L, 完全梗阻性黄疸通常>342μmol/L。

(3)根据胆红素升高程度及其比值来判断黄疸类型：①总胆红素升高伴非结合胆红素明显增高提示为溶血性黄疸。②总胆红素增高伴结合胆红素明显升高提示为胆汁淤积性黄疸。③总胆红素、结合胆红素及非结合胆红素三者均升高,提示为肝细胞性黄疸。④CB/STB<20%提示为溶血性黄疸;在 20%~50%之间为肝细胞性黄疸;>50%为胆汁淤积性黄疸。

二、胆汁酸代谢测定

胆汁的主要成分是胆汁酸盐、胆红素和胆固醇,胆汁酸是肝细胞以胆固醇

为原料合成的,是清除体内胆固醇的主要方式,因此胆汁酸的测定可以反映肝脏合成、分泌、摄取功能及胆道排泄功能,是一项灵敏的肝清除功能试验。故临床上测定血清胆汁酸可以用来反映肝胆疾病。

【测定方法】

气—液色谱法、放免法。

【临床意义】

胆汁酸升高的原因:①生理性升高见于进食后一过性升高。②肝细胞损害,如各种肝炎、肝硬化、肝癌等。③胆道梗阻。④门脉分流,肠道中次级胆汁酸经分流的门脉系统直接进入体循环。

第四节　肝纤维化和肝硬化的胶原检测

不同病因的各种慢性肝炎可逐渐发展为肝纤维化,进而发展为肝硬化,因此为了做好慢性肝炎的治疗,防止或延缓肝纤维化的进程,肝纤维化的实验室检测十分必要。肝纤维化是肝结缔组织增生的结果,结缔组织主要成分为胶原,肝脏内存在的胶原主要为Ⅰ、Ⅲ、Ⅳ、Ⅴ和Ⅵ型等,含量最多的为Ⅰ、Ⅲ型。因此测定胶原含量可以反映肝组织内的纤维化程度。

185

一、Ⅲ型前胶原氨基末端肽

Ⅲ型前胶原氨基末端肽是Ⅲ型前胶原被氨基内肽酶分离后的肽。临床主要采用放射免疫法和酶联吸附法测定。

【临床意义】

(1)诊断肝硬化和肝纤维化的良好指标,能准确反映肝纤维化程度和活动性以及肝脏的组织学改变。

(2)急性肝炎Ⅲ型前胶原氨基末端肽升高,炎症恢复时降至正常,若持续升高则提示转为慢性肝炎。

(3)可作为慢性肝炎的治疗监测和预后指标。

二、Ⅳ型胶原及其分解片段

Ⅳ型胶原(CⅣ)分布在肝窦内皮细胞下,沿窦状隙分布,是构成基膜的主要成分。血清CⅣ及其分解片段(7S片段和NCI片段)主要由基膜降解而来,是肝纤维化早期的重要表现。临床主要采用放射免疫法和酶联吸附法测定。

【临床意义】

(1)诊断早期肝硬化、肝纤维化:早期血中7S、NCI增高更为明显。

(2)预测慢性丙型肝炎治疗疗效:一般来说,血清CⅣ>250μg/ml时,干扰素治疗无效。

第五节　病毒性肝炎的实验室检测

肝炎病毒是指引起肝脏损伤的病原体,病毒性肝炎是由不同类型的肝炎病毒引起的全身传染病,以主要累及肝脏为特点。目前临床上常见的肝炎病毒包括甲、乙、丙、丁、戊五种。

一、甲型肝炎病毒

甲型肝炎病毒(hepatitis A virus,HAV)引起甲型肝炎(简称甲肝),经粪—口传播,临床上表现以肝损害为特点,预后较好。

【实验室测定】

(1)抗-HAV IgM测定:目前主要采用IgM抗体捕捉法测定。抗-HAV IgM是甲肝早期急性感染的诊断指标,发病数日即可出现,3~4个月后大部分消失。抗-HAV IgM是目前最常用的诊断HAV特异性指标,但需注意类风湿因子阳性的标本可能出现假阳性。

(2)抗-HAV IgG测定:主要采用ELISA法测定。抗-HAV IgG在感染早期滴度较低,上升速度较慢,但可低水平持续多年,因此主要用于HAV的流行病学调查。

(3)HAV-RNA测定:临床常用核酸分子杂交或反转录PCR方法测定,

HAV-RNA 阳性是 HAV 急性感染的直接证据。

二、乙型肝炎病毒

乙型肝炎病毒(hepatitis B virus,HBV)是 DNA 病毒,乙型肝炎(简称乙肝)是由乙型肝炎病毒引起的以肝脏损伤为主的传染性疾病,可通过血液、体液和垂直传播,是我国流行性最广、危害最大的传染病。在我国,乙型肝炎是肝硬化和原发性肝癌最主要的病因之一。

【实验室测定】

临床上常用酶免疫法、放射免疫法或化学发光法、核酸杂交法、PCR 法检测乙肝病毒血清学标志。乙肝病毒血清学常见标志物包括:

(1)乙肝病毒五项:HBsAg、抗-HBs、HBeAg、抗-HBe、抗-HBc,其常见组合模式测定临床意义见表 5-5-1。

(2)HBV-DNA 检测:HBV-DNA 检测反映病毒复制水平,主要用于慢性感染的诊断以及血清 DNA 水平监测和观察抗病毒疗效。

表 5-5-1　乙肝病毒标志物常见模式的临床意义

序号	HBsAg	抗-HBs	HBeAg	抗-HBe	抗-HBc	临床意义
1	–	–	–	–	–	过去和现在未感染过 HBV。
2	–	–	–	–	+	(1) 既往感染未能测出抗-HBs;(2) 恢复期 HBsAg 已消失,抗-HBs 尚未出现;(3)无症状 HBsAg 携带者。
3	–	–	–	+	+	(1)既往感染过 HBV;(2)急性 HBV 感染恢复期;(3)少数标本仍有传染性:①HBV 感染已过;②抗HBs 出现前的窗口期。
4	–	+	–	–	–	(1)注射过乙肝疫苗有免疫;(2)既往感染;(3)假阳性。
5	–	+	–	+	+	急性 HBV 感染后康复。
6	+	–	–	–	+	(1)急性 HBV 感染;(2)慢性 HBsAg 携带者;(3)传染性弱。
7	–	+	–	–	+	既往感染,仍有免疫力。HBV 感染,恢复期。
8	+	–	–	+	+	(1)急性 HBV 感染趋向恢复;(2)慢性 HBsAg 携带者;(3)传染性弱。即俗称的"小三阳"。
9	+	–	+	–	+	急性或慢性乙型肝炎感染。提示 HBV 复制,传染强。即俗称的"大三阳"。

三、丙型肝炎病毒

丙型肝炎病毒(hepatitis C virus,HCV)为单股正链 RNA 病毒,引起的丙型肝炎(简称丙肝)的临床表现与乙肝类似,以血液传播为主,是引起肝硬化、原发性肝癌的重要原因。

【实验室测定】

(1)抗-HCV:临床常用 EIA 法测定抗-HCV,是常用的筛选试验,多数患者出现抗体阳性,但一般出现时间较晚。

(2)HCV-RNA:HCV-RNA 常用荧光定量 PCR 法、定量聚酶链反应测定,出现 HCV 感染早期即可检出,其敏感性和特异性要显著高于抗-HCV 检测,是抗病毒疗效评估主要指标。

四、丁型肝炎病毒

丁型肝炎病毒(hepatitis D virus,HDV)为环状 RNA 病毒,是一种缺陷性病毒,必须依赖其他病毒才能复制。HDV 的外壳即为 HBV 的表面抗原,所以常常发生 HDV 和 HBV 联合感染。

【实验室测定】

(1)HDAg:HDAg 临床常采用酶免疫法和放射免疫法、免疫荧光法测定,血清 HDAg 是病毒感染早期诊断和评估活动性感染的一项指标;肝组织中的 HDAg 阳性是丁型肝炎(简称丁肝)感染的最可靠指标。

(2)抗-HD IgM:临床常采用 EIA 或 RIA 测定,因为出现时间早,持续时间短,是丁肝感染早期的诊断标志。抗-HD IgM 升高伴肝功能异常,有提示病情恶化的作用。

(3)抗-HD IgG:临床常采用 EIA 或 RIA 测定,因为出现时间晚,持续时间长,因此作为丁肝慢性感染的诊断标志。

(4)HDV-RNA:临床上常采用 RT-PCR 或 cDNA 斑点杂交法测定,是丁肝感染诊断标志,也是动态观察丁肝病毒复制和监测抗病毒治疗效果的指标。

五、戊型肝炎病毒

戊型肝炎病毒(hepatitis E virus,HEV)是单链 RNA 病毒,主要通过消化道传播,以青壮年发病为主,孕妇感染后病死率较高。

【实验室测定】

(1) 抗-HEV:临床上常用酶联免疫法测定,包括抗-HEV IgM 和抗-HEV IgG。戊型肝炎(简称戊肝)急性感染时可以检测出高水平的抗-HEV IgM,在恢复期内其水平下降或消失,但在恢复期内抗-HEV IgG 可以呈低水平,并且持续时间可达多年,因此只能作为既往感染的依据。

(2)HEV-RNA:HEV-RNA 阳性是新近感染的最直接证据。

第六节　肝癌的肿瘤标志物检测

肿瘤标志物(tumor marker,TM)是指特征性存在于恶性肿瘤细胞或是由恶性肿瘤细胞异常而产生的物质,或是宿主对肿瘤的刺激反应产生的物质。它能反映肿瘤发生、发展,并能监测肿瘤对治疗的反应。通过测定体内的肿瘤标志物,对肝癌的诊断、发病过程和预后有重要意义。

189

一、甲胎蛋白

甲胎蛋白(alpha fetoprotein,AFP)是一种糖蛋白,是在人胎儿血清中发现的一种专一性的甲种球蛋白。正常情况下,AFP 主要存在于胎儿循环中,随着胎儿发育成熟,AFP 逐渐减少,胎儿出生后 6 个月至 1 年,血清 AFP 水平降至健康成人水平。成人 AFP 主要由肝脏生成,通常血清中含量极低。

【测定方法】

临床上以 RIA 法、ELISA 法、ECLIA 法、CLIA 法较常用。

【临床意义】

AFP 升高的原因:①70%以上的原发性肝癌可见 AFP 升高,部分可达正常参考上限的数十倍以上。血清 AFP 超过400μg/L持续 4 周以上或200~400μg/L

持续 5 周以上,结合影像学检查,排除其他因素,应高度怀疑原发性肝癌。随着癌肿切除后 AFP 可降至正常,若肿瘤复发,AFP 可再升高,因此可以用来监测病情变化。但需注意对直径小于 3cm 的早期肝癌,AFP 有较高的假阴性。②病毒性肝炎、肝硬化,血清 AFP 可见升高,但一般不超过 300μg/L。③生殖系统肿瘤和胚胎性肿瘤也可升高。④妇女妊娠 3 个月后血清 AFP 可升高,分娩胎儿后 3 个月恢复正常。若孕妇血清 AFP 异常显著升高,应考虑胎儿神经管缺损畸形可能。

二、甲胎蛋白异质体

AFP 作为肿瘤标志物已应用多年,随着分子生物学的发展,对 AFP 有了进一步研究。AFP 异质体是指氨基酸序列相同而糖链结构不同的 AFP,用扁豆凝集素(LCA)可将 AFP 分为 AFP-L1、L2、L3 三种亚型,其中 AFP-L1 是 LCA 非结合型,AFP-L2 为中度 LCA 结合型,AFP-L3 是高度 LCA 结合型。

【测定方法】

免疫荧光液相结合分析。

【临床意义】

(1)AFP-L3 用于鉴别 AFP 阳性的肝良恶性疾病,AFP-L3 是肝细胞癌特有,而肝良性疾病中一般出现 AFP-L1。

(2)诊断早期原发性肝癌:AFP-L3>10%的人群患原发性肝癌的风险大大增加。AFP-L3 诊断早期肝癌的灵敏度 36%~96%,特异性为 89%~94%。

(3)需要注意,一篇 Mate 分析指出 AFP-L3 比 AFP 具有更好的特异性,但灵敏度更低,认为 AFP-L3 在肝癌诊断方面最好与 AFP 互补使用。

三、糖类抗原 19-9

糖类抗原 19-9(carbohydrate antigen 19-9,CA19-9)是一种糖脂特异性的糖类抗原,在含黏蛋白的体液(如唾液、胃液、尿液、羊水)中,CA19-9 含量极高。CA19-9 不具有肿瘤特异性,也不具有器官特异性,但可用于胰腺肿瘤、肝胆肿瘤和胃癌的诊断和监测。

【测定方法】

采用 ELISA 法。

【临床意义】

(1)胰腺癌、胆囊癌、胆管癌,CA19-9 明显升高,阳性率较高,胰腺癌的阳性率可达 72%~90%。

(2)胃癌、肝癌、结直肠癌也可升高,对胃癌、肝癌和结直肠癌的阳性率分别可达 26%~60%、22%~51%和 18%~58%。

(3)急性胰腺炎、胆囊炎、胆管炎、肝炎等也可不同程度升高。

肝癌临床常用的肿瘤标志物还有血清 γ-谷氨酰转移酶、α-L-岩藻糖苷酶,参见血清酶学检查。

四、肝癌的肿瘤标志物研究进展

原发性肝癌是消化系统常见的肿瘤之一,大多数肝癌患者一经确诊即为中晚期,因此能早期发现、早期诊断肝癌,对提高肝癌患者生存率有重要意义。目前世界广泛使用的肝癌肿瘤标志物为 AFP,由于 AFP 的低特异性和假阴性方面的缺陷,需要找出更具代表性的肝癌肿瘤标志物。新技术的发展,使人们在寻找更具代表性的肝癌标志物方面看到了新希望。

(1)AFP mRNA:是一种游离癌细胞标志物。正常人血中的 mRNA 会被血浆中大量存在的 RNA 酶迅速降解,因此外周血中检测到的 AFP mRNA 系来自癌灶脱落入血的完整原发性肝癌细胞,可作为原发性肝癌细胞血液播散的标志。外周血 AFP mRNA 检出率与血清 AFP 浓度之间无明显相关性, 即血清AFP 阴性,AFP mRNA 仍可为阳性。因此 AFP mRNA 对部分 AFP 阴性的原发性肝癌患者可做出诊断,并可以早期发现肝癌细胞血行播散、术后复发和转移。

(2)磷脂酰肌醇(GPC3):GPC3 是一种膜性硫酸乙酰肝素糖蛋白,属于硫酸类肝素蛋白多糖家族,是一种癌胚抗原。GPC3 参与细胞的生长、分化、黏附和迁移, 研究发现 GPC3 mRNA 和蛋白在肝癌中均呈高表达状态。一项研究报道 GPC3 在原发性肝癌组织中表达显著增加,在转移性肝癌、良性肝病和正常人中无表达,灵敏度为 80%,特异性为 100%。故提示 GPC3 可用于原发性肝癌的早

191

期诊断。

(3)高尔基体糖蛋白73(GP73)及其异质体:GP73属跨膜蛋白,存在于高尔基体中,因其在聚丙烯酰胺凝胶电泳中相对分子质量为$73×10^4$,所以称为GP73,而GP73异质体是指分子结构在GP73基础上被岩藻糖基化的一种蛋白。多项研究发现,GP73用于诊断原发性肝癌的灵敏度和特异性均超过70%,而另外一项研究表明,GP73异质体诊断肝癌的灵敏度和特异性均高于GP73,并且在少数GP73正常的肝癌患者血清中,GP73异质体也可表达。

(4)去羧基凝血酶原(PIVKA-Ⅱ,DCP):DCP是原发性肝癌产生的一种异常凝血酶原。DCP因为γ-羧基谷氨酸结构中一个或多个谷氨酸残基不完全羧化为γ-羧基谷氨酸,从而不能产生凝血功能。目前认为,DCP诊断原发性肝癌的阳性率为58%~80%,特异性约95%。一项研究发现,DCP比AFP和AFP-L3具有更高的灵敏度,但是当肿瘤小于2cm或是3cm时,诊断灵敏度分别只有38.5%和48.6%,DCP在检测小肝癌方面仍存在一定的局限性。

(韩苏阳　邵国良)

参考文献

[1]　府伟灵,徐克前.临床生物化学检验[M].北京:人民卫生出版社,2012.

[2]　吴伯文主编.实用肝脏外科学[M].北京:人民军医出版社,2009.

[3]　康熙雄主编.实验诊断学[M].北京:人民卫生出版社,2009.

[4]　顾宇,陆枫林.肝癌标记物的研究进展[J].现代医学,2009,37(1):76–79.

[5]　Yuen MF,Lai CL. Serological markers of liver cancer[J]. Best Pract Res Clin Gastroenterol,2005,19(1):91–99.

[6]　Yi X,Yu S,Bao Y. Alpha-fetoprotein-L3 in hepatocellular carcinoma:a meta-analysis[J]. Clin Chim Acta,2013,425:212–220.

[7]　曾兰兰,石玉玲.原发性肝癌标志物的实验室研究进展[J].生物技术通讯,2009,20(5):710–715.

[8]　Wang F,Jing X,Wang T,et al. Differential diagnostic value of GPC3-CD34 combined staining in small liver nodules with diameter less than 3cm[J]. Am J Clin Pathol,2012,137(6):937–945.

[9] Kandil D, Leiman G, Allegretta M, et al. Glypican-3 immunocytochemistry in liver fine-needle aspirates: a novel stain to assist in the differentiation of benign and malignant liver lesions[J]. Cancer, 2007, 111(5): 316-322.

[10] Marrero JA, Romano PR, Nikolaeva O, et al. GP73, a resident Golgi glycoprotein, is a novel serum marker for hepatocellular carcinoma[J]. J Hepatol, 2005, 43(6): 1007-1012.

[11] Liu X, Wan X, Li Z, et al. Golgi protein 73(GP73), a useful serum marker in liver diseases [J]. Clin Chem Lab Med, 2011, 49(8): 1311-1316.

[12] Marrero JA, Feng Z, Wang Y, et al. Alpha-fetoprotein, des-gamma carboxyprothrombin, and lectin-bound alpha-fetoprotein in early hepatocellular carcinoma [J]. Gastroenterology, 2009, 137(1): 110-118.

[13] 从玉隆主编. 检验医学[M]. 北京: 人民卫生出版社, 2009.

[14] 王赤华总主编. 新编临床检验学[M]. 西安: 西安交通大学出版社, 2015.

[15] 宫英博, 李立文. 血清 AFP、AFU、GP73 及 SF 联合检测在原发性肝癌早期诊断中应用价值分析[J]. 标记免疫分析与临床, 2016, 23(6): 651-654.

[16] 黄存敏. DCP 联合 AFP 对原发性肝癌的诊断价值[J]. 肝脏, 2016, 21(5): 372-374, 400.

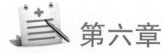

第六章
肝癌的临床症状学

肝癌的临床症状根据癌的发育程度、部位及个体的耐受性不同而不同,小的初发癌通常不会产生任何症状,而有症状出现时多为肿瘤增长到一定程度,影响到机体生活和生存。肝癌的临床经过遵从消化系统肿瘤的发生和发展规律,经过三个阶段。

(1)无症状期:此期也有人将其分为亚临床前期和亚临床期。亚临床前期,肿瘤细胞开始出现,并有增生,可能合并有 AFP 增高,但临床检查发现不了病灶的存在。从亚临床前期到亚临床期多数经历 10 个月左右,此期患者密切观察随访,可以发现早期癌。亚临床期:是从亚临床期确定后到症状出现,历时约 8 个月,如果在此期能够做出诊断,并及时治疗,仍能起到早诊早治的作用,对提高治愈率和远期生存率有重要的意义。但因个体差异或肿瘤部位的不同,此期有可能有较大的肿瘤出现。

(2)临床期:肿瘤细胞增殖形成一定大小的肿块,引起机体的不适或感觉上的异常,此期患者会主动就医,得到相应的检查和治疗。但也有症状不典型,而忽视肝脏的检查以致延误诊断的病例。所以对不典型腹部不适或其他不适症状,应详细询问病史,并给予必要的检查,尤其是 AFP 阴性的患者。对一些知识水平较低,或过去曾有慢性胃病史等的患者,不能只满足于胃病的诊断而不作进一步的处理,耽误患者的诊治,导致本该有机会治疗的患者错过治疗时机。但此期也因患者的个体差异及对疾病的认知程度不同,就诊时差异很大。因此期患者多数会主动就诊,所以医生的意识对诊断会起到至关重要的作用。

(3)晚期:此期肿瘤有远处转移或肝内多发转移,并因肿瘤的生长侵犯大部分肝组织,致使肝功能异常或因远处转移不仅导致肝脏损害,更兼有其他脏器的损害。此期患者往往会有较多的痛苦,在此期给予的任何治疗只能是姑息性延长生命或减轻患者痛苦的对症处理。

长期的临床实践显示,肝癌的亚临床前期无特异性症状,只是体检时发现AFP或其他肿瘤指标(如肝内胆管癌时 CA19-9)升高。在这一时期,很难确定是否为肝癌,多数患者的主诉症状多与心理因素有关,也不排除相应的良性疾病引发症状的可能,这种状态的处理方法是密切观察。临床前期,患者在此期和亚临床期表现多无明显差异,很多症状的出现并非是肿瘤相关的症状,而是伴发病的症状,此期的仪器检查往往可能发现病变。临床期和临床后期:肝癌中的不同症状在此期逐渐表现出来,在检查仪器不发达的年代,肝癌的诊断基本上是在此期,给治疗带来困难。如果重视肝癌的症状,在临床期的早期即给出诊断,并及时地治疗,在一定的人群中仍可获得较为理想的结果。

一、常见的临床表现

肝癌常见的临床表现:在较早阶段,我国肝癌的症状出现频率顺序为腹胀(43%)、腹痛(41%)、发热(38%)、体重减轻(33%)、乏力(31%)、厌食(27%)、消瘦(15%)、呕吐(8%)等,近年来,随着生活水平的提高和公民健康意识的增加,以上腹部不适、食欲差、饮食习惯或喜欢的食谱改变、乏力、体重减轻等为首发症状就诊的比例逐渐增高,而疼痛、消瘦、腹胀不适仍为高出现频率的症状。

1. 腹痛

疼痛的性质因肿瘤的大小及肿瘤在肝脏的位置不同而存在差别。可呈持续隐痛、阵痛、刺痛、钝痛或在劳累后痛。有部分患者因进食不当或饮酒后痛。疼痛性质和部位的不确定给诊断带来困难。右上腹阵发性痛应注意与胆囊结石、胆囊炎引发的痛区别,并注意与十二指溃疡进行鉴别,上腹正中和左上腹痛有时很难与胃部病变区别。疼痛的原因:因为肿瘤迅速增长,牵扯包膜;突发的剧烈痛,有可能为肝癌破裂,腹腔内出血可出现腹膜刺激征。

2. 消化道症状

食欲不振、腹胀、恶心、呕吐、腹泻等。此类症状无特征性,但若症状顽固,则应考虑为肿瘤的代谢产物或肿瘤压迫胃肠道引起。肿瘤增大引起肝功能异常,也是出现消化道症状的原因之一。

3. 乏力、渐进性消瘦

早期不明显,随着病情加重,体重下降明显,部分患者因短期内体重下降明显就诊。消瘦可由肿瘤代谢产物引起,也可因患者原有肝病食欲差进食少引起,部分患者因情绪低落引起胃肠道功能不好引起食欲降低,致进食少引起。晚期患者可因疼痛或情绪异常导致休息不好,腹水腹胀、胃肠道功能障碍导致营养吸收不良等,最后表现恶病质症状。

4. 发热

发热是肝癌较为少见的临床表现之一,以发热为主要表现的肝癌预后较差。发热多为低热,由于缺乏对其认识,易误诊为肝脓肿,延误病情。肝癌发热的热型多不规则,温度多在 37.5~38.5℃之间,有时可高达 39℃以上。其特点是:白细胞不高,应用抗生素无效,吲哚美辛可以退热。发热间隙,患者精神状态良好,食欲正常。发热时血培养结果均阴性。发热的具体原因不清,可能为:①肿瘤迅速生长,中心坏死毒素吸收,也可能因肿瘤代谢产物而致发热,临床上称之为"肿瘤热"。②肿瘤的代谢产物、肿瘤坏死合并感染。③肿瘤压迫胆道、肝内胆管引流不畅合并胆道感染。④腹水、呼吸道、泌尿系感染等引起。后两类情况抗生素治疗可使体温下降。

对于该类患者,治疗上首先要控制体温。吲哚美辛栓(非甾体类抗炎药的一种)退热效果好,临床应用较多。治疗过程中同时注意排除肝外感染病灶的存在。控制体温的同时,应加强支持治疗。发热时间较长,机体消耗明显,营养状况差,如进一步治疗肝脏肿瘤,提升患者营养状态刻不容缓。

5. 腹泻

肝癌合并腹泻称为肝源性腹泻。此症状不常见,但可作为原发性肝癌的首发症状出现,往往误诊为胃肠炎。腹泻可不伴有腹痛,往往是进食后马上腹泻,内容物多为不消化的食物残渣,多不伴有脓血,药物不能控制,腹泻可致病情迅速恶化。肝癌引起腹泻的机制不完全清楚,可能的原因:①患者抵抗力下降,肝脏解毒功能下降,肠黏膜在有害化学物质的刺激后产生肠毒素,促使肥大细胞增殖,释放组胺,使肠黏膜变性、水肿,通透性增加对水分的吸收下降,分泌增加,致大量水分排入肠腔而引起腹泻。②肝癌常伴肝硬化、门脉高压、消化吸收不良等,从而导致胆汁分泌减少、胆盐缺乏,有关的肠脂肪吸收障碍,以及与慢性肝病有关的小肠内细菌过度繁殖,进而引起腹泻。对于肝癌合并门脉高压患者,肠道通透性升高,其机制可能是肝硬化门静脉高压时,肠血流缓慢,黏膜下毛细血管和静脉扩张淤血,使氧和营养物质输送到黏膜的时间延长,代谢产物不能及时运走;肠微循环障碍,黏膜出现缺血性改变。有资料证明,肝硬化门静脉高压时,肠壁小静脉和毛细血管扩张达 70%,总血流量增加,但肠黏膜的有效血流量减少。肠黏膜血流量的改变致其发生充血、水肿、糜烂等,黏膜上皮细胞和黏膜下毛细血管呈病理性改变,从而削弱了肠道屏障功能,使通透性增加。Keshavarzian 等认为,肝硬化患者肠道通透性的升高是因为门静脉高压症、低蛋白血症或营养不良导致的肠壁水肿。③肝癌产生异位激素如胃泌素、血管活性肠肽等,使肠蠕动及分泌增加,易致腹泻。④肝癌伴门静脉高压可致肠黏膜缺血、缺氧,肠道细菌繁殖过多,菌群失调及细菌分泌的毒素影响消化酶的作用,导致腹泻。李昊等曾报道 1 例肝癌顽固性腹水患者多种治疗措施不能缓解腹泻症状,经 TIPS 治疗后腹泻明显好转,故认为门静脉压力增高是患者腹泻的主要原因。但有些患者影像学检查无癌栓发现,另有很多检查显示明显门静脉癌栓的患者并无腹泻症状出现,故腹泻的原因有待进一步研究。

二、其他症状

1. 肝硬化相关的症状

我国肝癌多数(90%以上)有肝硬化背景,合并肝癌时,症状是肝硬化背景症状或是肝癌症状,应进行区分,肝硬化背景症状有可复性,而肝癌引起的类肝硬化症状如果肝癌没得到控制,症状往往不能够缓解。

2. 肝癌转移引起的相应症状

肝癌转移症状与所转移的部位有关,如骨转移可引起病理性骨折,脊柱转移引起截瘫,肺转移引起呼吸道症状,骨髓转移引起类白血病反应,脑转移引起中枢神经系统症状等。

3. 肩背痛、出血倾向

有些患者合并肩背部痛;有些患者表现出血倾向(牙龈出血、鼻出血、上消化道出血、痔出血)。

三、体征

早期肝癌可无任何阳性体征,如果有肝硬化会有相应肝硬化背景的体征如蜘蛛痣、脾大、腹壁静脉曲张等。肿瘤发展到一定阶段,会出现相应的体征。

1. 肝肿大、肝脏肿块

肝肿大、肝脏肿块可表现在剑突下、右季肋下形态不规则肿大的肝脏可随呼吸上下移动,但肿块巨大时,或肿物与周围粘连时,活动受限。肝表面可触及高低不平的结节,质地较硬,有触痛或叩痛。弥漫性肝癌可表现为肝下缘钝厚感。若肿块位于肝顶部可致膈肌抬高,检查时肝浊音界上升,肿物较大可使膈肌固定,活动受限,合并胸腔积液时,积液侧叩诊浊音。

2. 黄疸

皮肤、巩膜不同程度黄染。肝癌出现黄疸多数属晚期表现。肿瘤广泛侵犯肝脏致肝细胞性黄疸,多见于弥漫性肝癌及肝内胆管癌。肿瘤侵犯肝内主要胆管或形成胆管癌栓可致梗阻性黄疸,肿瘤压迫或转移淋巴结压迫肝外胆管也可致梗阻性黄疸。

3. 腹水

肝癌腹水可为草黄色或血性腹水。肝癌的背景病变为肝硬化、腹水为草黄色。少量腹水体检无法检查到,腹水较多时,体检可查到移动性浊音。大量腹水可出现相应腹水的体征,如平卧时腹壁松弛,液体下沉于腹壁两侧形成"蛙状腹";侧卧或站立时液体移动可使腹下部膨出,有时可使脐膨出。叩诊可检查到液波震颤(fluid thrill),或称波动感(fluctuation)。

4. 下肢水肿

早期可只有踝部水肿,严重者水肿范围可增大,并有可能与腹水、胸水并存。

5. 肝硬化相关的体征

肝硬化背景的相应体征有蜘蛛痣、脾大、腹壁静脉曲张等。肝硬化基础上发生肝癌会使上述体征更明显。

6. 出血倾向

出现刷牙时牙龈出血，或有损伤时出血不易止住等。肝硬化、门脉高压、脾亢、血小板减少，再加上肝功能损害引起凝血因子减少或缺乏，加重出血倾向。

7. 转移相关的体征

不同部位的转移可出现不同的体征：锁骨上转移可于锁骨上窝触及肿大的淋巴结或肿物；骨转移局部压痛明显等。髂窝转移尽管不常见，但肝癌患者发现髂窝肿物应考虑髂窝转移的可能。

四、少见的首发症状

1. 肩背部痛

对右肩背痛为首发症状的原发性肝癌认识不够。右肩痛可由于膈顶部肝癌刺激横膈肌所致。右肩部痛为主的患者最容易误诊，原因是：①50岁以上的患者易误诊为右肩周炎；②有胆囊结石史或检查提示有胆囊结石者易误诊为胆囊炎；③有其他病史时，病情变得更为复杂，更易误诊；④有右肩外伤史误认为是外伤所致。故有右肩痛的患者，临床医生应考虑到有肝癌的可能，提示检查科室医生应注意膈顶部原发性肝癌的可能。曾有报道1例30岁男性患者，平时以体力劳动为主，因右肩部痛就诊多家医院骨科及神经科，均以对症处理间断好转，但痛缓解期短，后经检查发现右肝肿瘤。

2. 腹部肿物

无其他特殊不适主诉，患者偶然发现腹部肿物。

3. 头晕为主的症状

肝癌患者中以头晕为主诉的并不少见，但多数只把这一症状看作是其他症状的伴发症状，很少有人会把这一症状与肝癌联系起来。笔者遇2例以头晕为主诉就诊的患者，1例以近期头晕、精神差要求检查时发现肝癌，另1例除头晕多日主诉外,无其他任何主诉,检查偶然发现。

4. 以消化道出血为首发症状

患者以呕血、黑便为主诉就诊。上消化道出血在肝癌不是常见表现,所以对以消化道出血为首发症状的患者很难意识到肝癌的可能,容易被误诊。遇此情况,详细询问病史及必要的肝脏相应检查是提高正确诊断所必需的。肿瘤只在门静脉内而肝实质内没有发现肿物的病例, 多是以消化道出血为首发症状,对诊断造成更大的困难。

5. 以阵发性低血糖及低血糖昏迷为首发症状

原发性肝肿瘤伴低血糖症,多数认为是伴癌综合征之一。少数患者以反复低血糖昏迷为首发症状。起病急慢及病程长短不一,以空腹发生多见,禁食或延迟进食均可诱发,发作频率和严重程度多呈进行性加重。可分为 A、B 两型:A 型常见于巨大肿瘤,组织破坏严重,晚期出现低血糖症;B 型发生率低,较早出现低血糖症。发生低血糖的主要机制可能为:①肝癌患者肝组织广泛受损,导致肝糖原异生障碍,肝糖原储备严重不足,但是尚没有证据表明低血糖与肝细胞损害成正比关系。②肝癌细胞糖原酵解增加,糖原消耗过多。③由于肝细胞破坏,雌激素在肝中灭活减弱,引起血浓度相对偏高,对生长激素和胰高血糖素有拮抗作用。④由于葡萄糖-6-磷酸酶缺乏或磷酸烯醇式丙酮酸盐羧激酶和丙酮酸羧化酶缺乏引起肝糖异生缺陷。⑤由于肝癌细胞可以产生胰岛素样生长因子类物质,使肝癌细胞大量利用葡萄糖,与此同时抑制肝糖的输出。以低血糖昏迷为首发症状的原发性肝癌易误诊为癫痫等疾病。尤其是 AFP 阴性的患者,更是给诊断造成困难。因为不是常见症状,更易误诊,而原发性肝癌诊断成立后出现低血糖昏迷易误诊为肝昏迷或颅内转移。

6. 转移病变为首发症状

肝癌以转移灶为首发症状的不多见,但正因为不多见,更容易被忽视。①发现颈部肿物就诊的患者,此为首发就诊的患者比例未见有报道。笔者对就诊我院的门诊患者简单统计,发现以颈部肿物就诊的患者大约 1%,均经多家医院就诊,行胃镜及胸部 CT 等检查未发现明显肿物,后经腹部CT 检查提示肝肿物,考虑原发性肝癌伴颈部及锁骨上、下窝转移,并经淋巴结穿刺活检证实。这些患者多数为 AFP 阴性,医生不易想到,容易误诊或漏诊。②骨转移引起相应的疼痛或其他相应的症状,甚至骨折等症状。③腰椎转移以引起腰背部痛或截瘫症状。④盆壁转移引起的下腹部痛及一侧下肢痛。⑤盆腔转移引起大便困难或肠梗阻症状。⑥脑转移引起的头痛、眼部症状、视力改变及其他颅内高压症状。⑦肺转移引起的咳嗽、咳痰。⑧胸、腰痛,伴四肢麻木,误诊为脑血栓形成。⑨腹腔内广泛转移引起的腹胀或腹水征:肝癌患者多数腹水由肝功能异常、低蛋白血症引起,少数患者大量腹水,肝功能检查正常,这类患者往往给诊断造成困难。总之,以转移灶症状为首发症状就诊的患者表现类型复杂,临床医生应重视,才可避免误诊或漏诊。

7. 黄疸

肝癌患者在晚期有 19%~40% 出现黄疸,主要原因为癌细胞对肝实质的广泛破坏、肝功能衰竭以及肝癌对胆管的压迫。由肝癌侵犯胆管并形成胆管内癌栓而致的黄疸在临床上少见,由于此类患者多以阻塞性黄疸为首发症状,被称为"黄疸型(icteric type)"或"淤胆型(cholestatic type)"肝癌。有报道此类患者占肝癌患者的 6.3%。此类患者可有梗阻性黄疸的各种典型症状,如胆道感染症状,如表现为典型的 Charcot 三联征(即腹痛、寒战高热、黄疸),腹痛(多为右上腹钝痛或胀痛,可放射到右侧肩背部)等,皮肤瘙痒,白陶土色大便,以及胆管内癌栓的坏死或脱落而出现剧痛或绞痛;急性梗阻性化脓性胆管炎 (AOSC):除Charcot 三联征外还可出现休克、中枢神经系统受抑制表现, 即 Reynolds 五联征。也可表现为不规则发热、乏力、纳差、体重下降等原发性肝癌的一般症状。以阻塞性黄疸为首发症状就诊的患者,多数首先被考虑为胆道系统肿瘤或壶腹周围肿瘤,这类患者肿瘤有一定的特殊性:①肝癌细胞直接侵犯胆管并在其中形成癌栓,癌栓与原发灶呈"哑铃状"相连而阻塞胆管。②胆管内癌栓与原发灶脱离,下行至肝外胆管造成阻塞。③癌细胞侵犯胆管壁致出血,含癌细胞的凝血块(癌性血栓)阻塞胆管。有人认为肝细胞癌栓多起源于肝汇管区旁的肝细胞,较早地侵入肝内胆管引起梗阻性黄疸, 而肝内胆管癌栓直接起源于小肝管壁,更易向胆管腔内生长引起梗阻性黄疸。④近肝门部肿瘤压迫胆管引进阻塞性黄疸,部分患者甚至以肝门部胆管癌行手术治疗,术后病理报告为原发性肝癌。

8. 出血倾向为首发症状

肝癌合并出血倾向,最常见为鼻黏膜出血或牙龈出血。伴门静脉高压者可有呕血或黑便。晚期可出现弥散性血管内凝血。所以出血倾向可能是门脉高压相关症状,也可能是肝癌独有的症状。

9. 顽固性呃逆

笔者曾接诊一例患者,以呃逆1个月就诊多家医院,均予"解痉"治疗,症状间断好转,后就诊我院,B超检查示右肝巨大肿瘤并侵犯膈肌。

10. 布—加综合征合并肝癌的症状

布—加综合征(Budd-Chiari syndrome,BCS)是由于肝静脉或/和下腔静脉阻塞导致肝静脉或/和下腔静脉血液回流障碍而产生的门静脉高压或/和下腔静脉高压的一系列症候群。主要表现为肝脾肿大、腹水、下肢肿胀和体表静脉曲张等。因与肝炎肝硬化发病机制不同,所以布—加综合征合并肝癌的患者并不常见,没有引起临床的特别关注。布—加综合征可以合并肝癌,同时肝癌也可以引起继发性布—加综合征。两者治疗方法和措施有很大的差异,预后也不尽相同,所以明确因果关系,对临床有着重要的意义。这类患者多数以活动后心悸、气喘、腹胀、右上腹疼痛、上消化道出血(呕血或黑便)及腹壁静脉曲张、腹水等就诊,也有以发现肝大、脾大就诊。对于这类患者不能因上述症状的出现,认为属晚期肝癌而放弃治疗,需进一步检查明确是布—加综合征引起的还是因癌症晚期而出现,以确定进一步的治疗方法。

五、伴癌综合征

伴癌综合征(paraneoplastic syndrome,PNS)是指肝癌患者由于肿瘤本身代谢异常或癌组织对机体产生各种影响而引起的一组症候群。伴癌综合征很多,有不少于50种的报道。PNS有时可在原发性肝癌(PHC)局部症状之前出现而成为首发症状,其发生率各家报道有较大差异,Chithriki报道为25%左右,Huh等报道为43.6%。伴癌综合征的出现使肝癌的临床表现更复杂,治疗处理更棘手,也是肝癌患者预后差的独立因素,因此其临床意义重大。正确认识PNS的临床特征、生化与病理参数的改变规律,对原发性肝癌的诊断、治疗和预后均有重要指导意义。同时对这些症状的正确处理,可帮助患者减轻痛苦,提高生活质量。

(一)内分泌方面改变

1. 红细胞增多症

肝癌伴红细胞增多症的发生率各家报道不一,文献报道发生率为2%～10%,张文洁报道为3.4%,机制不太清楚,可能与下列因素有关:①肝细胞癌(HCC)分泌某种促红细胞生成物质,诱导红细胞系统的干细胞分化成熟;②肝脏灭活能力降低,红细胞生成素半衰期延长;③HCC分泌雄激素样物质,使红细胞造血功能活跃。Hwang等和Sakisaka等采用光镜免疫组织化学研究证明,红细胞生成素可能由肝癌细胞直接产生。Brownstein等认为,肝硬化患者出现红细胞增多症是癌变的可靠指标。Mcfadzean等观察发现,肝硬化患者发生肝癌后立即出现红细胞增多。故有人认为,肝硬化患者,警惕红细胞增多症的出现,有助于肝癌的早期诊断。张文洁报道的一组病例中红细胞增多症者均合并肿瘤转移,提示红细胞增多症可能是HCC转移的参考指标之一。

2. 血小板增多症

有学者总结HCC伴血小板增多特点为血小板计数增高,但多在$1000×10^9$/L以下,红细胞一般正常,血栓栓塞与异常出血的现象少见,脾脏无肿大,骨髓检查仅见巨核细胞及血小板增多,与原发性血小板增多症明显不同。HCC伴血小板增多症机制可能与血小板生成素增多有关。血小板增多症发生率为7%～10%,男性多发,谷氨酰转肽酶增高显著。血小板增多的HCC患者往往合并有其他伴癌综合征。

3. 类白血病反应

系指机体因受某种刺激而发生的一种类似白血病的血象反应。恶性肿瘤为其常见病因之一,白细胞增多症为其常见表现。其与白血病的主要区别在于骨髓检查除有白细胞增生和核左移外,原始和早幼细胞很少达到白血病程度,无白血病细胞浸润表现,一般也不伴有贫血和血小板减少。肿瘤患者发生类白血病的机制系由于:①肿瘤转移破坏和刺激骨髓;②肿瘤坏死炎症、出血;③肿瘤异位分泌骨髓生长因子(G-CSF)。白细胞增多的患者同时并发血小板增多症。

203

4. 高血钙症

文献报道发生率为 1.8%~15.6%，张文洁报道为 1.0%。其被认为是肝癌伴癌综合征中最严重的症状之一，多数认为是由肝癌组织分泌异位甲状旁腺激素引起。高钙伴低磷，这与骨转移引起的高血钙症不同，后者高钙高磷并常伴骨破坏表现。引起高血钙症的原因：①HCC 可产生异位甲状旁腺激素(PTH)和 PTH 相关蛋白、前列腺素等物质；②HCC 可分泌破骨细胞激活因子，导致骨溶解和高血钙症发生；③HCC 患者细胞因子、转化生长因子等活性增高，影响钙代谢；④肿瘤细胞产生维生素 D 样物质，促进肠钙吸收增加；⑤肾功能减退，钙排泄量减少，骨化降低等均可促进血钙升高。张文洁等报道高血钙症组大多为男性，转移少，Child-Pugh 评分低，合并肝炎者少，肝右叶受累多，不合并肝硬化及门脉瘤栓，提示高血钙症多发生于 HCC 病程早期、肝功能代偿良好者；而 Luo 等对 903 例 HCC 患者中并发 PNS 的 179 例患者进行分析后发现，高钙常发生于 HCC 病程晚期。高钙时有一系列高血钙症的表现如：虚弱、乏力、口渴、多尿、厌食、恶心及呕吐，严重的出现嗜睡、精神异常、昏迷等高钙危象。当血清钙>3.8mmol/L 时应及时降钙处理，否则有生命危险。当出现上述症状时，应与肝昏迷等肝功能异常进行区别，以做出正确的处理。

5. 高血钾症

高血钾症是肝癌伴癌综合征中一种严重的类型，文献报道较少，机制尚不清楚。浙江省肿瘤医院曾诊治 1 例患者，术前检查肝肾功能均正常，行半肝切除术，术中出血较多，给予输血等治疗，术后 3 天患者出现黄疸，随后检查肝功能明显异常，并血钾 5.8mmol/L，给予护肝等治疗，病情渐恶化，患者出现心律失常，随后出现少尿至无尿，血钾渐增高，于术后 10 天死亡。讨论认为患者死亡原因为肝肾综合征，但回顾分析患者高钾在前，少尿、无尿在后，笔者认为高血钾症应在肝肾综合征出现之前。高血钾症的原因尚不清楚，可能与肿瘤细胞大量坏死，大量钾释放入血有关，也可能与酸中毒引起的细胞内外 H^+-K^+ 交换加强而造成高血钾症，也有可能为肝肾综合征最早表现。但无论如何，高血钾症提示为肝癌患者预后不良的信号之一。

6.性征变化

性早熟、男性乳房发育、促性腺激素水平增高。性早熟见于儿童肝癌,患儿血、尿及癌组织中均可检测到绒毛膜促性腺激素,血中睾丸素达成人水平。肝癌常伴有肝硬化,肝硬化本身可引起男性乳房发育,但肝硬化引起的乳房发育和肝癌引起的乳房发育类别上可能会有差异。Kew曾报道1例年轻男性肝癌女性化的患者,肿瘤切除后女性化特征消失,血清中的雌激素、雌二醇、二氢基女性激素、人胎盘催乳素也均降至正常水平,提示男性肝癌患者女性化是由于肝癌中具有异位内分泌功能所致。

(二)代谢方面改变

1.低血糖症

有报道发生率极高,国外报道为30%,国内报道为8%~27%。

2.高胆固醇血症

文献报道PNS之高胆固醇血症发生率达38%,多见于50岁以上男性,本组资料统计为15.9%。其发生机制可能为:①HCC时合成极低密度脂蛋白增加,导致血脂升高;②HCC压迫致肝内外胆管阻塞,胆汁淤积,胆汁胆固醇和磷脂进入血循环过多;③HCC细胞可自主地合成胆固醇,由于缺乏正常负反馈系统,致合成失控,使大量胆固醇释入血中。高胆固醇血症患者具有高龄、瘤体大、谷氨酰转肽酶增高显著等特征。高胆固醇血症多伴有低血糖症,所以应注意低血糖反应。

3.甲胎蛋白增高

甲胎蛋白(alpha-fetoprotein,AFP)是哺乳动物在胚胎期由肝和卵黄囊合成的胚胎性血清糖蛋白。在胎儿发育过程中,胎肝是合成AFP的主要场所,其次是卵黄囊,来自内胚层的胃肠道黏膜也能少量合成。胎儿期,AFP起到蛋白载体作用,并维持胶体渗透压。成年期,AFP主要来源于内胚层的恶性肿瘤,如肝癌及性腺肿瘤等。在细胞恶变过程中,某些细胞基因被重新激活,原已丧失合成AFP能力的细胞又重新开始合成,患者体内的AFP水平增高。AFP是诊断原发性肝癌最敏感、最特异的指标。

(三)其他

其他如甲状腺功能亢进、皮肤血卟啉病、肥大性关节炎、多发性神经病变、降钙素增高、高血压、溶血性贫血、促生长激素水平增高、高纤维蛋白原血症、冷纤维蛋白原血症、浆细胞增多症、功能性去纤维蛋白血症、溶血性贫血、抗纤维蛋白溶解、巨球蛋白血症等均有报道。

伴癌综合征(PNS)临床表现无特异性,容易漏诊和误诊,但可能成为提示 HCC 存在的线索。Furusawa 等的研究发现,PNS 多发于 40 岁以下者,与非 PNS 组相比,PNS 组患者生存期短,预后更差。有研究提示:①对于存在上述异常疑似肝肿瘤而初筛阴性者应进一步检查随访,以免漏诊误诊;②伴发 PNS 时 HCC 患者多已有转移,因此,即使诊断 HCC 时未发现转移灶,也应注意进一步检查,同时在制订、调整治疗方案及判断预后时应予充分考虑;③PNS 组患者生存期短,预后更差,因此,对某些指标进行动态监测,对预测病情变化、评价治疗效果有一定指导意义;④加强对 PNS 的认识和研究,对提高 HCC 的诊断和治疗水平具有重要意义。

六、并发症

1. 肝癌自发性破裂出血

肝癌结节破裂出血是肝癌严重并发症,也是肝癌主要死因之一。肝癌破裂出血发生率相当高,有报道为 14%,如抢救不及时,临床病死率高达 100%。

肝癌破裂出血的症状和体征,可因破裂口大小、出血量多少不同而不同。破裂可局限于包膜下,产生局部疼痛,也可破入腹腔引起急性腹痛和腹膜刺激征,大量出血可导致休克和死亡。有肝癌病史的患者,突发右上腹痛,体检腹肌紧张,全腹压痛,反跳痛,移动性浊音(+),应首先想到肝癌破裂的可能。但较多肝癌破裂的患者症状、体征多不典型,腹痛不很剧烈,腹膜刺激征也并不严重,部分患者仅表现为腹胀,部分患者会以休克就诊,容易造成误诊。减少误诊的方法是医生应该加强肝癌破裂出血的意识。诊断性腹腔穿刺是一项快速简便的诊断措施,而且禁忌证和并发症较少。自发性破裂的原因:①肝癌在生长过程中由于膨胀生长,瘤内压力增高,压迫回流静脉,使瘤内瘀血。②肿瘤生长迅速,瘤体内供血不足,出现缺血缺氧或坏死破裂出血。③肿瘤直接侵蚀血管出血。④肿瘤破溃液化后合并感染。⑤肿瘤位置表浅,包膜脆而薄弱。⑥肝功能不良,凝血因子缺乏导致凝血障碍。⑦弹性蛋白及胶原质表达异常,导致血管功能障碍。⑧当肿瘤生长迅速致使其供血相对不足而出现缺血、缺氧,肿瘤中央坏死、液化时。⑨因外力而破裂,如用力咳嗽、排便及晨间跑步。⑩也可见于腹压骤降引起,如孕妇生产后破裂出血。笔者曾遇 1 例产后休克,超声检查发现腹腔内积血经剖腹探查发现肝癌破裂出血。⑪偶见体检时手法过重所致医源性破裂。

2. 上消化道出血

肝癌并发上消化道出血较常见,原因极其复杂。可能的原因:①有肝硬化基础或有门静脉/肝静脉瘤栓而发生门静脉高压、食管胃底静脉曲张破裂出血。但程树群等研究发现,肝癌合并门静脉癌栓的患者,静脉曲张发生和表现与患者原来合并肝炎有关,而与癌栓形成和浸润门静脉程度无密切相关,提示肝炎肝硬化促使门静脉高压致食管胃底静脉曲张作用更大。门静脉癌栓生长并不与食管胃底静脉曲张破裂出血相一致,所以提出对癌栓晚期患者,保肝治疗仍为首选;晚期患者可因胃肠道黏膜糜烂合并凝血功能障碍而有广泛出血。②肝癌合并胆管出血:少见,但确有发生。肝癌患者出现右上腹痛、上消化道出血、黄疸是胆管出血的三联征,应考虑到肝癌合并胆道出血的可能。典型患者可于胃液或大便中发现管型血凝块。肝内肝动脉与胆管伴行,肿瘤组织增生使管壁损伤,形成动脉—胆管间交通,随肿瘤增长压迫使管壁坏死,血液经肝外胆管入十二指肠。肝癌合并胆道出血的确诊,有赖于选择性腹腔动脉造影或手术探查。胃镜检查可排除食管、胃、十二指肠球部疾病,也可直视下看见鲜血或血凝块从十二指肠乳头排出。呕血、黑便为首诊,可以持续黑便为主,伴呕吐咖啡样液体。③肝癌合并胃十二指肠溃疡出血或肝癌直接侵入胆道或胃、十二指肠引起出血。未经治疗或治疗过程中均可见溃疡出血。如 TACE 后,化疗药物损伤胃黏膜、栓塞剂误入胃十二指肠动脉引起胃黏膜缺血、水肿、炎症、糜烂,使溃疡及其周围组织进一步坏死,消化道反应诱发溃疡出血。手术也可引起应激性溃疡加重出血。④凝血功能障碍:由于肝脏合成凝血因子减少、纤维蛋白溶解性增高,以及化疗等造成骨髓抑制等原因,造成凝血功能障碍。⑤各种治疗如肝切除、肝动脉栓塞化疗、肝动脉门静脉化疗等加重门静脉高压。

3. 肝性脑病

肝性脑病(hepatic encephalopathy,HE)是以严重肝脏疾病和/或门体分流所致的代谢紊乱为基础的中枢神经系统功能失调综合征,以神经精神症状为主。HE 是重症或晚期肝病、某些肝胆疾病术后常见的并发症,是肝脏解毒功能不全和衰竭的表现。其主要临床表现为性格改变、智力减退、意识障碍、行为失常和昏迷等。肝癌患者出现肝性脑病是肝癌进入终末期的表现之一,可分为 3 级。

Ⅰ级:反应迟钝,无集中能力,失眠,欣快感,性恪改变,对周围事物缺乏反应,行为异常,抑郁,嗜睡,失去定向能力等。

Ⅱ级:精神错乱,不认人,木僵,昏睡,出现扑翼样震颤或其他不自主的动作。

Ⅲ级:昏迷。浅昏迷对刺激有反应,深昏迷对刺激性无反应。

肝性脑病病因和发生机制目前尚不完全明确,诱发因素较多,常见的有消化道出血、感染、医源性因素、电解质紊乱、肾功能不全、高蛋白饮食等。存在以下几种假说。

(1)氨中毒学说。①氨的来源:有认为与 Hp 感染有关,但也有研究发现,Hp 感染并不是肝硬化 HE 患者的一个独立危险因素,一些前瞻性研究发现肝硬化 HE 患者在根除 Hp 治疗后血氨水平和精神状态并无显著改变。②氨通过血脑屏障的机制:研究发现,HE 时氨除了以简单扩散的方式通过血脑屏障外,脑部毛细血管膜上的膜蛋白质可以转运氨通过血脑屏障,也有氨相关的转运蛋白间接摄取氨,其具体机制尚待进一步研究。氨引起星形细胞损伤,脑内氨的代谢主要依靠与谷氨酸合成谷氨酰胺,而星形细胞是已知的脑内唯一能合成谷氨酰胺的细胞,也是氨神经毒性的主要靶细胞。具有渗透活性的谷氨酰胺导致细胞内水分积聚,引起细胞水肿,这可能是高血氨时脑水肿发生的主要机制之一。但也有人研究认为,谷氨酰胺水平和星形细胞水肿之间无正相关性;氨致炎症反应,炎症和感染因素与氨毒性有协同作用, 氨不只是对星形细胞产生毒性作用,而且还诱导中性粒细胞功能障碍释放活性氧,促进了全身炎症反应,可能进一步加剧氨毒性和减少中性粒细胞抗炎作用,产生恶性循环。

(2)氨基酸失衡:支链氨基酸(branched-chain amino acid,BCAA)浓度下降,

芳香族氨基酸(aromatic amino acid,AAA)(包括苯丙氨酸、酪氨酸和色氨酸)浓度增高。

(3)其他:假神经递质学说、锰中毒学说。另外肝性脑病时常可伴有碱中毒、低血钠、低血氧症、低血糖等,又反过来加重肝性脑病,形成恶性循环。

4. 肝肾综合征

肝肾综合征(hepatorenal syndrome,HRS)出现在严重肝病尤其是肝硬化病程后期,可出现肝功能衰竭,称之为肝肾综合征。肝癌合并肝硬化,肝功能处于失代偿期时会合并大量腹水,可发生肝肾综合征,主要表现为少尿、血浆尿素氮和肌酐升高等肾功能衰竭征象。HRS是肾灌注不足所致的肾前性、功能性肾功能衰竭,以肾小球滤过率(giomerular filtration rate,GFR)降低为特征,肾脏本身并无组织学改变。目前HRS发病机制仍未完全明确,可能与大量腹水引起有效循环血量减少,肾有效血容量减少有关;肝衰时,肝脏对血液中有毒物质解毒作用降低,以及进食少、呕吐、腹泻、大剂量利尿剂应用使血容量进一步减少。在肝肾综合征中,肾脏损害是功能性的,若能及时纠正肝功能,肾功能会得到缓解;若不能得到及时纠正,会使肾功能损害进一步加重,可能导致患者迅速死亡。

5. 肝肺综合征

肝肺综合征(hepatopulmonary syndrome,HPS)指慢性肝功能不全患者因肺内血管扩张而出现的严重低血氧症,是各种慢性肝脏疾病终末期的一种严重并发症,肝硬化HPS发生率为33%~42.9%,远期预后不佳。血气分析动脉氧分压(PaO$_2$)<10.7kPa,患者行直立性缺氧实验,仰卧位改站立位时PaO$_2$降低10%为阳性。

6. 呼吸系统症状、体征

患者可表现为胸闷、气促、口唇紫绀、运动后呼吸困难等,胸部X线片检查可无异常,或有胸腔积液,肺纹理增多、模糊等,但均缺乏特异性。门静脉增宽、胃底食管静脉曲张者,其HPS发病率差异有显著性($P<0.05$)。门静脉高压,侧支循环建立可导致门—肺分流,血管活性物质等经肝脏灭活减少,使肺内毛细血管扩张、肺内动—静脉分流形成等原因,使血氧交换障碍,导致低血氧症。

7. 肝性胸水

肝硬化伴胸水在肝硬化患者中并非罕见,有报道发生率为 5%~10%,表现为咳嗽、低热最常见,和肺结核的临床症状相似,所以往往误诊为肺结核或肺部感染并发胸水。肝性胸水可以是双侧性,但多数为单侧,以右侧为多见。低白蛋白血症,门静脉高压致奇、半奇静脉压增高,胸部淋巴回流障碍以致淋巴液外渗,以及胸膜淋巴管破裂是导致肝性胸水可能的机制;而右肺静脉回流至左心室的压力较左肺静脉为高,可能是右侧较左侧更易发生的原因;大量腹水可继发产生胸水;另外,近肝表面靠近膈肌的肿瘤刺激产生胸水也是可能的原因之一;各种治疗包括手术、射频、TACE、微波等治疗后胸腔积液更是最常见的并发症之一,国外报道肝癌肝切除术后胸腔积液的发生率高达 30%~43%,国内刘鹏飞报道也达 32.01%,以右侧多见,孙万日等报道总发生率为 20.70%,多以单侧为主,其中右侧胸腔积液占 90.57%,部分患者虽证实有两侧胸腔积液,但也仍以一侧为重。患者可表现为胸闷、呼吸困难和发热等,如有上述症状出现应早期进行检查并给予对应的处理。

(余齐鸣　王新保)

参考文献

[1]　国家癌症中心,卫生部疾病预防控制局. 2010 中国肿瘤登记年报[M]. 北京:军事医学科学出版社,2011.

[2]　魏矿荣,彭侠彪,梁智恒,等. 肝癌流行概况[J]. 中国肿瘤,2015,24(8):621-630.

[3]　郝希山,王殿昌主编. 腹部肿瘤学[M].北京:人民卫生出版社,2002.

[4]　张向化,孙经建,朱倩,等. 以发热为主要表现的肝癌的诊断与治疗:附 10 例分析[J]. 中国普通外科杂志,2012,21(7):804-806.

[5]　王义,张友磊. 肝脏恶性肿瘤[A].吴伯文. 实用肝脏外科学[M]. 北京:人民军医出版社,2009.191.

[6]　Keshavarzian A,Holmes EW,Patel M,et al. Leaky gut in alcoholic cirrhosis:a possible mechanism for alcohol-induced liver damage[J]. Am J Gastroenterol,1999,94(1):200-207.

[7]　李昊, 林涛, 蔡东顺, 等.TIPS 治疗肝癌合并顽固性腹泻 1 例 [J]. 西南国防医药,2010,20(4):358

[8] 饶正良,吴纯一.以上消化道出血为首发症状的小儿肝癌 1 例分析[J].中国误诊学杂志,2008,8(21):5277-5278.

[9] Saito M,Seo Y,Yano Y,et al. Portal venous tumor growth-type of hepatocellular carcinoma without liver parenchyma tumor nodules:a case report [J]. Ann Hepatol,2013,12(6):969-973.

[10] 俞茂华. 低血糖症[A]. 陈灏珠主编. 实用内科学[M]. 第 10 版. 北京:人民卫生出版社,1997. 865-866.

[11] 王孟龙.胰岛素样生长因子与肝癌的关系 [J]. 国外医学·肿瘤学分册,1999,26(2):109-111.

[12] Chen MF,Jan YY,Jeng LB,et al. Obstructive jaundice secondary toruptured hepatocellular carcinoma into the common bile duct [J].Cancer,1994,73(5):1335-1340.

[13] Huang GT,Sheu JC,Lee HS,et al. Icteric type hepatocellular carcinoma:revisited 20 years later [J]. J Gastroenterol,1998,33(1):53-56.

[14] Tantawi B,Cherqui D,Nhieu JTV,et al. Surgery for biliary obstruction by tumor thrombus in primary liver cancer [J]. Brit J Surg,1996,83(11):1522-1525.

[15] 邝少松,郑佳琳,杨林,等. CyclinE 及相关基因在原发性肝癌中的表达及意义[J]. 中国肿瘤,2016,25(2):143-149.

[16] Shiina S,Komatsu Y,Kawabe T,et al. Cholestatic hepatocellular carcinoma diagnosed by deposits of lipiodol and treated by combination of endoscopic retrograde biliary drainage and transcatheter arterial embolization [J]. J Gastroenterol Hepatal,1992,7(2):154-156.

[17] 王锦波,何振平.以阻塞性黄疸为首发症状的肝癌临床及病理对照研究[J].中国综合临床,2003,19(7):641-642.

[18] 马殿胜.以梗阻性黄疸为首发症状的肝癌 9 例诊治分析[J].中国误诊学杂志,2008,8(7):1725-1726.

[19] 祖茂衡. 布-加综合征的临床表现 [A].祖茂衡. 布—加综合征的影像诊断与介入治疗 [M].北京:科学出版社,2004.30-43.

[20] 刘宝善主编.消化器官肿瘤学[M].北京:人民卫生出版社,2004.

[21] Chithriki M,Jaibaji M,Vandermolen R. Solitary fibrous tumor ofthe liver with presenting symptoms of hypoglycemic coma[J]. Am Surg,2004,70(4):291-293.

[22] 章静,黄柳清,曾方银. 原发性肝癌伴癌综合征的发生率及其临床特点[J]. 国际检验医学杂志,2011,32(9):927-928,931.

[23] Huh UY,Kim JH,Kim BH,et al. The incidence and clinical significance of paraneoplastic syndromes in patients with hepatocellular carcinoma [J]. Korean J Hepatol,2005,11(3): 275–283.

[24] Qu Q,Wang S,Chen S,et al. Prognostic role and significance of paraneoplastic syndromes in hepatocellular carcinoma[J]. Am Surg,2014,80(2):191–196.

[25] 张文洁,杨冬华.肝癌伴癌综合征的临床特征[J]. 中华消化杂志,2004,24(11):651–654.

[26] Hwang SJ,Lee SD,Wu JC,et al. Clinical evaluation of erythrocytosis in patients with hepatocellular carcinoma[J]. Zhonghua Yi Xue Za Zhi(Tai Pei),1994,53:262–269.

[27] Sakisaka S,Watanabe M,Tateishi H,et al.Erythropoietin production in hepatocellular carcinoma cells associated with polycythemia:immunohistochemical evidence[J]. Hepatology, 1993,18(6):1357–1362.

[28] Brownstein MH,Ballard HS. Hepatoma associated with erythrocytosis[J]. Am J Med,1966, 40(2):204–210.

[29] McFadzean AJ,Todd D,Tso SC. Erythrocytosis associated with hepatocellular carcinoma [J]. Blood,1967,29(5):808–811.

[30] Luo JC,Hwang SJ,Wu JC,et al. Clinical characteristics and prognosis of hepatocellular carcinoma patients with paraneoplastic syndromes [J]. Hepatogastroenterology,2002,49 (47):1315–1319.

[31] Kew MC,Kirschner MA,Abrahams GE,et al. Mechanism of feminization in primary liver cancer[J]. N Engl J Med,1977,296(19):1084–1088.

[32] Hwang SJ,Lee SD,Chang CF,et al. Hypercholesterolaemia in patients with hepatocellular carcinoma[J]. J Gastroenterol Hepatol,1992,7(5):491–496.

[33] Furusawa A,Unoura M,Notsumata K,et al. Clinicopathological study of juvenile hepato-cellular carcinoma[J]. Nippon Shokakibyo Gakkai Zasshi,1989,86(12):2765–2772.

[34] 吴阶平,裘法祖.黄家驷外科学(中)[M]. 第 6 版.北京:人民卫生出版社,2005.1230.

[35] 吕瑞光.肝癌破裂出血 15 例诊治分析[J]. 中国误诊学杂志,2012,12(7):1694–1695.

[36] 朱立新,耿小平,范上达.肝癌自发性破裂病人血管内皮细胞超微结构检查[J].中华肝胆外科杂志,2004,10(3):156–158.

[37] 程树群,吴孟超,陈汉,等.肝癌伴门静脉癌栓形成与食管胃底静脉曲张程度及出血的关系[J]. 中华普通外科杂志,2004,l9(5):289–291.

[38] 冯如青.原发性肝癌的少见症状[J]. 中国全科医学,2008,11(9B):1676–1677

[39] Chen SJ,Wang LJ,Zhu Q,et al. Effect of H pylori infection and its eradication on hyperammonemia and hepatic encephalopathy in cirhotic patients[J]. World J Gastroenterol,2008,14 (12):1914-1918.

[40] Sandulache L,Staneiu C. Prevalence of Helicobacter pylori inliver cirrhosis complicated with hepatic encephalopathy[J]. Rev Med Chir Soc Med Nat Iasi,2009,113:1056-1060.

[41] Ott P,Larsen FS. Blood-brain barrier pernmability to ammonia in liver failure:a critical reappraisal[J].Neurochem Int,2004,44:185-198.

[42] Jayakumar AR,Rao KV,Murthy ChR,et al. Glutamine in the mechanism of ammonia—induced astrocyte swelling[J].Neurochem Int,2006,48(6-7):623-628.

[43] Krowka MJ. Clinical management of hepatopulmonary syndrome[J]. Semin Liver Dis,1993,13 (6):414-422.

[44] 林菊生,吴金明.肝肺综合症[J].临床内科杂志,2001,18(2):85-87.

[45] 陆宪中, 刘金霞, 王子骥.肝肺综合症17例临床分析 [J]. 中华传染病杂志,1998,16 (2):111-112.

[46] 赵燕萍,钱湘绮,徐林,等.23例肝肺综合征临床分析[J]. 临床肝胆病杂志,2006,22 (3):193-194.

[47] 郭传勇,陆汉明,李定国.肝肺综合征[J]. 临床肝胆病杂志,1994,10(3):128-129.

[48] 杨嘉永,董承文,苏晓雷,等.28例肝硬化并发多器官功能衰竭临床分析[J]. 临床消化病杂志,1994,6:182

[49] Benzoni E,Lorenzin D,Baccarani U,et al.Resective surgery for liver tumor:a multivariate analysis of causes and risk factors linked to postoperative complications [J]. Hepatobil Pancreat Dis Int,2006,5(4):526-533.

[50] Kise Y,Takayama T,Yamamoto J,et al. Comparison between thoracoabdominal and abdominal approaches in occurrence of pleural effusion after liver cancer surgery [J]. Hepatogastroenterology,1997,44(17):1397-1400.

[51] 刘鹏飞.肝切除术后胸腔积液的原因及处理[J]. 腹部外科,2003,16(5):268.

[52] 徐卫华,吴性江,黎介寿.门静脉压力改变对门静脉高压症肠道通透性的影响[J]. 中华外科杂志,2002,43:201-204.

[53] 孙万日,赵永福,吴阳.肝癌切除术后胸腔积液53例影响因素分析[J].郑州大学学报 (医学版),2007,42(3):586-587.

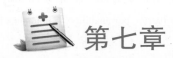

第七章

肝脏肿瘤的影像学诊断

第一节　肝癌的超声检查

一、检查方法

肝脏超声检查是腹部最常用的诊断技术之一，一般采用频率 3.5~5MHz 二维及彩色超声诊断仪，患者通常采取平卧位。为保证检查结果的准确性，患者检查时需保持空腹，当日有影响腹腔积气的检查应先行超声检查。检查前需了解受检者有无相关检查史及检查结果，有无肝脏手术，有无肿瘤及相关病史。由于肝脏体积较大，形态不规则，超声探头声束宽度有限，肝脏结构不能在单一切面上完全显示，因此，首先需熟悉肝脏各个断面解剖。正常肝脏呈楔形，右叶厚而大，左叶薄而小，其大小、形态因体型身高及胖瘦而异。检查时需从多个部位、方向及切面进行系统的扫查，充分显示肝脏的每一部分。正常肝实质回声低于膈肌，略高于肾脏皮质回声，通常超声检查将肝右叶斜径<13cm、左叶上下径 7~8cm、前后径 5~6cm、门静脉主干<1.3cm 作为正常参考值。由于受到腹腔胃肠道及胸腔气体、肋骨等因素的干扰，肝脏有几处结构显示较困难或无法显示，主要有：肝右前上段及右后上段的膈顶部；左外叶外侧角区；沿肝脏表面的肋骨下区。检查时要注意根据受检者体型，结合呼吸动作及体位的改变有步骤有顺序地进行，减少漏诊。

近年来,随着新一代超声造影剂及造影成像技术的不断完善,超声造影已被越来越多的临床医师重视和接受。由于超声造影可以实时观察微泡造影剂在肝脏大血管和肿瘤微血管内的动态分布,从而揭示肝癌的血流动力学特征,目前已经成为诊断肝癌的重要的无创性影像学手段之一。肝脏超声造影目前应用广泛,随着造影剂性能的改进,一般多采用低机械指数造影模式。配备相应造影软件的超声诊断仪均可用于肝脏超声造影检查。西门子、飞利浦、通用、百胜、ALOKA、东芝以及日立等各大超声仪器公司均已各自推出了多种技术成熟、配备各型造影软件的高档超声诊断仪,如 Siemens Siequoia-512、S2000、Philips IU-22、GE Logic-9。注入超声造影剂(如 SonoVue®)一般采用外周静脉团注的方法,注入前按说明配制成造影剂溶液。观察肝内肿块时多采用 2.4ml 的推荐剂量,快速注入后,再以 5ml 生理盐水冲洗。观察肝内血管特别是肝动脉时多采用 1.2ml 小剂量,可以避免肝实质回声增强过快影响血管结构显影。注射用针头直径应不小于 20G,以免微泡在团注时受机械冲击而受损。

二、肝癌的超声表现

原发性肝癌(primary hepatic carcinoma)是肝脏常见的恶性肿瘤,从病理上可分为肝细胞型肝癌、胆管细胞型肝癌和混合型。以下主要叙述临床上常见的肝细胞型肝癌 (即肝细胞癌,hepatocellular carcinoma,HCC),胆管细胞型肝癌(即肝内胆管癌,intrahepatic cholangiocarcinoma,ICC)的常规超声及超声造影表现。

(一)肝细胞癌

肝细胞癌多在慢性肝炎、肝硬化的基础上发生,由于肿瘤大小及肿瘤内组织结构成分的含量不同,如结缔组织、脂肪组织及新生肿瘤血管等的不同,在常规二维声像图上可有多种表现。不同研究报道的诊断准确性差别较大,很大程度上取决于检查者的经验和超声仪器的分辨力。

1.肝细胞癌的常规超声表现

(1)大体形态:根据大体形态可表现为巨块型、结节型、弥漫型和小肝癌型。巨块型肝癌指直径大于 10cm 的巨大病灶,由于坏死液化,内部多表现混合回声,肿块形态欠规则。结节型指单个或多个结节,大小不等,多表现不均匀高回声或不均匀低回声。少数直径大于5cm的肿块内有出血坏死,可表现混合回声。弥漫型由于癌结节弥漫分布于全肝,可致肝脏肿大,病灶大小不一,无包膜,边界不清,有时不易与肝硬化结节区分。小肝癌是指单个肿瘤结节直径≤3cm,或结节数目不超过2个,直径和≤3cm。肿块多以低回声多见,周边多伴有低回声声晕,部分肿块后方伴回声增强。

(2)内部回声:肝癌结节内部回声多而复杂。①低回声型,以小肝癌常见;②强回声型;③混合型,常因肿块较大,内伴出血坏死呈现杂乱回声,可含液性暗区;④等回声型,因与周边肝实质回声相等,如无其他声像图特征时,常易漏诊。肝癌中回声增高与其内脂肪变有关,随着肿块的生长,低回声病灶逐渐向等回声、不均质的高低混合回声转变,甚至出现结中结的表现。

(3)周边声晕:部分癌灶可见周围暗环,认为是癌灶推开周围小血管而形成的周围血管围绕征。

(4)静脉癌栓及远处转移灶:肝细胞癌易形成癌栓,癌栓常出现在门静脉,也可见于肝静脉或肝内胆管。门静脉内癌栓常可造成肝内癌灶的转移和扩散。肝细胞癌也可经淋巴管转移,较常见表现为第一肝门旁、腹主动脉旁及后腹膜淋巴结肿大。

(5)彩色多普勒血流信号:肝细胞癌是一种富血供肿瘤,其中肝动脉供血占70%~75%,在癌灶内测出彩色血流信号及高阻力指数的动脉血流频谱,可明显提高灰阶超声诊断肿瘤的准确性。据研究,动脉血流频谱最高流速≥0.4~0.6m/s,阻力指数RI≥0.6,可以很好地提示肝恶性肿瘤。

除了上述征象外,肿块可导致肝体积增大,形态失常,或局部肝包膜隆起,肝内血管的移位等征象,需要在超声扫查时注意。常规超声最易检出的癌灶是低回声、周围有低回声晕的病灶,高回声及等回声病灶周围不伴有低回声晕的病灶较难诊断。癌灶本身回声表现多样,加上慢性肝纤维化及肝硬化时肝实质回声的增粗和衰减增加了癌灶的检查难度。

2. 原发性肝细胞癌超声造影表现

肝脏超声造影时相分为三期,即动脉期、门脉期和实质期。根据欧洲超声联合会颁发的造影剂使用指导原则及临床实践经验,原发性肝细胞癌超声造影的典型表现是动脉期病灶快速整体增强、门脉期病灶减退呈低回声。肝细胞癌绝大多数以动脉供血为主,因此造影表现造影剂微泡动脉期迅速进入肿瘤微血管内,使肿瘤快速增强,呈"快进"表现;肝癌供血动脉扩张迂曲,肿瘤周围及中心有大量异常增生的新生血管以及肿瘤内造影剂的循环时间明显缩短,动脉晚期或门静脉早期快速退出,因此呈"快出"表现。

但在实际工作中常会遇到部分超声造影表现不典型的原发性肝细胞癌病例,表现主要有两方面:首先是造影增强方式,即肿瘤增强达峰时呈斑片状或环状增强,而非典型的整体增强;其次是造影增强时相,包括肿瘤开始增强时间晚,与肝实质同步或晚于肝实质,或门脉期未减退而不呈低回声者。导致造影表现不典型的一个重要因素是肿瘤大小。直径 3cm 以上肿瘤组较 3cm 以下肿瘤组出现斑片状和环状增强的比例明显增高,病理显示较大肿瘤内部多见出血、坏死或血栓形成等表现。 直径 2cm 以上肝癌常为富血供型病灶,直径 1~2cm 肝癌多为乏血供型病灶,动脉期增强前者多于后者。部分肝癌延迟期造影剂消退缓慢,与是否存在肝硬化及肝细胞癌分化程度、透明样变性有关。非肝硬化肝癌患者中,肝癌门脉期呈低回声者较肝硬化肝癌患者多;而肝癌分化程度越高,门脉期或延迟期消退越是缓慢。

病例1:男,39 岁,体检发现右肝占位 1 周,乙肝病史 10 余年,肿瘤标志物阴性。常规超声可见肝病图像背景下右肝内略偏低回声团,占位效应明显,肿块周边可见声晕,彩色多普勒血流显示肿块内可见少量血流信号,超声造影显示肿块内造影剂快进快出,均表现出典型肝癌的超声声像图特征(图 7-1-1,图7-1-2)。

病例2:男,61 岁,乙肝病史 10 余年,长期服用拉米夫定,AFP 为 8.1ng/ml。常规超声发现右肝后叶低回声团块,大小约 3.1cm×2.7cm。AFP 是肝癌诊断的一个特异性指标,但在肝癌患者中 AFP 阳性率并不高。此例病灶超声造影为快进等出,虽然没有明显的后期消退,结合长期乙肝病史 HCC 不能排除。穿刺证实为高分化 HCC。而国内外有学者报道,高分化 HCC 超声造影快进等出较多见。参见图 7-1-3,图7-1-4。

病例3:男,62 岁, 发现乙肝 30 余年, 体检发现肝内团块 3 年余,1 个月前

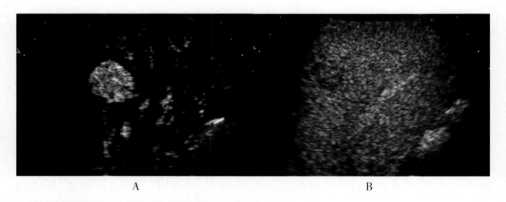

A　　　　　　　　　　　　　　　　　　B

A：常规超声检查发现肝病背景下右肝略偏低回声团块，边界尚清，可见声晕，大小约
3.0cm×2.4cm，病灶内回声尚均匀。B：彩色多普勒血流显示略偏低回声团内探及少量血流信号。

图 7-1-1　病例 1 HCC 常规超声图像

A　　　　　　　　　　　　　　　　　　B

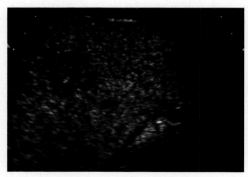

A：动脉期注射造影剂后 12s，可见肿块整体快速高增强，早于周围肝实质增强。B：实质期 2min32s 病灶内造影剂消退呈低增强。C：延迟期 5min5s 病灶呈明显低增强，符合快进快出。

C

图 7-1-2　病例 1 HCC 超声造影图像

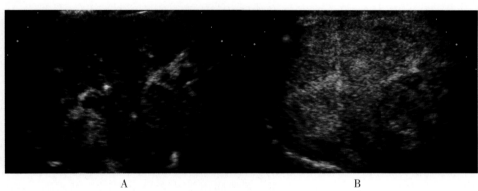

A　　　　　　　　　　　　　　　B

A:常规超声检查发现右肝后叶低回声团块,边界欠清,无声晕,大小约 3.1cm×2.7cm。B: 彩色多普勒血流显示病灶周边探及少量血流信号。

图 7-1-3　病例 2 HCC 常规超声图像

A　　　　　　　　　　　　　　　B

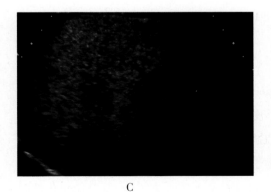

A:动脉期注射造影剂后 21s,可见肿块快速整体不均匀高增强,早于周围肝实质。B:门脉期病灶整体呈略高增强。C:延迟期病灶整体呈等增强,符合快进等出。

C

图 7-1-4　病例 2 HCC 超声造影图像

AFP 166ng/ml,常规超声发现右肝低回声结节。结合乙肝病史,右肝结节发现 3 年伴 AFP 升高,需考虑肝硬化结节恶变。肝硬化结节在出现以下情况时需警惕结节恶变:短期内增大或回声明显减低,或伴有 AFP 的升高。本例结节发现 3 年未增大,但 AFP 升高,由于病灶较小,内部动脉血流不丰富,常规超声较难定性。超声造影后发现此结节明显快进快出,符合典型肝癌表现,结合病史,HCC 首先考虑。参见图 7-1-5,图7-1-6。

病例 4:男,54 岁,乙肝病史 10 余年,体检发现肝占位 1 年余,1 年前当地医院 B 超发现肝脏占位3cm,无自觉症状。现复查发现右肝巨大占位,常规超声显示病灶为高回声,边界清,包膜完整,结合乙肝病史,以及短期内增大明显(1 年内由 3cm 增大到 8cm),肝癌不能排除。考虑此类高回声大肝癌需与肝脏血管平滑肌脂肪瘤鉴别。超声造影发现病灶动脉期明显高增强,后期消退。但血管平滑肌脂肪瘤也可出现后期消退,并不能完全排除,仍需穿刺活检进一步明确诊断。参见图 7-1-7,图7-1-8。

病例 5:男,76 岁,因发现乙肝 10 余年,双下肢水肿 30 余天加重 10 天入院。CT 发现右肝占位,AFP 40.1ng/ml。老年男性,慢性乙肝病史,肝内多发占位伴 AFP 轻度增高,临床角度应首先考虑肝癌。常规超声发现右肝两枚结节,一枚高回声,一枚低回声,尽管表现不同,但占位感明显,且高回声结节伴声晕,常规超声均考虑原发性肝癌。通过超声造影发现两者增强方式截然不同,高回声伴声晕者为典型肝癌快进快出表现,而低回声结节者呈全期同步等增强,提示硬化结节可能。穿刺病理结果:大病灶 HCC 中分化,小病灶硬化结节。提示符合超声造影诊断(图 7-1-9,图7-1-10)。

(二)肝内胆管癌

肝内胆管癌(intrahepatic cholangiocarcinoma,ICC)又叫周围型胆管癌,是指来源于肝内胆管二级分支以下胆管上皮细胞的恶性肿瘤,占原发性肝癌的 5%~10%,占胆管癌(cholangiocarcinoma,CCA)的 10%。虽然ICC 位于肝实质内,ICC无论在病因、发病机制、病理学和生物学行为、临床表现和治疗上与原发性肝细胞癌均不同。常伴发肝内胆管结石、Caroli 病、华支睾吸虫感染、原发性硬化性胆管炎等。肝内胆管癌病理组织学上主要由肿瘤细胞、凝固性坏死组织、纤维增生

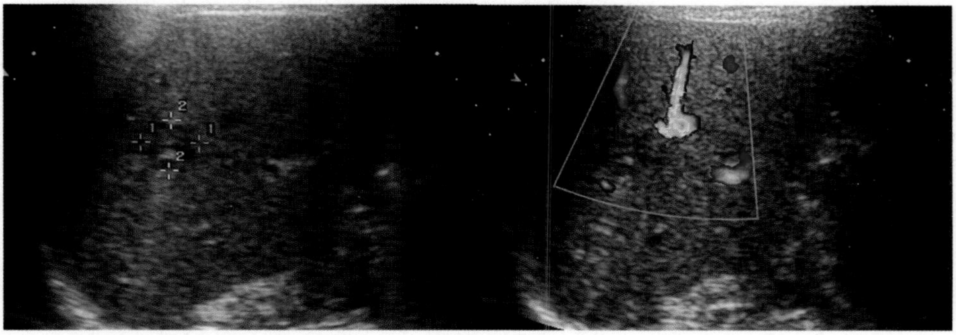

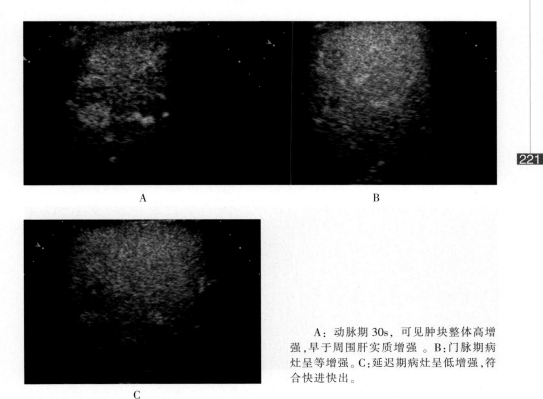

A：常规超声检查发现右肝内低回声小结节,边界尚清,无声晕,大小约 1.7 cm×1.6cm。B：彩色多普勒血流显示结节内未见明显血流信号。

图 7-1-5　病例 3 HCC 常规超声图像

A：动脉期 30s，可见肿块整体高增强，早于周围肝实质增强。B：门脉期病灶呈等增强。C：延迟期病灶呈低增强,符合快进快出。

图 7-1-6　病例 3 HCC 超声造影图像

A　　　　　　　　　　　　　　　　　　B

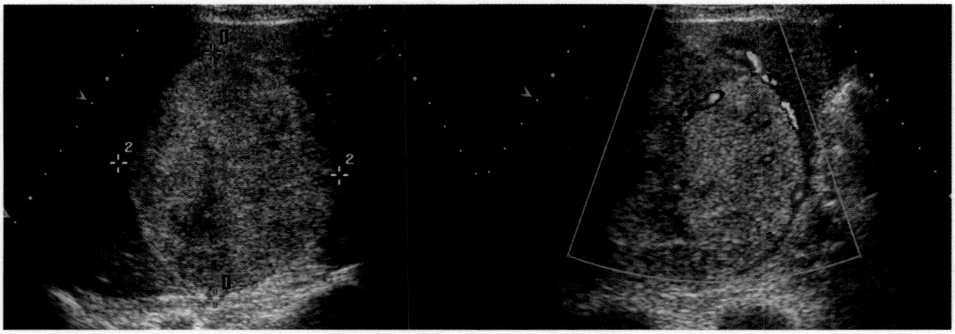

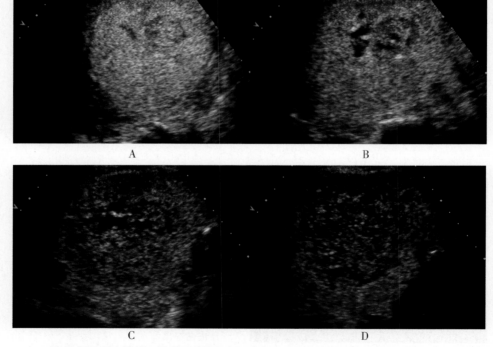

A:常规超声检查发现右肝类圆形高回声团块,边界清,有包膜,大小约 8.4 cm×8.4cm,病灶内回声欠均匀。B:彩色多普勒血流显示团块内探及血流信号。

图 7-1-7　病例 4 HCC 常规超声图像

A　　　　　　　　　　　　　　　　　　B

C　　　　　　　　　　　　　　　　　　D

A:动脉期右肝病灶明显整体高增强,内回声欠均匀。B:门脉期病灶呈等增强,团块内部分小片低增强。C:门脉期病灶呈轻度低增强。D:延迟期病灶呈低增强,符合快进快出。

图 7-1-8　病例 4 HCC 超声造影图像

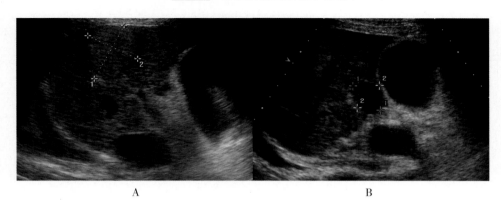

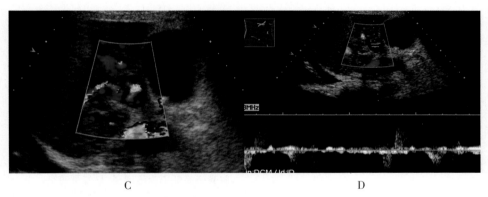

A：常规超声检查发现右肝包膜下高回声团块，边界尚清，伴声晕，大小约 4.3cm×3.7cm。B：胆囊旁可见一低回声结节，大小约 2.7cm×2.3cm。C、D：彩色多普勒血流显示低回声团内血流丰富探及动脉高阻频谱。

图 7-1-9　病例 5 HCC 常规超声图像

组织和黏蛋白构成。镜下表现常为未分化或分化差的腺癌，肿瘤外周主要由大量肿瘤细胞组成，中心区为纤维组织及凝固性坏死组织。肝内胆管癌常沿胆管浸润生长，造成胆管狭窄，导致周围胆管扩张。与原发性肝细胞癌相比，肝内胆管癌较少侵犯血管，主要以淋巴转移为主。

1. 肝内胆管癌常规超声表现

一般为低回声实质性团块，尤其病灶较小时，病灶较大时可呈高低混合回声，部分肿块内可见液化坏死区，也可见条索状高回声带，后方伴轻度衰减。肿块形态多不规则，周围无低回声声晕，边界不清。由于肝内胆管癌内部纤维成分较多，质地硬，常牵拉、推挤周围肝组织导致肝叶萎缩变形，病灶周围常可见胆

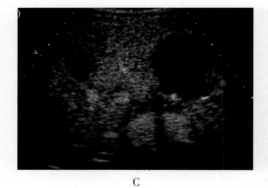

A:动脉期 33s,右肝包膜下病灶快速高增强,早于周围肝实质增强,胆囊旁病灶与肝实质同步增强。B:门脉期右肝包膜下病灶呈低增强,胆囊旁病灶呈等增强。C:延迟期右肝包膜下病灶呈低增强,符合快进快出;胆囊旁病灶仍为等增强,呈等进等出。

图 7-1-10　病例 5 HCC 超声造影图像

管扩张。肝门部或胰腺周围出现肿大淋巴结较肝细胞癌机会大,但门脉癌栓少见。肝实质回声一般无明显慢性肝硬化改变表现,但常伴有胆道结石、胆道炎症、胆道手术史或寄生虫感染征象。彩色多普勒超声检查显示肝内胆管癌多为乏血供肿块,血流信号以肿块周边为主,或显示粗大动脉血管,动脉血流频谱阻力指数较高。

2. 肝内胆管癌超声造影表现

主要有三种不同的增强方式:

(1)环状增强,向内充填,快进快出。动脉早期病灶周边环状不均匀快速高增强,增强时间早于周边正常肝实质,回声强度高于或等于周边正常肝实质回声;动脉后期造影剂逐渐向心性充填,病灶中央不规则无增强区较小且边缘毛糙,呈火山口样。门脉期周边增强部分即可出现明显不均匀消退,呈星点样低增强,中央无增强区较前增大。

(2)环状增强,快进快出,中央大片无增强。病灶周边为快进快出表现,但病灶中央在动脉期、门脉期及延迟期均为大片无增强区,周边增强向内充填不明显,这与肝内胆管癌的肿瘤细胞主要位于病灶周边,中央伴大片纤维化及坏死有关。

(3)均匀或不均匀整体增强,快进快出。动脉期整体快速均匀增强,门脉早期即可出现造影剂消退,延迟期消退更为明显,较多见于体积较小病灶。此型与经典的肝细胞癌增强方式类同,较难鉴别。

病例6:女,54岁,半年前发现肝占位病灶,直径约3cm,考虑血管瘤,近来增大到7cm。常规超声提示右肝占位病变,半年内由3cm增大到7cm,应考虑恶性可能。常规超声显示病灶为偏低回声,且伴有脂肪肝背景,此时血管瘤与恶性肿瘤较难鉴别。超声造影发现病灶动脉期环状增强,向内充填,但消退较快,延迟期明显不均匀消退,不同于血管瘤向内充填、后期不消退的表现。动脉期充填的方式与一般原发性肝细胞癌也不相同。根据增强方式首先考虑肝内胆管癌。后患者接受手术,术后病理证实为肝内胆管癌。参见图7-1-11,图7-1-12。

病例7:男性,63岁,上腹隐痛2个月余入院。常规超声发现左肝等回声占位病灶,CT考虑左肝脓肿,但无发热,应进一步检查,排除肿瘤。肿瘤标志物发现CA19-9升高,提示肝内胆管癌。行超声造影显示肿块内部基本无增强,周边部分呈等进快出表现,较难与肝脓肿大片坏死相鉴别,不能排除肿瘤。为明确诊断行穿刺活检,活检病理报告为:左肝占位病灶提示腺癌浸润。后患者接受手术切除肿块,最后明确诊断。对坏死较多的肿块,穿刺时应对肿块周边有增强部分进行活检,避免穿刺中央无增强坏死区,导致阴性结果。参见图7-1-13,图7-1-14。

病例8:女性,54岁,体检发现脂肪肝及右肝占位病灶,提示血管瘤可能。血肿瘤标志物全套阴性,无乙肝病史。本例肿瘤标志物阴性,脂肪肝明显,右肝低回声结节,常规超声难以定性。超声造影发现病灶整体高增强,快速消退,呈快进快出表现,首先考虑肝细胞癌。后患者直接行手术治疗,术后病理却为肝内胆管癌。笔者回顾数十例肝内胆管癌病例资料结合文献检索后发现,此增强方式为肝内胆管癌多种增强方式中的一种,但比例不高。主要原因可能与肿瘤较小、病灶内癌细胞较多、纤维组织较少有关。参见图7-1-15,图7-1-16。

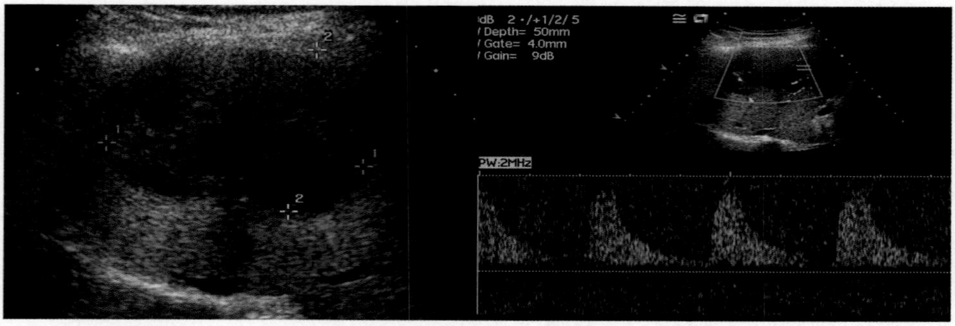

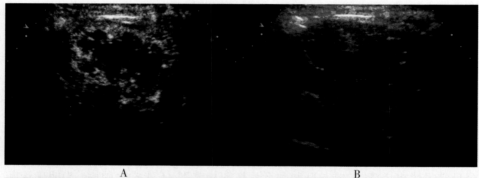

A

B

A：常规超声检查发现右肝不规则低回声团块（箭头），边界尚清，无声晕，大小约 7.6cm×
5.6cm，病灶内回声不均匀。B：彩色多普勒血流显像于团块周边测得动脉高阻血流频谱。常规
超声诊断右肝占位病变提示肝癌，建议超声造影。

图 7-1-11　病例 6 肝内胆管癌常规超声显像

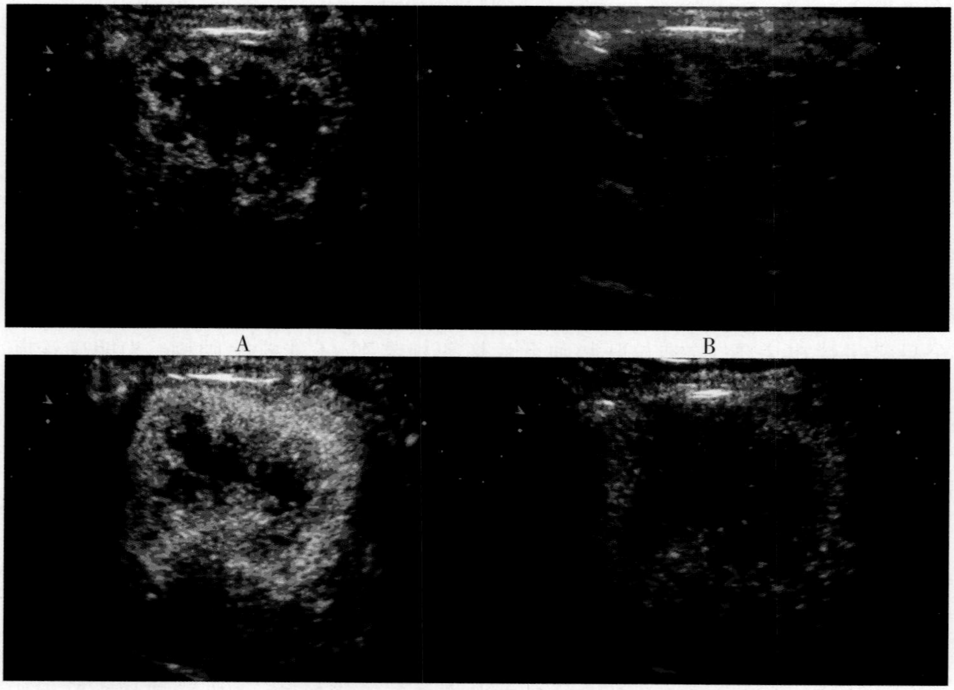

A

B

C

D

A：注射造影剂后 18s，可见肿块周边开始增强，早于周围肝实质（箭头）。B：动脉期病灶周
边环形破絮状高增强，中央无增强（箭头）。C：门脉期病灶周边环形增强范围增大，并逐渐向心
性充填，中央仍有不规则无增强区（箭头）。D：延迟期 191s 病灶内部及周边增强部分呈明显低
增强，符合快进快出。超声造影考虑为肝内胆管癌可能。

图 7-1-12　病例 6 肝内胆管癌超声造影显像

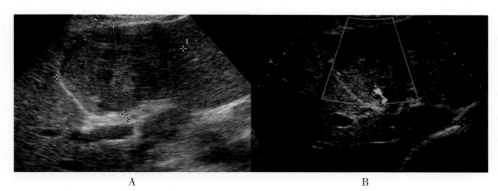

A:常规超声检查发现左肝等回声团块(箭头),边界不清,无声晕,大小约 7.5cm×5.9cm,内回声欠均匀。B:彩色多普勒示低回声团周边部分探及血流信号。

图 7-1-13 病例 7 肝内胆管癌常规超声显像

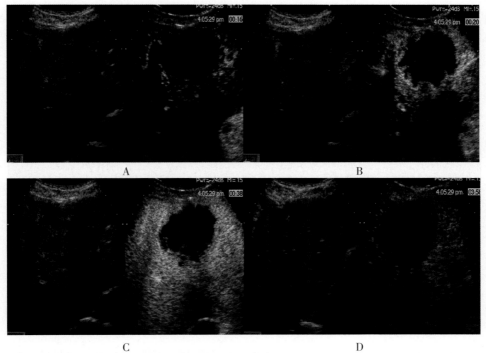

A:动脉早期病灶周边环状等增强,中央大片无增强(箭头)。B:动脉晚期病灶周边小片不规则等增强,中央仍为无增强(箭头)。C:门脉期周边等增强范围减小,中央大片无增强范围增大。D:延迟期病灶整体无增强,周边增强部分明显消退,呈低增强。超声造影诊断:肝脓肿可能,建议穿刺活检。

图 7-1-14 病例 7 肝内胆管癌超声造影显像

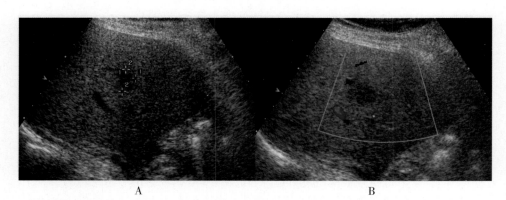

A：常规超声示脂肪肝背景下，右肝低回声小结节约 1.5cm×1.4cm，边界欠清（箭头）。B：彩色多普勒血流显像未见明显血流信号。

图 7-1-15　病例 8 肝内胆管癌常规超声显像

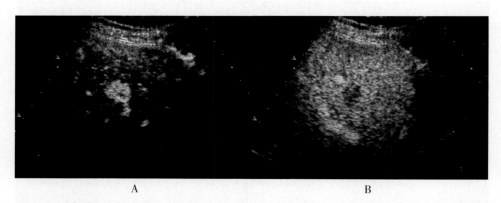

A：动脉期病灶快速整体均匀高增强（23s）。B：门脉期病灶呈低增强，消退明显（100s）。超声造影符合快进快出表现，首先考虑为肝癌。

图 7-1-16　病例 8 肝内胆管癌超声造影显像

第二节　肝脏恶性肿瘤的 CT 检查

　　螺旋 CT 在肝脏肿瘤的检查中发挥了巨大作用。根据肝脏双重血供特点应运而生的双期（动脉期加门脉期）动态增强扫描，在肝脏肿瘤的检出和定性方面优势明显，特别是使小肝癌的检出率明显提高。多排螺旋 CT（MSCT）扫描速度更快，扫描层厚（准直）更小，不仅能行真正含义上的动脉期扫描，且可行双动脉期扫描,能更加准确地反映病灶的血供特征,也进一步提高了小病灶的检出率。动脉晚期对病灶的检出率明显高于动脉早期和门脉期,病灶越小,检出率的差异越明显。但考虑到实际工作的需要,以选择动脉晚期加门脉期(或延迟期)的双期增强技术作为 HCC 的常规检查较为适宜。除了动态增强技术之外,多层螺旋 CT 血管成像(MSCTA)可更加直观、准确地显示肿瘤的供养血管、肝内血管的解剖变异和门脉受侵的情况,有利于治疗方案(手术、介入治疗和肝移植)的选择和制订,特别是 MSCT 动脉早期的全肝薄层扫描利于动脉血管重建,而动脉晚期加门脉期的扫描则利于病灶血供特征的显示和小病灶的检出,充分体现了 MSCT 的优势。

一、肝脏的 CT 扫描技术和方法

一套高质量的 CT 图像,不仅能直观地反映肝脏的形态、大小、质地,病灶的大小及所处肝脏的位置,而且能根据平扫和增强后各期图像对比判断出病灶的性质。

1. 选择合理的扫描参数

管电压(kV)、管电流(mA)、进床速度、层厚、层距、螺距,它们决定着图像本身的清晰度以及扫描所需的时间。管电压一般定为 110~130kV,管电流定位于 220~300mA,具体应视人体的胖瘦做出适当调整。如要进行薄层扫描,可适当提高电流(mA),以保持图像分辨率。进床速度、层厚、层距决定着扫描时间及螺距。设定时,尽量将单期扫描控制在 15s 内,以利于被检者一次屏气完成扫描,杜绝层面移位和移动伪影的发生。一般,可将平扫时的层厚定为 5mm,视病灶大小再决定增强时的层厚。在可能情况下尽量采用小螺距,以提高图像分辨率。

造影剂注射方式均采用静脉团注法。在一定范围内造影剂的剂量与肝脏强化的程度呈正比,国内多采用 1.2~1.5ml/kg 的标准。注射速率不宜过快,因大部分肝癌患者伴有慢性肝病,血管较脆,高速率易致血管破裂,一般采用 3ml/s。

2. 三期扫描时间的设定

肝脏的 CT 检查必须增强,必须做二期或三期扫描,只有这样才能全面观察病变的整个动态变化。

一般认为,当腹主动脉的强化已达峰值,肝实质的强化尚未开始或轻度强化,其增强后 CT 值与平扫肝实质 CT 值相差小于 10Hu,脾脏呈不均匀斑点或斑片状,标志着动脉期的开始,常规定为 20~25s 为始,对普通体质可定为 24s。同时注意观察平扫图像中病灶的位置,若病灶位于右膈顶,动脉期可推迟 2~3s。病灶位于肝下缘,则动脉期可提前 2~3s。

门脉期是指肝实质强化达峰值,门静脉充盈显示达最佳的时段。此时肝癌与正常肝实质相比大多呈低密度,文献报道多为 60~70s 始,也有报道60s 起始可能已太晚,此时肝实质还能保持较高 CT 值,而门静脉血管峰值已下降,不利于对癌栓类检测,可选择在 50s 起开始门静脉扫描。

延迟平衡期是三期时间设定中相对最容易的,在注药后 100~120s 为始,平衡期可保持相当长的一段时间,部分设定在 180s 开始,此时肝实质与血管的 CT 值较为接近,但肝静脉大多仍很清晰。有一些特殊性质的肝占位,需加长平衡期延迟时间。如大血管瘤需 5min 延迟后造影剂才能逐步到达病变中心,较易判别。

CT 灌注成像是在静脉团注对比剂后,对选定层面进行动态扫描,以获得该层面内每一像素的时间—密度曲线 (time density curve,TDC)。根据该曲线,利用不同的数学模型计算出灌注参数,并可通过色阶赋值形成灌注影像,以此来了解及判断病变的血流灌注特点及血管特性。

CT 灌注成像具有扫描时间短、空间分辨力高、技术简单易行的特点,在显示血流改变的同时能够提供精细的解剖图像。目前,针对肝脏灌注建立的数学模型主要分为非去卷积(斜率法)和去卷积模型两类。

肝脏肿瘤在发生病理解剖结构改变的同时,也发生了功能和血液循环的改变。肿瘤的生长和转移依赖持续性的血管生成,这些新生血管会引起灌注量及血管通透性的改变,可以为鉴别诊断提供帮助。

二、肝细胞癌的 CT 诊断

肝脏的恶性肿瘤中 85% 以上为原发性肝癌,原发性肝癌主要分为来源于肝细胞的肝细胞癌和源于肝内胆管的胆管细胞癌,其中肝细胞癌占 80% 以上。

　　大量的基础与临床研究结果表明,从乙型肝炎、酒精肝等弥漫性肝病发展形成肝硬化,在此基础上发生肝的恶性病变,实际上经历了肝硬化结节"多步癌变"过程(RN-DN-HCC)的病理演变。因此,严密监视RN-DN-HCC发展的最初阶段,是慢性肝病肝硬化与原发性肝癌临床与影像学研究中最为关注的问题。众所周知,肝硬化最主要的病理变化就是肝纤维化和再生结节形成(regenerate nodule,RN),这是肝硬化的病理变化中损伤和修复的过程。病变进一步发展,RN则可演变成为发育不良结节或称为不典型化生结节(displastic nodule,DN)。DN的定义为至少有直径1mm以上的区域肝细胞呈不典型增生改变,但组织学上无任何恶性肿瘤的证据,其直径一般在10~20mm之间。根据DN中细胞异型性程度不同又分为低度(low grade DN,LGDN)和高度发育不良结节(high grade DN,HGDN)两类,后者细胞异型性程度较高,被认为是癌前病变。根据我国肝癌病理学研究协作组建议,癌前病变的病理诊断需要明确:①低度异型增生结节;②高度异型增生结节;③结节内结节:高度异型增生结节内出现早期癌变灶;④异型增生灶:由不典型增生肝细胞构成的直径≤1.0mm的病灶;⑤肝细胞变(不典型增生):可分为小细胞性和大细胞性。

　　肝内胆管癌的癌前病变包括:①胆管上皮内瘤变,可分为低级别和高级别;②胆管内乳头状肿瘤,可分为低级别和交界性或高级别。这些癌前病变在其他因素的作用下,演变成为小肝细胞癌(small HCC),部分DN中首先发生恶性结节,则出现所谓的"结中结"(nodule in nodule),属于早期恶变病灶。

　　从RN到DN再到HCC是一个复杂的病理过程,有研究发现,DN发展为HCC可在4个月完成。当HCC发生后,从细胞质、细胞功能以及供血方面均出现明显异常。在肿瘤组织中,Kupffer细胞减少,细胞胞质增大,细胞内脂肪变性、糖原或铁的堆积,使其失去正常的肝细胞功能。利用CT、MRI技术对肝硬化中的RN、DN以及HCC肿块中上述细胞性质、细胞内脂肪或铁的含量以及肿瘤的血供变化进行研究,为上述病变的检出和鉴别诊断提供依据,是当前基础与临床研究的热点。

　　从RN、DN发展到HCC,血供的变化是十分关键的环节,也是近年来肝癌的CT、MRI诊断研究的重大问题。病理学研究发现,在肝硬化的病变中,RN为良性结节,包括发展到 LGDN,这些结节主要由门静脉供血。病变发展到 HGDN,是发展到 HCC 的中间病变,其中常含有残留的汇管区,由动脉及门静脉双重供血。随着 DN 的增大和异型性的增加,血管生成途径被激活,逐渐向早期肝细胞癌过渡。在局部缺氧、代谢产物等的作用下,肿瘤新生血管形成。这些新生血管只有动脉构成,由于这些血管平滑肌不发达,部分仅由内皮细胞构成,形成迂曲扩张的畸形血管。这些血管数量很多,有异常的血管网状结构,外周间隙大,通透性高。肿瘤体积不断增大,分化程度降低,其门脉供血比例逐渐减少,而肝动脉供血比例逐渐增多。同时由于肿瘤血管与肝窦及门脉小分支相交通,而肝动脉压力高于门静脉,门静脉对肿瘤的灌注受阻,慢慢转变成为肿瘤的引流静脉,则肿瘤变为动脉供血为主的 HCC,引流血管为肿瘤周围的门静脉。当然也不是所有 HCC 都是富血供,高分化肝癌往往是少血供的,主要由门静脉供血。

（一）肝细胞癌 CT 表现

1. CT 平扫

一般都可以发现肝实质肿块,巨块型及结节型原发性肝细胞癌表现比较典型,在肝实质内形成圆形或类圆形肿块,一般为单发,部分为多发。肿块有完整包膜者边缘清晰光滑;弥漫型结节分布广泛,境界不清。肿块绝大多数为低密度,少数病例可能因肿瘤细胞分化程度较高,或合并肿瘤出血、钙化,可表现为等密度或高密度。巨块型肝癌容易发生中央坏死而出现肿块内更低密度区。部分巨大的肿瘤外缘达到肝被膜下并可出现凹陷切迹,可能是由于肿瘤内瘢痕收缩牵拉的结果。肿块周围出现小的结节灶,临床上称为子灶。

肝脏的 MSCT 容积扫描,获得各向同性的信息,可以进行肝脏多方位的图像重建,从不同角度显示病变,增强肿瘤诊断的空间信息。

2. CT 对比增强

多期扫描在原发性肝癌诊断中十分重要,目前已经成为常规的 CT 检查技术。原发性肝癌的 CT 多期增强扫描表现一般均较典型,肿瘤由于接受肝动脉供血,于动脉期呈明显强化,与周围正常肝实质还未出现明显对比增强仍为低密度形成鲜明的对比,强化的密度可以均匀或不均匀。在门静脉期,主要由门静脉供血的肝实质明显高密度均匀强化,肿瘤则表现为对比增强密度迅速下降。延迟至110~120s扫描的平衡期,癌灶对比增强密度持续下降。观察肿瘤整个对比增强多期扫描过程表现为所谓的"快进快出"的增强现象。有些病例,于对比增强的动脉早期肿瘤强化不明显,但在动脉晚期出现较明显的强化。在增强动脉期,肿瘤内出现不规则的病理循环血管,提示肿瘤丰富的动脉供血特征。如果在动脉期出现门静脉或肝静脉血管,则为静脉早显,提示肿瘤所致的动静脉瘘。在临床研究中,进行肿瘤的动态增强扫描并建立时间—密度曲线,则表现"速升速降"的曲线,这是典型原发性肝细胞癌 CT 诊断的重要信息(图 7-2-1)。对于巨大肿块中的坏死液化区,增强扫描表现为偏侧性、不规则的无强化低密度区。

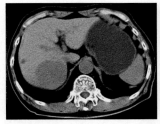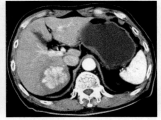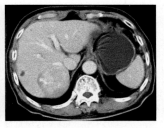

右肝后上段占位,平扫密度较均匀,边缘较清,增强后动脉期病灶有明显不均匀强化,边缘可见"假包膜",门脉期病灶内造影剂有退出,密度减低,呈现"快进快出"特点,"假包膜"仍呈低密度。右肝另见一小囊肿。

图7-2-1　肝癌的典型 CT 表现

233

对比增强扫描后,同时获得血管增强的动态信息,通过 MSCTA 重建软件,可以比较容易地进行肝动脉、肝静脉及门静脉的血管重建,在很大程度上避免创伤性肝动脉及门静脉 DSA。检查对观察肿瘤供血血管、肿瘤血管侵犯、静脉癌栓等提供了重要的诊断依据。MSCTA 在增强扫描显示血管病变基础上,结合肝脏及血管的多方位图像重建,进一步清楚地显示肿瘤的血管,表现为供血血管增粗。肿瘤侵犯血管则可见血管边缘不规则、狭窄以及静脉系统的癌栓形成表现。最常见的癌栓形成为门静脉,可见门静脉扩大,增强扫描门静脉期表现门静脉主干或分支充盈缺损。门静脉周围可出现大小不等的侧支循环血管,肝静脉或下腔静脉以及肠系膜上静脉也可出现癌栓。MSCTA 上,肿瘤所致的血管改变十分明确,诊断的价值很高。

3. 肿瘤边缘假包膜

假包膜的出现有利于原发性肝细胞癌的诊断,具有明显的特征性。临床研究表明,除了少数肝腺瘤、极少数的局灶性结节增生也有可能出现边缘假包膜,最多见的是原发性肝细胞癌中的结节型和巨块型。肿瘤边缘出现假包膜,MSCT的薄层扫描、多方位重建图像以及组织分辨力的提高,比较容易发现肿瘤假包膜。平扫检查,假包膜多数表现为低密度;对比增强检查其强化程度取决于假包膜的血运情况。动脉期扫描,少数出现高密度强化,但多数的假包膜强化出现在门静脉期,也有少数病例在平衡期强化较明显(图7-2-1至图7-2-3)。包膜可以表现为完整的,部分也可表现不完整的边缘,提示肿瘤突破包膜向周围浸润。

4. 肝癌合并门静脉癌栓

肝癌合并门静脉癌栓的概率为62.2%~90.2%,门静脉癌栓是肝癌发生肝内

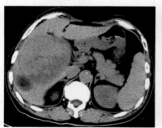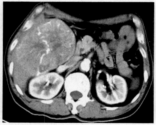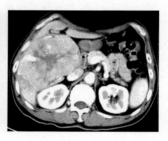

右肝巨大占位,平扫密度不均匀,边缘欠清,增强后动脉期病灶有较明显强化,内见多发增粗、迂曲的供血血管,周围可见"假包膜"。门脉期造影剂有退出,内见不规则坏死灶,周围"假包膜"有强化,呈稍高密度。

图7-2-2 巨块型肝癌,假包膜形成

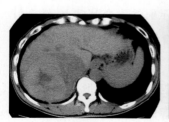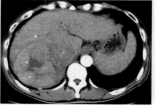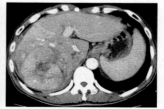

右肝巨大占位,平扫密度不均匀,边缘见低密度"假包膜",增强后动脉期病灶有较明显强化,病灶前方肝组织出现异常灌注。门脉期造影剂有退出,内见不规则坏死灶,周围"假包膜"仍呈低密度。

图7-2-3 右肝癌伴坏死,假包膜形成

转移的主要途径，病理及动态增强CT证实肝细胞癌的主要引流血管为门静脉的小分支，并沿着小分支逐渐累及较大分支，直至主干，而癌栓由肝动脉供血，因此在癌栓内形成了肝动脉—门静脉癌栓—门静脉的血管短路。Toyosoka等研究证实所有血管造影证实有动静脉瘘的肝癌患者均伴有门静脉分支的癌栓。门静脉主干癌栓形成时，常发生门静脉海绵样变性。CT平扫表现为门静脉增粗，典型者呈竹节样改变，动脉期癌栓呈斑片样强化，可见细小的肿瘤血管，管壁强化呈"线条征"，门静脉期表现为管腔内软组织密度充盈缺损（图7-2-4，图7-2-5）。

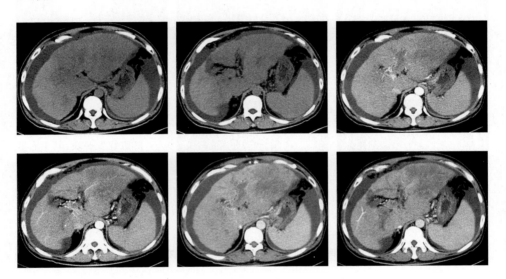

　　左肝巨块型肝癌，门脉左右支增粗，增强后可见充盈缺损，并且有不均匀强化，可见"线条征"。肝硬化、腹水。

图7-2-4　巨块型肝癌，门脉左右支癌栓形成

5. 动—静脉瘘

　　动—静脉瘘是中晚期肝癌的常见合并症，对临床治疗方案的制订以及预后的判断有较高的价值。动—静脉瘘分为动脉—门静脉瘘和动脉—肝静脉瘘。动脉—门静脉瘘又分为中央型和周围型，前者表现为门静脉或大分支几乎与肝动脉同步强化，相应叶、段实质显著强化；后者表现为低密度病灶内见迂曲、增粗的静脉早显，有时可见正常肝实质内亚段或局灶性显著强化。动脉—肝静脉瘘

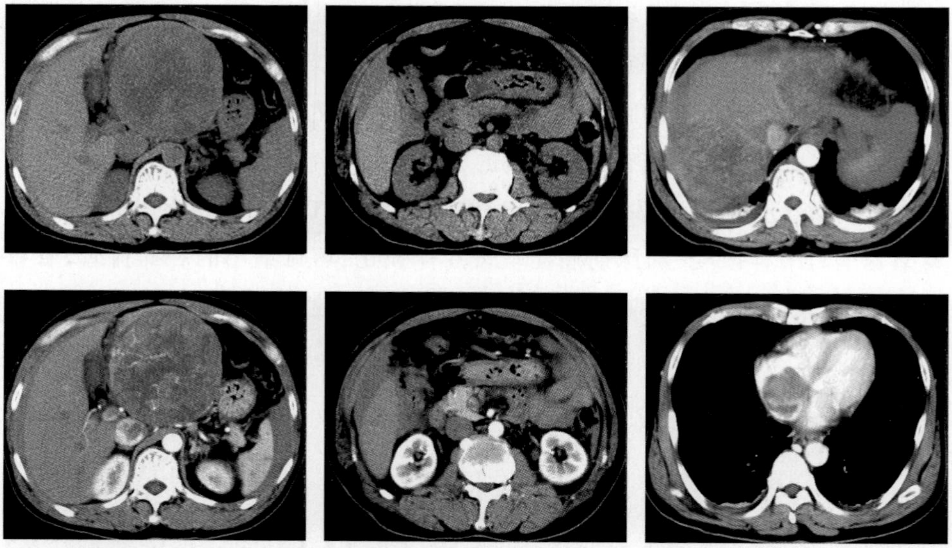

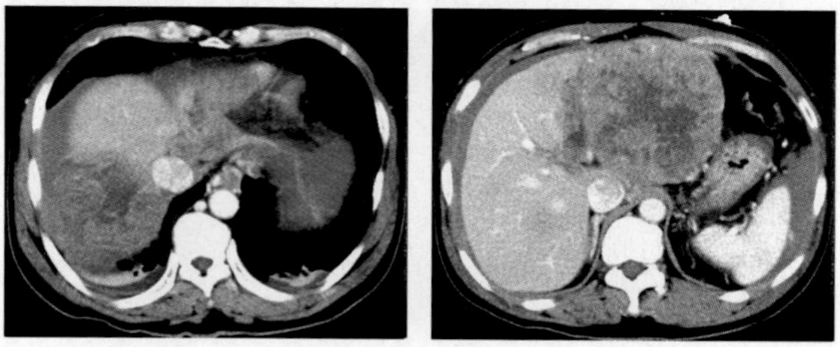

肝脏双发肿块,其中右肝Ⅶ段肿块,边缘不清,考虑有破裂,肝脏前下缘及脾脏表面见略低密度影,高于囊性密度,无强化,考虑为积血。门脉左支及右心房癌栓形成。

图7-2-5　肝癌伴破裂,腹腔内积血,门脉左支及右心房癌栓形成

患者可见肝静脉及下腔静脉提前于动脉期强化(图7-2-6,图7-2-7)。

6. 肝癌侵犯胆管

肝癌可侵犯胆管并在其中生长,形成癌栓,以直接侵犯为主,并沿着胆管腔向两侧生长,当癌栓生长在正常的较粗的胆管时,可阻塞胆管引起其近侧的胆管扩张。胆管癌栓在增强扫描时表现与肝癌相似,动脉期常可有较明显的强化,而门脉期和延迟期密度降低。这种表现在转移性肿瘤中几乎极少见。

7. 特殊类型肝癌

(1)小肝癌:在 CT 平扫图像上多数表现为圆形或卵圆形低密度灶,境界清楚,边缘光滑,密度均匀或不均匀,直径≤3cm,动态增强扫描于动脉期多有明显

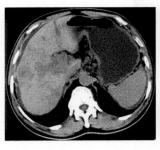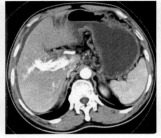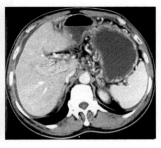

多发结节性肝癌,增强动脉期,门脉右支与肝动脉同步强化,门脉主干及左支无强化,考虑有动脉门脉瘘。

图7-2-6　肝癌,肝动脉门脉瘘形成

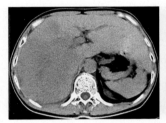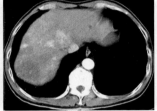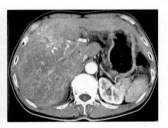

237

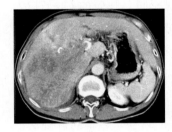

右肝巨块型肝癌,动脉期可见肝左及肝中静脉强化,门脉右支内见充盈缺损。

图7-2-7　肝癌,肝动脉静脉瘘,门脉右支癌栓形成

增强,常有低密度环,此因小肝癌呈膨胀性生长所产生的纤维假包膜而成,典型者显示为晕轮征,然后迅速恢复为低密度。小部分病例增强前后为低密度,边缘欠清晰,此因肿瘤呈浸润性生长,无假包膜。有少数病例因有脂肪肝,增强前病变可为等或高密度,增强后呈低或高密度。

(2)弥漫型肝细胞癌:CT平扫表现为境界不清的低密度区,可以局限在一个肝段或肝叶,也可多肝叶、段分布。增强扫描,缺乏巨块型和结节型典型特征的CT表现,多数出现不规则增强,呈斑片状、环状、条索状强化,强化密度较低,缺乏明确的边缘。病变中无肿瘤血管,但门静脉等静脉癌栓则比较常见。有时只表现为明显的肝大,密度降低,增强后强化不明显,很难与脂肪肝、肝硬化、肝炎及肝纤维化鉴别。

(3)纤维板层型肝细胞癌:在 CT 呈单发的大结节灶,少数为多灶。CT 平扫为低密度,增强后有不均匀强化,与常见的肝细胞癌表现类似。钙化的出现率高于其他类型肝细胞癌,可达 55%,呈点状,多位于中心部。约 45%的病例在平扫或增强时均可见到癌灶中央的低密度瘢痕。

(4)外生型肝细胞癌:原发性肝癌向肝外生长的特殊类型。理论上,外生型肝癌可能来源于异位的肝组织和正常肝脏的向外生长,但以后者常见。根据肿瘤与肝的关系分为突出型和带蒂型。带蒂型与肝组织以明确的蒂相连,多从肝副叶发生。从多方位、多角度观察肿瘤的 CT 表现,有利于判断肿瘤与肝脏的关系。这类肿瘤的 CT 共同特点是:肿瘤主体在肝外,瘤体位于肝的边缘;肿瘤可以很大,向外生长后与周围器官、组织建立血液循环,血供比较丰富;巨大的肿瘤,尤其没有发现肿瘤蒂部,容易与胃肠道间质瘤、腹腔或后腹腔肿瘤混淆。实际上外生型原发性肝癌的 CT 表现与肝内生长的肝癌表现相同,肿瘤的 CT 平扫为低密度,也可有假包膜;对比增强多期扫描,肿瘤也表现"快进快出"的增强现象;肿块中央出现坏死液化。在 CT 检查中,当出现肿块与肝脏边缘分界不明,表现为恶性肿瘤的 CT 特征的情况,需要考虑本病可能(图 7-2-8)。

(5)混合型肝细胞胆管细胞癌:肝细胞性肝癌和胆管细胞性肝癌在肝脏内并存称为混合型肝细胞胆管细胞癌。临床上较为少见,是较为罕见的肝脏原发的上皮性恶性肿瘤,表现出部分胆管细胞分化特点,恶性程度高,预后较肝细胞性肝癌差。容易出现淋巴结、肺、肾上腺、脾、皮肤、骨骼及脑等组织器官的转移。

典型病例的病理可见到明确的肝细胞性肝癌和胆管细胞癌成分,一般不难诊断。以假腺管样结构为主要组织特征的肝细胞性肝癌需注意与胆管细胞性肝癌鉴别。组织化学及免疫组织化学染色:癌组织胆管细胞癌区域黏液染色及上皮标记(如细胞内角蛋白)均为阳性。特别是细胞内角蛋白的检测对确定混合型肝细胞胆管细胞癌中的胆管细胞癌成分意义较大,有助于明确诊断。Maeda 等认为,混合型肝细胞胆管细胞癌的诊断必须根据细胞内角蛋白的表达而确定。

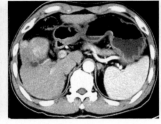
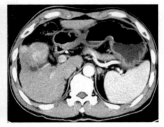
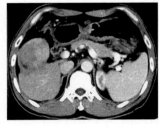
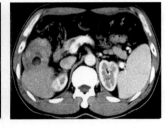

肝脏外生型肿块,内见脂肪样密度,增强后呈"快进快出"的强化特征。

图7-2-8　外生型肝癌伴脂肪样变

　　临床方面,混合型肝细胞胆管细胞癌兼具肝细胞性肝癌和胆管细胞癌的特点,但更多表现为肝细胞性肝癌的临床特征,如:①患者多为中、老年;②以男性多见;③常伴乙型或丙型肝炎病史;④多合并有肝硬化;⑤常伴血清甲胎蛋白的升高;⑥早期可以侵犯门静脉和肝静脉,早期出现血行转移;⑦部分病例可伴有肝内卫星灶。混合型肝细胞胆管细胞癌也可具有胆管细胞癌的临床特征,如可出现胆管阻塞性症状,血清癌胚抗原和/或 CA19-9 升高,早期出现淋巴结转移等。

　　血清 HBsAg 阳性率及肝硬化合并率的特点与肝细胞性肝癌更为相似,AFP 阳性率则基本介于两者之间。在肿瘤的恶性程度方面,混合型肝细胞胆管细胞癌合并门静脉癌栓的比例明显高于肝细胞性肝癌和胆管细胞癌。

　　混合型肝细胞胆管细胞癌的影像学表现主要取决于肝细胞性肝癌成分和胆管细胞癌成分的构成比例。当肝细胞性肝癌成分多于胆管细胞癌成分时,癌灶主要表现为肝细胞性肝癌的影像特征;反之亦然。因此,综合影像学检查对于鉴别混合型肝细胞胆管细胞癌和肝细胞性肝癌、胆管细胞癌较为困难,但术前综合临床分析有利于诊断混合型肝细胞胆管细胞癌, 为制订治疗措施提供信息。混合型肝细胞胆管细胞癌的最终诊断需依靠组织病理学检查。

239

以下两种情况应高度怀疑为混合型肝细胞胆管细胞癌:①富血液供应的肝脏癌灶伴 CEA 或 CA19-9 的升高;②低血液供应的肝脏癌灶伴 AFP 的升高。

肝细胞性肝癌的血管侵犯特点表现为门静脉内癌栓的形成,胆管细胞癌有倾向于沿着 Glisson 鞘通过淋巴道转移的特性,故胆管细胞癌的淋巴结转移率高。混合型肝细胞胆管细胞癌在侵袭性上则兼有上述两者的特点,但在癌栓发生率、肝硬化合并率方面,与肝细胞性肝癌更为相似,要远高于胆管细胞癌。

8. 不典型 CT 征象的肝癌

不少肝细胞性肝癌表现为不典型 CT 征象。仅根据 CT 平扫或双期增强 CT 扫描图像所见征象做出诊断,可能会导致误诊,原因有:①由于患者体质所限,对比剂注射流率不足或个体差异,动态扫描期相未把握准确,延时扫描时间不够或者扫描时受呼吸影响,病灶的扫描层面在时间上恰好落在对比剂在瘤内从高密度→稍高密度→等密度→稍低密度→低密度的动态循环过程中短暂的稍高或等密度的瞬间上,故病灶呈稍高或等密度;②与肿瘤血窦相连的肿瘤流出血管可能不够通畅,导致从动脉流进肿瘤血窦的含碘动脉血的排出迟缓,从而引起门静脉期、延迟期病灶密度下降减慢而呈稍高或等密度;③肿瘤细胞分化较好,恶性程度低,肿瘤血管类似肝血管瘤血管。另外,肝脏本身密度差异(脂肪肝或色素沉着)、内脏血液供应变异也会对病灶强化产生影响。

(1)等密度肝细胞性肝癌:是指肝细胞性肝癌病灶的密度与肝脏密度相等,CT 平扫检查时不易被发现。肝细胞性肝癌的典型表现是低密度肿块,约 12% 为等密度病灶。肝细胞性肝癌 CT 平扫呈等密度有以下几种原因:①肿瘤太小(直径<1cm),由于部分容积效应所致;②肿瘤细胞分化好,与正常肝组织密度相近;③肿瘤周围肝组织发生脂肪变、肝硬化时,周围肝组织密度降低与肿瘤相近;④扫描技术原因,管电流太低及窗宽、窗位不当等。虽然 CT 平扫难以发现等密度肝细胞性肝癌病灶,但从肝脏外形轮廓的改变,部分肿瘤可推压邻近低密度的血管,或肿瘤周边常有稍低密度环(晕圈征),可提示肿瘤的存在。CT 平扫发现脂肪肝时,小肝癌或分化好的肝细胞性肝癌易漏诊,需要特别注意。

CT 平扫对等密度肝细胞性肝癌价值不大,无特征性表现。

(2)高密度肝细胞性肝癌:肝细胞性肝癌 CT 平扫呈高密度有以下三种可能:

①肿瘤合并新鲜出血;②肿瘤周围的肝组织脂肪变明显,使肝组织密度降低至低于肿瘤密度;③肿瘤结构含微量元素或金属离子(如铜的沉积等)。

等密度或高密度肝细胞性肝癌CT增强所见:①增强时绝大多数可出现特征性的CT表现,即早期呈弥漫性非均匀性高密度强化,持续时间很短,病变范围缩小,境界从模糊变清楚,对比剂仍为"快进快出"型,即时间密度—曲线呈速升速降型;②等密度肝细胞性肝癌以多发结节多见;③等密度肝细胞性肝癌结节的直径多小于2cm;④等密度肝细胞性肝癌多见于肝硬化患者,其次为脂肪肝患者。鉴于此,增强扫描应作为肝硬化和脂肪肝患者的常规检查方法。

(3)动脉期无明显强化的肝细胞性肝癌:患者行常规CT增强扫描,动脉期瘤灶内未见明显强化,病灶密度仍低于周围正常肝组织。这种表现产生的原因:①瘤内缺血(瘤内肿瘤血管被癌肿堵塞或陈旧性出血);②肿瘤属弥漫型肝细胞性肝癌,癌瘤内的肿瘤性血窦与癌旁肝组织的肝窦相通,来自肝窦的门静脉血,稀释了血窦内含碘的肝动脉血,故在动脉期肿瘤强化不明显,其密度仍然低于周围正常肝;③有的小肝癌动脉供血不丰富,或有门静脉血液供应参与,不含碘的门静脉血流入瘤内,稀释了含碘的动脉血浓度,故动脉期瘤灶强化不明显,动脉期仍然呈低或等密度,无高密度改变。如无肝细胞性肝癌的其他CT表现,这种小肝癌定性困难。临床上诊断瘤内广泛坏死的肝细胞性肝癌,应仔细观察动脉期肿瘤边缘区出现的环形或斑点状强化灶,其强化密度高于周围正常肝,而门静脉期这些强化灶密度迅速降至低于正常肝,即保存了肝细胞性肝癌"快进快出"的强化特征(图7-2-9)。

241

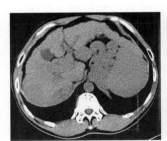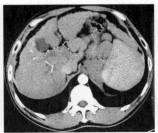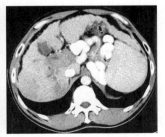

肝Ⅶ段低密度灶,动脉期未见强化,门脉期仍呈低密度。肝硬化、脾肿大,门脉高压。

图7-2-9　动脉期无强化肝癌

(4)门静脉期呈等密度或稍高密度的肝细胞性肝癌:增强扫描动脉期,瘤灶明显强化,但门静脉期本应降至为低密度的瘤灶表现为稍高密度或等密度。引起本征象有两个因素:一是瘤灶的扫描层面停留在对比剂在瘤内从动脉期的高密度→稍高密度→等密度→稍低密度→低密度的动态循环过程中短暂的稍高或等密度的瞬间上,故瘤灶呈稍高或等密度;二是与肿瘤血窦相连的肿瘤流出血管可能不够通畅,导致从动脉流入静脉期时,肿瘤密度下降而呈稍高或等密度改变。本征象需与肝海绵状血管瘤鉴别,动脉期出现高密度强化的肝海绵状血管瘤,门静脉期瘤体密度不会下降至等密度。

原发性肝细胞癌导致淋巴结转移,MSCT表现为腹腔淋巴结肿大。淋巴转移的发生率大约为27%,最常见为肝门,占15%,尤其是门静脉与下腔静脉之间的所谓门腔间隙淋巴结肿大。其次为胰头周围(占11%),腹主动脉、下腔静脉旁的后腹腔淋巴结肿大(约占8%),胃小网膜囊、脾门也可出现淋巴结转移。转移的淋巴结大小不等,可以互相融合,表现为边界不清的肿块。增强扫描,肿大的淋巴结表现为轻度强化。

原发性肝细胞癌出现其他器官的远处转移常见为两下肺和肾上腺,肾脏、脾脏等也比较常见,偶尔也发生脊椎、肋骨转移,但脑的转移比较少见。MSCT扫描,可见两下肺多发大小不等结节,需要进行肺窗观察;肾上腺的转移表现为肾上腺增大及出现软组织肿块;脾脏、肾脏发生转移,可见脾、肾实质多发大小不等的低密度结节,增强扫描表现为边缘或结节性强化。原发性肝细胞癌发生在肝被膜下的部位比较容易出现腹壁、肋骨侵犯;极少数晚期肝癌病例出现膈肌侵犯;肝下缘的肝细胞癌可以直接累及肝曲结肠、胃、肾脏等。参见图7-2-10至图7-2-12。

(二)肝癌治疗后随访和复查

肝癌的治疗方法主要是手术和介入治疗。肝癌的介入治疗包括经皮肝动脉插管化疗栓塞(TACE)、经皮肝穿刺肿瘤内注射无水酒精(PEI)、射频消融(PRFA)、微波凝固(PMCT)和氩氦刀(PAHC)等,除TACE和PEI外,射频、微波及冷冻消融(氩氦刀)治疗均可在肝内产生较大范围的片状、团状或不规则的较低密度区,可呈相似的CT表现。

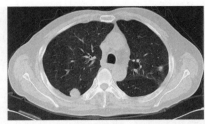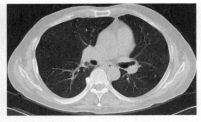

双肺内多发大小一的结节，多位于胸膜下。

图7-2-10 肝癌双肺转移

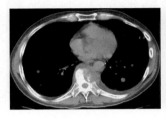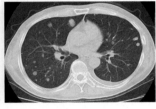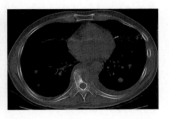

双肺多发大小不一的结节，胸椎骨质破坏，周围软组织肿块形成。

图7-2-11 肝癌双肺转移、胸椎转移

1. 原发性肝癌手术后的 CT 评价

对于肿瘤手术切除的病例，术后 MSCT 平扫可见肝叶或肝段的局部缺损，表现为楔形或不规则形的低密度区，手术区域有时可见大网膜充填的腹腔脂肪组织，为手术所致的残腔。术后较长时间，手术切缘出现纤维瘢痕生长，表现为不规则的稍低密度，边缘较清楚。对比增强多期扫描，手术区域局部残腔无强化，由于周围正常肝组织高密度强化，使其边缘更为清楚。手术后出现纤维组织增生，增强扫描的动脉期及门静脉期一般无强化，平衡期可以表现轻度强化，无占位效应（图 7-2-13）。

肝细胞癌手术后复发，多在术后 1 年内发生，最长可达 10 年以上。手术后再发肝癌一般也属于复发性肝癌。复发的肿瘤可以在原发灶手术区域形成肿块，肿块可以局限在肝内或延伸至腹腔，甚至向外侵犯腹壁或腹腔脏器，但更多的是发生在肝内的肿块。复发肿块的大小、数目不等。CT 表现为低密度、等密度肿块，肿块边缘也可出现假包膜。对比增强多期扫描，多数表现与一般原发性肝癌表现相同，肿块强化表现为"快进快出"的增强现象。在增强扫描中，特别要注

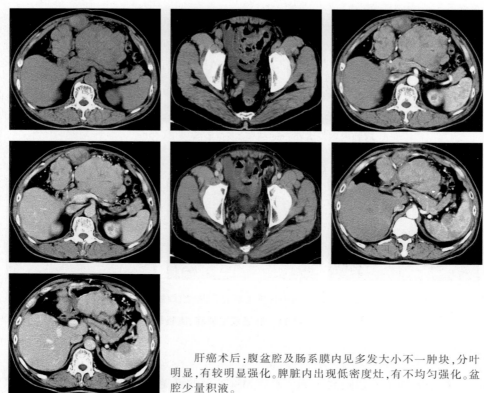

244

肝癌术后:腹盆腔及肠系膜内见多发大小不一肿块,分叶明显,有较明显强化。脾脏内出现低密度灶,有不均匀强化。盆腔少量积液。

图7-2-12 肝癌术后,腹盆腔内多发转移,脾脏转移

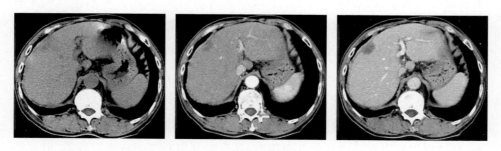

肝癌术后,右肝表面见一近楔形低密度灶,无强化。

图7-2-13 肝癌术后改变

意观察动脉期扫描图像,肿瘤表现明显增强容易显示。必要时可以进行动脉早期扫描,以增加肿瘤复发的检出率。对扫描获得的图像进行薄层重建,有利于小病灶的显示。在原发性肝癌术后的CT检查中,同时要注意有无门静脉癌栓出现以及肺、肾上腺、脊柱远处器官的转移和腹腔淋巴结肿大。

2. 原发性肝癌TACE术后的CT评估

CT已成为评价TACE疗效最常用的随访方法,它能显示治疗前后肝内病灶大小和数量的变化、碘油沉积形式、门脉受累以及脏器转移等情况。刘嵘等研究表明,CT判断病灶残存的灵敏度为64.5%,特异性为100%,准确率为76.1%。

术后的MSCT平扫,主要从不同角度显示含碘剂的栓塞物在肿瘤内的聚集程度和分布。密集、均匀、完整的含碘剂栓塞物分布于肿瘤组织,或肿瘤液化、坏死、囊变,在对比增强扫描的动脉期、门静脉期肿瘤均无强化,认为是达到最理想的栓塞效果。部分原发性肝癌TACE术后,含碘剂栓塞物可能只分布在肿瘤的边缘,但观察所见如果为完整的边缘栓塞,也应该认为肿瘤栓塞效果较好。碘油TACE术后CT检查如果发现含碘剂的栓塞物在肿瘤内分布稀少、缺失、或有新生瘤灶出现,则被认为是治疗效果不佳和肿瘤复发的证据。MSCT对比增强多期扫描在检查中十分必要。在肿瘤内,尤其是平扫表现含碘剂的栓塞物分布稀少、缺失的区域出现动脉期明显强化的病灶,门静脉期和平衡期表现为病灶增强密度降低。如果病灶在动脉期出现明显强化,门静脉及平衡期病灶继续强化,说明栓塞后肿瘤组织出现门静脉侧支循环同时供血。这些表现都表明原发病灶内存在未被栓塞的活性瘤体部分,或者是栓塞后肿瘤组织的血管再通、侧支循环形成,即提示活性肿瘤组织存在(图7-2-14)。有些TACE术后的肿瘤被栓塞后,肿瘤可以出现边缘部的侧支循环供血,特别是在含碘剂的栓塞物的缺损区,MSCT对比增强动脉期及门静脉期可能未见明显强化,但在延迟期则出现增强,也应考虑有活性瘤灶存在。CT发现有活性的瘤灶存在,可以建议临床再次进行进一步介入治疗。

评价碘油充填程度的标准:①完全充填,碘油占据肿瘤的75%以上(图7-2-15);②基本充填,碘油占据肿瘤的50%~75%;③部分充填,碘油占据肿瘤的49%以下(图7-2-16);④少量充填,肿瘤内仅有少量碘油存在。对于碘油沉积完

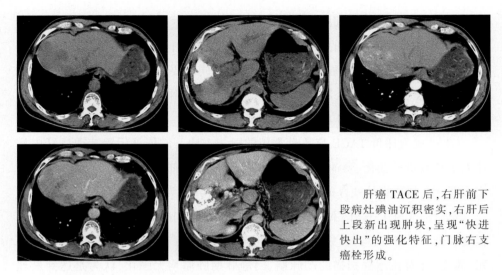

肝癌 TACE 后,右肝前下段病灶碘油沉积密实,右肝后上段新出现肿块,呈现"快进快出"的强化特征,门脉右支癌栓形成。

图7-2-14 肝癌 TACE 术后,肝内出现复发灶,门脉右支癌栓形成

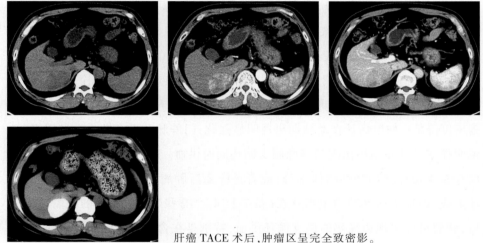

肝癌 TACE 术后,肿瘤区呈完全致密影。

图7-2-15 肝癌 TACE 术后,碘油完全充填

全、密实的病灶,可根据其边缘是否完整和光滑间接推测周边假包膜是否形成以及是否完整。尽管 CT 能较好地评价 TACE 效果,但容易受到多方面因素影响。碘油为致密的高密度影,使平扫上碘油沉积区内部情况显示不清。碘油沉积较好的病灶中,仍有相当一部分可能合并有无碘油沉积区,加摄骨窗片以显示

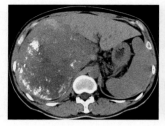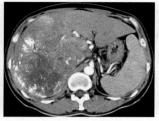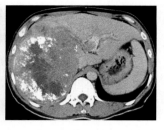

巨块型肝癌 TACE 术后,肿瘤内见部分致密碘油,仍可见异常强化的存活灶。

图7-2-16　肝癌 TACE 术后,碘油部分充填

碘油沉积区内部的情况,可取得较好的效果。但即使发现病灶碘油沉积不均匀,CT 平扫要判断病灶是否有肿瘤残存仍有一定的困难,因为无碘油沉积区除肿瘤残存外,还可能是合并有出血、纤维化和栓塞前自然坏死。CT 增强有利于显示肿瘤残存以及将肿瘤残存和自然坏死、出血和纤维化等鉴别,但由于碘油为致密高密度,易产生伪影,有时和残存肿瘤的强化不易区分,极大影响对肿瘤残存的观察。另外,TACE 治疗后残存肿瘤的供血动脉明显变细、变少或侧支循环形成,会影响肿瘤的强化程度,MRI 可部分弥补 CT 的不足。

3. 肝细胞癌介入消融治疗后 CT 评价

介入消融治疗,为不能进行手术、不能接受 TACE 介入治疗的病例,或血供动脉闭塞、乏血管肿瘤经 TACE 治疗难于奏效的肝细胞癌提供了一种比较有效的治疗方法。这类介入治疗技术虽然方法不同,但共同的特点就是最终都使肝细胞癌肿瘤组织坏死、液化。因此,治疗后的影像学检查,最主要是观察肿瘤是否完全坏死、有无肿瘤血供。在 CT 检查中,平扫虽然可以观察到穿刺消融治疗后肝肿瘤坏死和肿瘤周围肝组织改变,但要了解消融治疗后肿瘤是否已经完全坏死、肿瘤残存、肿瘤血供、肿瘤复发或转移,必须同时进行对比增强多期扫描。

射频消融治疗后的 MSCT 检查平扫可见肿瘤及肿瘤周围肝组织凝固性坏死,表现为葫芦形、圆形和卵圆形、泪滴形和不规则形。病变的形态与治疗中电极形状有关。射频消融治疗后组织的凝固性坏死边界不清,密度较治疗前降低,范围较原来增大。病变范围增大是由于消融治疗覆盖范围需要超出肿瘤边缘 1cm 以上,加上治疗后周围的组织水肿而造成。在凝固性坏死的病灶中,往往合并出血,密度增高,造成病灶中密度不均匀。MSCT 对比增强多期扫描,无论是动脉期或门静脉期,治疗区域内的凝固性坏死病灶始终表现为境界清楚的低密度区,无明显强化的病灶和新生的病理血管(图 7-2-17)。有时,一些病例在对比增强的动脉期可见凝固性坏死区周围出现环形、楔形强化,可能是由于坏死灶周围组织充血水肿、肉芽组织形成所致,属于治疗后反应性强化表现。但如果这些征象在射频消融治疗一个月后 MSCT 复查仍然持续存在,则应该考虑肿瘤复发的可能。MSCT 对比增强扫描,在肿瘤原来部位出现动脉期明显强化病灶,门静脉期强化密度减低,或其他部位发现新的结节,则认为是肿瘤复发。

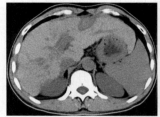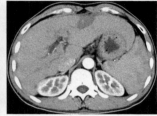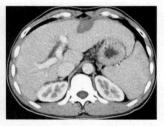

肝癌射频治疗后复查,左肝原瘤体区见稍低密度区,边缘较清,增强后无强化。

图7-2-17　肝癌射频治疗后无残留

三、肝内胆管癌的 CT 诊断

肝内胆管细胞性肝癌的发病率较低,国内报道肝内胆管细胞性肝癌仅占肝恶性肿瘤的 3.25%~8.20%。肝内胆管癌早期症状隐匿,发现时肿瘤多较大,直径>5cm,由于肿瘤的浸润性生长,并缺少纤维包膜,边缘不清,肿瘤沿胆管壁浸润生长或肿瘤直接阻塞胆管,远端常伴有胆管扩张。Soyer 等研究认为,病灶局部轮廓凹陷的征象可见于各类恶性肿瘤,但多见于肝内胆管细胞性肝癌,为较有意义的征象之一,病灶内有时可见结石或钙化。

CT 平扫,表现为边缘不清的低密度肿块,肿块一般较大,直径可>5cm,密度不均,有时肿瘤内可见钙化灶。对比增强 CT,肿瘤多表现不均匀性强化,多数肿瘤对比增强有随时间逐渐增加趋势,即动脉期肿瘤强化不明显,表现边缘或中心强化,门静脉期至延迟期病灶持续强化,对比增强效果逐渐明显,这与原发性肝细胞癌不同。这种延迟增强现象与肿瘤组织内含有大量的纤维结缔组织有关。肿瘤内的纤维结缔组织中包含大量的间质间隙,对比剂经过这些间质间隙时间较慢,即对比剂在肿瘤组织内廓清缓慢而表现增强延长。80%以上的肝内胆管癌出现胆管扩张,扩张的胆管可见于肿瘤周围,或被肿瘤包埋;病灶中胆管扩张程度不同,宽窄不一。这些胆管扩张可能是由于近端的胆管肿瘤阻塞,引起远端胆管扩张所致。但更多因素是由于肝内胆管癌沿着胆管黏膜浸润性生长,形成不规则管壁增厚,胆管腔狭窄。不同程度的肿瘤浸润和管壁增厚,发生的胆管扩张程度也不同,部分病例胆管扩张可形成所谓的"串珠征",对于肝内胆管癌诊断具有一定的特异性。在临床影像检查中,对于胆管结石、慢性寄生虫等慢性肝病的病例,要特别警惕胆管细胞癌变的发生。当慢性肝病出现肝叶或肝段萎缩,大片状密度降低病灶,尤其发生在左叶的病灶,应该努力排除继发肿瘤的可能。晚期的肝内胆管癌也可发生转移,包括淋巴结转移或静脉系统癌栓等。参见图 7-2-18,图 7-2-19。

四、淋巴瘤的 CT 诊断

肝原发淋巴瘤十分罕见,但在器官移植后的患者发病率有所增加,但肝脏是转移性淋巴瘤的第二好发部位,在霍奇金病肝脏受累达 60%,非霍奇金淋巴瘤达 50%,霍奇金病时主要是肝脏弥漫性浸润,而非霍奇金淋巴瘤有一半是弥漫性,一半是结节状。淋巴瘤肝转移 CT 表现缺乏特征性,最多见的 CT 表现是肝实质内出现密度不均匀、界限清楚的肿块影,增强时密度减低(图 7-2-20)。弥漫性病变CT 上可以不表现出来,少数病例表现为局灶性低密度影,在静脉内注入造影剂后其低密度更明显。

五、肝母细胞瘤的 CT 诊断

肝母细胞瘤是一种罕见的肝恶性肿瘤,见于婴儿和儿童。临床上常见症状是腹部膨隆,肝肿大,血清甲胎蛋白升高。此肿瘤恶性程度高,早期即发生转移,常累及局部淋巴结,肺或脑。肝母细胞瘤 CT 表现类似于肝细胞癌,但钙化可达50%,平扫肿瘤往往较大,呈低密度或等密度,增强扫描时,瘤灶的密度低于周围正常肝实质密度。

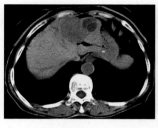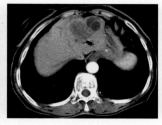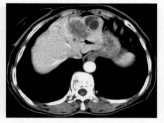

左肝方叶见不规则肿块,边缘欠清,增强后动脉期强化不明显,门脉期呈持续强化,其远端肝内胆管明显扩张。

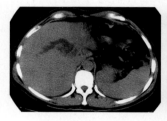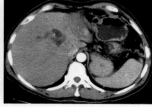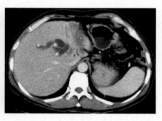

左肝外侧叶萎缩,左肝内侧叶见一肿块,增强后病灶呈持续强化,右肝内胆管有扩张。

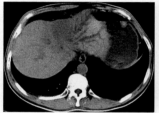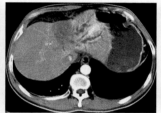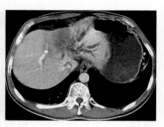

左肝方叶肿块,增强后有持续强化,左肝远端胆管扩张。

图7-2-18　左肝内胆管癌

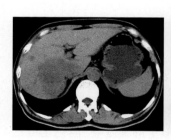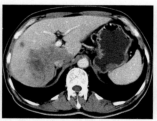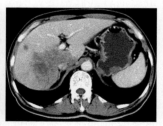

右肝巨大肿块,边缘不清,增强后呈持续强化,右肝另见一小结节,边缘有强化。

图7-2-19　右肝内胆管癌,肝内转移

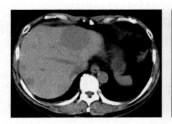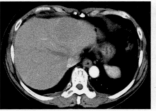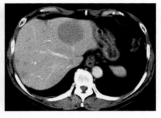

肝内多发大小不一的低密度灶,边缘欠清,密度均匀,增强后有轻度均匀强化。

图7-2-20　肝恶性淋巴瘤

六、血管肉瘤的 CT 诊断

肝的血管肉瘤是肝脏原发性肉瘤中最常见的类型，也叫 Kupffer 细胞肉瘤或血管内皮细胞肉瘤等。平扫 CT 上仅呈一低密度占位影。由于肿瘤内多发出血,如果有新鲜血凝块时,则可见高密度区,若为陈旧性出血时,则为低密度区。由于肿瘤极富血管结构,故增强扫描时表现为不均匀的广泛增强。

七、其他恶性肿瘤的 CT 诊断

肝发生的其他恶性肿瘤,主要是恶性间叶瘤,又称为未分化胚胎肉瘤、未分化肉瘤,90%发生在 15 岁以下儿童,表现为肝脏肿块,病理上表现以右叶为多,直径多在 10~20cm,肿瘤界限清楚,有纤维性假包膜形成,约 50%囊性变。CT 上类似于间叶性错构瘤,肿瘤可为实性,小囊形成以及大囊形成,囊内为近似水样密度,肿瘤内可见不同厚度的纤维分隔。肝原发性肉瘤中除恶性间叶瘤外,还可见到平滑肌肉瘤、纤维肉瘤、横纹肌肉瘤、脂肪肉瘤等,因均十分罕见,CT 表现无特异性。

251

八、继发性肿瘤的 CT 诊断

肝是人体恶性肿瘤转移的最好发部位,其次是肺,在肝肿瘤中,转移性肿瘤较多见。

继发性肝恶性肿瘤主要来源于以下 4 个途径：①邻近肿瘤的直接浸润,主要见于胃癌和胆囊癌,还可见于食管下段癌、胰腺癌、胆管癌、肾癌、肾上腺癌和结肠肝曲癌等。②从肝门淋巴管逆流而达肝,多见于胃癌、胰腺癌等。③沿门静脉分支向肝内延伸浸润,主要见于胃癌、胰腺癌、肾癌。④经门静脉和肝动脉转移,经门静脉转移的主要是食管下段癌、胃癌、肠癌、胰腺癌和胆囊癌等,经肝动脉系统转移的主要是肺癌。不过从理论上讲任何肿瘤的瘤栓入体循环后都可以转移到肝脏。

肝脏转移瘤的 CT 表现主要与肿瘤血管形成和状况有关。CT 平扫时肿瘤的密度低于或等于肝实质,只是在肿瘤内有新鲜出血或钙化时才有高密度。来自大肠的黏液腺癌以及卵巢、乳腺、肺、肾和甲状腺癌的肝转移灶,容易见到钙化(图 7-2-21)。转移性肿瘤的边缘可呈多种表现,既可以很清楚锐利,也可以较清楚,还可以不清楚而呈浸润状(图 7-2-22)。

大多数肝脏转移瘤是少血管的, 因此在增强扫描时低于周围肝实质的密度,病灶中央的密度可以很低("牛眼征"),一般是中央坏死或囊变所致,有时可表现得如囊肿一样。肿瘤体积较大或肉瘤转移灶容易出现坏死和囊性变,还有

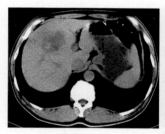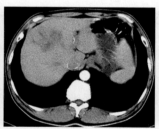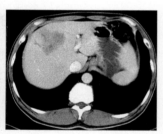

左右肝交界区占位,平扫病灶内见钙化,增强后不均匀持续强化。

图7-2-21 直肠癌肝转移

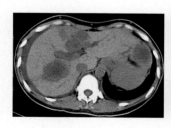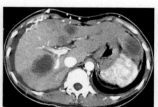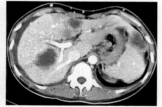

肝内多发大小不一的占位灶,边缘欠清,增强后病灶边缘有强化。

图7-2-22 肺癌肝多发转移

的原发肿瘤本身为囊性结构,如卵巢、胰腺的囊腺癌,转移到肝后仍呈囊性表现,甚至为典型的原发癌的特征。

如果转移灶为富于血管的肿瘤,可以与肝实质一样迅速强化,其密度与肝实质相同,因此这类肿瘤在 CT 增强扫描时反而不如平扫时明确,这类转移性肿瘤常来自肾细胞癌、胰岛细胞癌、恶性副神经节瘤,以及乳腺癌、恶性黑色素瘤和肉瘤等。

第三节　肝癌的 MRI 检查

一、肝脏 MRI 检查方法

1. MRI 常用检查序列及方法

肝脏常规扫描序列应包括 T_1WI、T_2WI、增强扫描 T_1WI。

(1)肝脏 T_1WI 常用序列

T_1WI 可选择自旋回波序列(SE 序列)和梯度回波序列(GRE 序列)。SE 序列 T_1WI 要求受检者呼吸均匀,并施加呼吸补偿技术或长程平均技术,该序列结构简单,获得信号易于解释,图像具有较高的信噪比,适用于儿童和年老体弱者的检查,但采集时间长,存在不同程度的呼吸运动伪影,不能用于动态增强扫描。因此,SE 序列 T_1WI 临床主要用于不能屏气但可以均匀呼吸的受检者。

GRE 序列是临床最常用的肝脏 T_1WI 序列,包括二维扰相 GRE 和三维扰相 GRE 序列,该类序列采集速度快,一次屏气可以完成全肝的 T_1WI 的采集,能获得足够的信噪比和良好的组织对比,T_1 对比优于 SE T_1WI 序列,可用于动态增强扫描。三维扰相 GRE 序列的 T_1 对比不及二维扰相 GRE 序列,但可获得比二维扰相 GRE 序列更薄层厚图像,用于增强扫描时可同时获得肝实质和血管图像。但相对于 SE T_1WI 序列,GRE 序列对硬件的要求较高,当受检者屏气不佳时,图像会有明显的运动伪影。

二维翻转恢复快速梯度回波序列(IR-FGRE)也可用于肝脏 T_1WI 扫描。该序列属于超快速的 T_1WI,如 Siemens 公司的 Turbo FLASH T_1WI,该序列采集速度快,单层采集时间不到 1s,不受患者呼吸运动影响,但信噪比、对比度较差,一般仅用于不能屏气者的 T_1WI 或动态增强扫描,由于分别采集各层图像,因此动态增强扫描时各层的时相可能不完全相同。

(2)肝脏 T_2WI 常用序列

可用于肝脏 T_2WI 成像的序列包括快速自旋回波序列(FSE)、半傅里叶采集单次激发快速 SE 序列(SS-FSE 或 HASTE)、平衡式稳态自由进动序列(Balance-SSFP)等。

FSE 序列是临床肝脏采集 T_2WI 应用最广泛的快速序列,根据回波链(ETL)长短可选择中短回波链(ETL 7~16)、长回波链(ETL 20 以上)FSE 序列。ETL 越长,成像速度越快,但软组织 T_2 对比会随之降低,不利于较小的实性病变的检出。中短回波链 FSE 是临床首选的肝脏 T_2WI 序列,T_2 对比与常规 SE 序列接近,利用呼吸触发技术可以明显减少呼吸运动伪影。对于不能均匀呼吸的患者,可在屏气状态下,选择长回波链 FSE 序列成像。

半傅里叶采集单次激发快速成像是速度最快的 T_2WI 成像序列,即使不屏气也几乎没有运动伪影,但由于其 ETL 比 FSE 更长,因此 T_2 对比更差。该序列多用于肝脏定位像扫描或用于不能屏气又无法均匀呼吸的受检者。

Balance-SSFP 是临床常用的 GRE 序列,各公司序列名称不同,包括 Siemens 公司的 True FISP、GE 公司的 FIESTA、飞利浦公司的 Balance-FFE 序列等。该序列对血液、胆汁、消化道液体等水样成分与软组织成分之间区分较好,前者高信号,后者中等偏低信号。同时,该序列具有化学位移成像能力,脏器边缘呈现"勾边效应",图像信噪比很好。但该序列软组织对比度差,不利于肝内实质性病变的检出,容易产生磁敏感伪影。因此,在临床上该序列主要用作补充序列显示肝内外脉管结构或定位像,不能用于替代常规 T_2WI 序列。

(3)肝脏动态增强扫描序列

为了鉴别肝内疾病的性质,在平扫 T_1WI 和 T_2WI 基础上还需结合动态增强 T_1WI。动态增强 T_1WI 首选三维容积内插快速扰相 GRE T_1WI,其次为二维扰相 GRE 序列,扫描时应施加脂肪抑制技术。在参数选择上,回波时间(TE)应选择最短或选择在反相位;扫描时相上,肝脏动脉期扫描的时间点一般在团注造影剂后的 23~25s,应根据序列的特点,确保 K 空间中心数据的采集时刻在该范围内。例如:二维扰相 GRE 序列中,K 空间采用循序对称填充,即从 K 空间相位编码方向的一侧开始,逐渐向 K 空间中心填充,然后再向 K 空间相位编码方向的另一侧填充。如果整个序列采集时间为 15s,则决定图像对比度的 MRI 信号采集应在扫描开始后第 8s, 因此想要获得开始团注对比剂后第 25s 的肝动脉期,扫描开始时刻应该提前 10s,即开始团注对比剂后的第 17s 启动扫描序列。部分三维扰相 GRE 可以采用 K 空间中心优先采集技术, 动脉期的选择可直接按 23~25s 开始采集图像数据。翻转恢复超快速梯度回波 T_1WI 序列动脉期也选择在 23~25s。门脉期的扫描时间一般在对比剂开始后 50~60s,平衡期在 3~4min。在扫描采集时间的计算时,应该考虑患者屏气准备需要的时间,同时考虑到因患者静脉状况不同,能够承受的团注造影剂速率等因素。

2. 部分 MRI 技术在肝脏检查中的应用

(1)肝脏化学位移成像

人体内 MRI 信号主要来源于水和脂肪两种成分, 水分子中的 H 质子化学键为 O-H,脂肪中的 H 质子化学键为 C-H,水分子的 H 质子进动频率比脂肪的 H 质子进动频率要快。射频脉冲激发后,初始阶段,两种 H 质子的横向磁化矢量在同一方向,经过极短的时间,两者的横向磁化矢量将处于完全相反的方向,称为反相位(out of phase 或 opposed phase),再经过极短时间,两者横向磁化矢量会再度处于同一方向,称为同相位(in phase)。同相位和反相位是周期性出现的。选用双回波技术,在扰相 GRE T_1WI 序列上可同时获得同相位、反相位图像。

化学位移技术对于组织中少量脂质检出非常敏感, 可用于观察肝脏脂肪变,以及肝脏局灶性病变中的脂质,如肝细胞癌的脂肪变性、肝腺瘤的脂肪变性、肝血管平滑肌脂肪瘤等,从而为鉴别诊断提供帮助。

(2)短时翻转恢复序列

短时翻转恢复(short tau inversion recovery,STIR)序列是临床常用的脂肪抑制成像技术。STIR 序列是在激励脉冲前预先施加一个 180°的反转脉冲。反转脉冲和激励脉冲中间间隔时间成为反转时间(inversion time,TI)。当 TI 等于脂肪 T_1 值的 69%时, 脂肪信号被抑制。在 3.0T MR 扫描机上,TI 一般选择 160~

255

180ms,在 1.0~1.5T 扫描机上 TI 选择在 150~170ms,在 0.5T 以下的 MR 扫描机上,TI 一般选择在 90~140ms。该序列的优点是对场强依赖性不高,可用于低场强 MR 机,其对场强均匀度要求较低,适用于大范围的脂肪抑制。但其信号抑制的选择性较低,对 T_1 值接近于脂肪的物质也会被抑制信号(如:血肿等),同时该序列不能用于增强扫描 T_1WI,因为被增强组织的 T_1 值有可能缩短到与脂肪组织接近,从而影响对增强程度的判断。

(3)肝脏加权成像(DWI)

DWI 可通过检测组织内水分子的运动状态来间接反映组织的结构特点。随着多通道相控阵线圈、并行采集技术等在临床应用,肝脏 DWI 已成为临床常见的检查手段。肝脏 DWI 的 b 值一般选择为 0 和 600~1000s/mm²,TR=2500~4000ms,TE 选最小,层厚 8~10mm,矩阵 128×128,FOV 36~40cm,采用并行采集技术。

DWI 对于小病灶的检出甚至优于 FSE T_2WI,尤其对于局灶性病变检出具有一定价值。对于组织分化、细胞密度与正常肝实质不同的病灶,DWI 常表现为等或略高信号,而分化程度较差或细胞密度较高的病变,DWI 表现为高信号。此外,一些病灶(如肝血管瘤)由于 T_2 透过效应,DWI 可表现为高信号,但在 ADC 图上仍表现为高信号。

3. 常用肝脏 MRI 对比剂

临床上用于肝脏 MRI 成像的静脉注射对比剂主要分四类:非特异性细胞外液对比剂、特异性肝细胞性对比剂、特异网状内皮系统对比剂和特异性血池对比剂。前两种对比剂临床应用较广。

(1)非特异性细胞外液对比剂

该对比剂是钆螯合剂,经典的对比剂有离子型钆对比剂 Gd-DTPA、Gd-DOTA,以及非离子型对比剂 Gadodiamide、Gadobutrol 和 Gadoteridol 等。这些对比剂是顺磁性物质,可缩短 T_1 和 T_2 弛豫时间。以 Gd-DTPA 为例,较低浓度时,主要影响机体组织 T_1 弛豫时间,在 T_1WI 上表现为高信号,表现为阳性对比剂增强作用;随浓度增加,尤其当浓度超过临床剂量时(超过 0.1~0.2 mmol/kg 体重),Gd-DTPA 对 T_2 缩短的效应明显,在 T_2WI 或 T_2^* 加权像,含对比剂的组织信号降低,这种现象称为阴性对比剂增强作用。

Gd-DTPA 的药代动力学与水溶性碘对比剂相似,具有高度水溶性,与蛋白质的亲和力较小,细胞内穿透性低,几乎全部分布于细胞外间隙,通过肾小球滤过,经尿路排泄。肾小球率过滤正常时,Gd-DTPA 在血浆内的半衰期是 90min,75%在 3h 内经肾脏排出。

(2)特异性肝细胞性对比剂

指以肝细胞为靶细胞,经肝细胞摄取,并在肝细胞滞留相当一段时间,再通过胆汁排泄至消化道,故又称为肝胆性 MR 对比剂。较为常见的有肝细胞特异性钆螯合物 Gd-BOP-TA、Gd-EOB-DTPA，和锰的螯合物 Mn-DPDP 等。以 Gd-EOB-DTPA 为例,该对比剂增强扫描时,在团注后早期肝动脉扫描中具有细胞外间隙对比剂的作用,而在延迟期(肝细胞期)中具有肝细胞特异性的检测能力。因此,静脉团注 Gd-EOB-DTPA 后 5min 内先做肝脏 T_1WI 扫描,了解病灶血流特点,在团注对比剂 20min 后,再行 T_1WI 扫描,可以根据肝细胞期病变是否强化,将其分为肝细胞性或非肝细胞性,例如肝再生结节、肝腺瘤、大多数的局灶性结节增生(FNH)由于含有正常肝细胞,出现肝细胞期病灶强化。此外,由于造影剂部分经胆道排泄,有助于胆道显影。

Gd-EOB-DTPA 具有水溶性、脂溶性两种性质,使其可经过肝、胆排泄,也可经肾脏排泄。最常见的不良反应为头痛和恶心,严重不良反应如癫痫发作、急性肺水肿、急性胰腺炎和过敏样反应极为罕见。

二、原发性肝癌 MRI 检查

(一)肝细胞癌

肝细胞癌(hepatocellular carcinoma,HCC)是肝脏最常见的原发恶性肿瘤。HCC 表现临床缺乏特异性,症状常为右上腹疼痛、体重减轻和发热,患者多有肝硬化基础,常伴有甲胎蛋白(AFP)的升高。HCC 的发展是一个连续的多阶段的病理过程,对肝硬化患者进行 MRI 检查和随访是早期发现肝癌的重要手段,但早期识别 HCC 是影像学的难点。

1. 肝硬化结节的病理特征及 MRI 表现

肝硬化再生结节发展为退变结节直至转变为 HCC 是目前公认的病理发展

257

过程。再生结节、退变结节和 HCC 具有不同的病理特征,MRI 表现有所差异。

(1)再生结节

再生结节(regenerative nodules,RN)是局灶性的肝细胞及间质的增生,逐渐形成肝实质小岛,内有胆小管、Kupffer 细胞、肝细胞等正常肝组织。增生的肝细胞被其周围的纤维基质分隔,并压迫周围基质,导致假小叶形成。RN 可分为有铁质沉积和无铁质沉积两种。有铁质沉积的 RN 癌变概率更大,在 T_1WI 和 T_2WI 上均表现为低信号,铁质沉着结节的周围纤维组织呈网状分布,表现为中等信号。RN 主要由门脉供血,有少量动脉血供存在,动脉期不强化,门脉期无铁质沉积的 RN 强化通常不显著,与周围肝组织相似。

(2)退变结节

由 RN 进展为退变结节(dysplastic nodules,DN)是 HCC 发展过程中重要的病理学阶段,根据异形程度又可将 DN 分为低级别 DN (LGDN)和高级别 DN (HGDN)。DN 局部肝细胞密度增加,HGDN 常有小细胞改变(SCC),即胞质缩小同时胞核中等程度增大,核浆比增大,可表现为多核、胞核密度增加。SCC 具有较高的增殖活性,形态类似于肝癌细胞,免疫表型与肝祖细胞相似,被认为是癌前病变。正常肝细胞由门静脉和肝动脉供氧,而 HCC 会生长出许多新生小动脉,由动脉供氧,它们不与小胆管伴行,不是汇管区的组成部分,称为非配比小动脉,这一病理改变在 DN 阶段就可出现。LGDN 内可见汇管区,非配比小动脉较为少见,而 HGDN 非配比小动脉较多,可见汇管区存在。非配比小动脉增多和汇管区的减少是 DN 转变为 HCC 的重要病理特征。T_1WI 上 DN 可表现为等或高信号,可能与汇管区减少继发肝细胞脂肪变有关,在 T_2WI 表现为低信号,可能与其 SCC 改变有关,增强扫描门脉期可见强化,强化幅度与肝实质相仿。当 T_1WI 上 DN 的高信号转变为低信号,T_2WI 上低信号转变为高信号,或在低信号的结节中出现高信号病灶,即"结中结"的表现,均是提示 DN 恶变的 MRI 表现。

2. HCC 的病理特征及 MRI 表现

HCC 可有单发、多中心、弥漫浸润等多种表现,根据肿瘤大小可分为小 HCC(≤2cm)和大 HCC(>2cm)。由于分化程度和组织成分的差异,两者的 MRI 特征有所差异。

(1)小 HCC 的 MRI 特征表现

HCC 与 HGDN 鉴别标准尚未完全明确，组织学上支持恶性的标准为显著的不典型核、高核浆比并核密度 2 倍于正常、3 个或更多的增厚肝细胞板、大量非配比动脉、中等数量的有丝分裂和间质或肝门静脉管道的侵犯。因此，大多数小 HCC 在组织学上不能绝对地与 DN 鉴别。

在 MRI 上，小 HCC 表现为结节状，有一定边界，由于成分和分化程度的差异，信号变化较大，以下表现有助于小 HCC 的诊断。

①同反相位检测脂肪浸润：影响 T_1WI 信号特征的因素较多，由于分化良好的 HCC 可出现纤维包膜和脂肪成分，部分 HCC 内还可有铜或糖原等顺磁性物质，因此小 HCC 在 T_1WI 上可表现为低、等或高于周围肝实质信号。同反相位 T_1WI 如显示结节内有脂肪浸润，可作为支持小 HCC 诊断的重要依据。

②T_2WI 略高信号或"结中结"表现：T_2WI 上小 HCC 典型表现为轻度高信号，但也可表现为等或低信号。一般认为，进展中的 HCC 或小 HCC，由低信号的大结节组成，其内伴 1 个或多个灶性高信号——"结中结"表现。

③肿瘤包膜：部分小 HCC 在影像上可显示包膜。真性肿瘤包膜由纤维组织组成，并有相对较大的细胞外间隙，在 T_1WI、T_2WI 上均呈低信号，假包膜是存在于 HCC 周围的非特异性组织改变，可由压迫的肝实质、浸润的炎性细胞和压迫的血管组成，T_2WI 上表现为高信号，增强扫描肝包膜延时强化较明显。

④动脉期血供：小 HCC 由肝动脉供血，因此动脉期强化是支持小 HCC 诊断的重要依据。近 10%~15% 的小 HCC 仅在动脉期成像能够发现，而平扫成像和钆增强扫描门脉期和延迟期均显示等信号。

(2)>2cm HCC 的 MRI 特征表现

直径>2cm 的 HCC 分化程度上差异更大，多数病灶可见纤维包膜，肿瘤信号往往比较混杂，由于铜蛋白的存在，T_1WI 可表现为高信号，有 10% 的 HCC 存在脂肪变，同反相位中可见已检测到脂肪浸润表现。增强扫描 T_1WI 的动脉期强化和门脉期强化幅度低于肝实质是其典型表现(图 7-3-1)。此外，较大 HCC 可表现为以下征象，有助于鉴别诊断。

①马赛克征：在大体病理上，大 HCC 表现以结节为主，由多结节组成，存在

于大体可见的真性纤维包膜内。在 T₁WI、T₂WI 上表现为各种不同信号强化的区域,增强扫描动脉期及门脉期、平衡期呈不均匀强化,称为"马赛克"征。88%的>2cm 的 HCC 存在"马赛克"征。

②肿瘤包膜:60%~82%>2cm 的 HCC 存在肿瘤包膜,是 HCC 一种特异征象,包膜在 T₁WI、T₂WI 上均呈低信号,当包膜厚度>4mm 时,其外可于 T₂WI 见高信号环,增强扫描门脉期或延迟期可见强化(图 7-3-1)。HCC 包膜外侵犯,可表现为肿瘤结节突出于包膜外或邻近肝实质出现卫星灶。

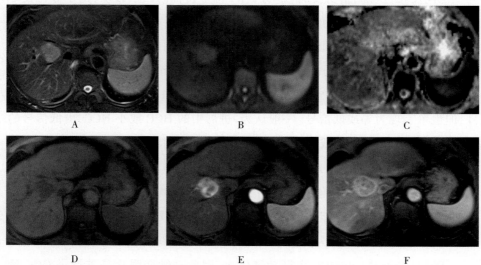

A~C 分别为 T₂WI、DWI 和 ADC 图像。病变位于右肝前上段(Ⅷ),边界清楚。与周围肝实质比较,病变在 T₂WI 上呈不均匀高信号,在 DWI 上呈高信号,ADC 图边缘呈稍低信号。

D~F 分别为平扫、动脉期及门脉期图像。病变在 T₁WI 上呈低信号,增强后动脉期呈不均匀显著强化,门脉期强化部分信号下降,低于正常肝实质,呈"快进快出"。另门脉期可见边缘包膜的强化。

图 7-3-1　肝癌患者男性,60 岁

③合并肝门静脉侵犯:静脉侵犯是 HCC 常见的并发症,门脉系统较肝静脉系统更为常见,24%的 HCC 可合并肝门静脉侵犯。肿瘤越大、包膜越不完整、甲胎蛋白越高的 HCC,出现肝门静脉侵犯的概率越高。门静脉受侵在动态增强扫描时显示最佳,受侵的门静脉可见瘤栓,T₁WI 呈低信号,T₂WI 为高信号,增强扫

描动脉期可见轻度强化,门脉期强化幅度低于肝实质,与强化的门脉相比形成充盈缺损。参见图 7-3-2。

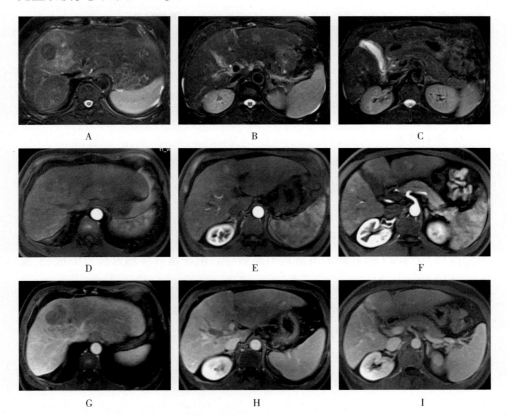

A~C 为不同层面 T₂WI 图像。肝硬化,左右肝比例失调,肝表面凹凸不平。脾大。胆囊壁水肿。与周围肝实质比较,T₂WI 上可见多个高信号为主的结节及肿块影,边界清,其中最大者内部可见结节状低信号影。

D~F 为相同层面的动脉期图像。肝内多发强化灶,最大者强化不均匀,边界不清,门脉右支可见强化,周围动脉血管增多。

G~I 为相同层面的门脉期图像。动脉期强化的部分信号下降,部分病变边缘可见包膜强化。门脉右支见充盈缺损,考虑为瘤栓。

图 7-3-2　多发肝癌患者男性,68岁

④肝外转移:肝外转移通常发生在 HCC 晚期,最常见部位是肺、局部和远处淋巴结、骨、肾上腺和腹膜/网膜。转移性淋巴结的判断不能仅基于大小,因为在肝硬化晚期患者中,绝大多数都可伴有淋巴结肿大。转移性淋巴结除径线增

大以外,往往有增强扫描动脉期强化的表现。参见表 7-3-1。

表 7-3-1　肝硬化基础的肝内 RN、DN 及 HCC 的 MRI 征象对比

病变类型	T_1WI	T_2WI	强化特征	其他征象
RN	低信号	低信号	门脉期强化	铁沉着
DN	高信号	低信号	门脉期强化	铁沉着,结中结
HCC (≤2cm)	低信号	高信号	动脉期强化	结中结
HCC(>2cm)	混杂信号	高信号	动脉期强化	脂肪变,包膜强化,卫星灶

3. 鉴别诊断

HCC 需与多种疾病鉴别,血管瘤、局灶性结节增生、肝腺瘤、血管畸形等在 MRI 上可与 HCC 具有相似表现。

(1)与血管瘤鉴别

MRI 上血管瘤边界清晰,呈圆形或分叶状。T_1WI 上血管瘤相对于肝脏呈均匀低信号,在 T_2WI 相对肝实质呈均匀高信号。由于富含缓慢血流管腔成分,多数血管瘤在回波时间>160ms 时,信号高于 HCC。巨大血管瘤(直径>6cm),信号常较混杂,内可见裂隙状分区和分隔,与病变内有出血、血栓形成、玻璃样变、液化和黏液样变有关。但其内不会表现为"马赛克"征,T_2WI 和 T_1WI 信号总体比较均匀,同反相位上无脂肪浸润表现。

血管瘤在 MRI 增强扫描时主要表现为三种强化类型:1 型:瞬时均匀强化,主要见于直径小于 1.5cm 的血管瘤;2 型:向心性进行性边缘强化,直至均匀强化,这是血管瘤最常见的表现;3 型:向心性进行性周围结节状强化,中心持续低信号(图 7-3-3)。典型 HCC 表现为"快进快出"的增强特征,与血管瘤强化表现不同;不典型 HCC 可有类似于 1 型的表现,如在同反相位 T_1WI 观察到脂质成分,考虑为 HCC 可能,如在 DWI 上表现为弥散受限(结合 ADC 图除外 T_2 透过效应),考虑为 HCC 可能。

(2)与局灶性结节增生鉴别

局灶性结节增生(focal nodular hyperplasia,FNH)是一种良性肿瘤,是继肝血管瘤后肝内第二常见良性肿瘤,常见于育龄妇女,男性、儿童相对少见。FNH 由肝细胞增生结节和小胆管包绕中央纤维瘢痕组成,中央瘢痕含有致密结缔组

织和厚壁血管，内可有黏液样变。

典型的 FNH 平扫 MRI 具有三个典型表现：T_1WI 均匀等低信号，T_2WI 均匀稍高信号，中心瘢痕在 T_2WI 呈高信号。增强扫描动脉期病变较实质显著强化，门脉期与肝实质呈等信号，延迟期呈略高信号，中心瘢痕延迟强化。而 HCC 在门脉期的强化幅度通常低于肝实质，延迟期几乎都为相对低信号，HCC 无中央瘢痕（图 7-3-3）。

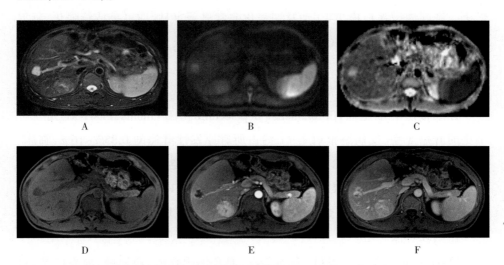

A~C 分别为 T_2WI、DWI 和 ADC 图像。右肝可见两处病变。与周围肝实质比较，前段者在 T_2WI 上呈明显高信号，在 DWI 以及 ADC 上呈高信号；后段者在 T_2WI 上呈稍高信号，中央见裂隙状明显高信号，在 DWI 上呈高信号，在 ADC 上呈稍低信号。

D~F 分别为平扫、动脉期及门脉期图像。右前段病变在 T1WI 上呈低信号，动脉期周边结节状显著强化，门脉期逐渐向内填充，考虑为海绵状血管瘤。右后段病变在 T_1WI 上呈等信号，内部见裂隙状低信号，动脉期显著强化，内部低信号区未见强化，门脉期内部低信号区可见强化，考虑为局灶性结节增生(FNH)。

图 7-3-3 血管瘤、FNH 患者男性，43 岁

（3）与肝腺瘤鉴别

肝腺瘤是口服避孕药妇女最常发生的肝脏良性肿瘤，常发生于 Ⅰ 型和 Ⅲ 型糖原贮积症的患者。肝腺瘤由索状排列的分化良好的肝细胞构成，可分泌胆汁，但无胆管结构，腺瘤细胞内常富含糖原和脂质。肝细胞板被扩张的肝窦隔开。腺瘤常存在纤维包膜或肝实质受压伴，或不伴纤维化形成的假包膜。

肝腺瘤在 T_1WI 上常表现为高信号或等信号,少数呈低信号,主要与细胞内富含糖原和脂质、出血有关。而 HCC 常表现为低信号,其内少量等高信号是脂肪浸润,而不是糖原,通过同反相位 T_1WI 可检测到病灶内的脂质信号。肝腺瘤在 T_2WI 上信号也较多变,瘤体主要部分较肝实质信号略高,由于出血和坏死信号常较混杂。一般无 HCC"结中结"的表现。肝腺瘤的包膜 T_1WI 呈低信号,T_2WI 可表现为低、等、高信号,但包膜多无延迟强化的表现,而 HCC 包膜常可见延迟强化。肝腺瘤增强扫描 T_1WI 动脉期强化非常显著,门脉期可呈持续强化,延迟期可呈等信号强化。而 HCC 动脉期强化幅度通常低于肝实质,表现为"快进快出"。

(二)纤维板层肝细胞癌

纤维板层肝细胞癌(fibrolamellar hepatocellular carcinoma,FL-HCC)是一种罕见的肝癌亚型,发病率报道不一,约占所有原发性肝癌的 0.85%~16%,临床、病理和影像学特点与 HCC 不同。FL-HCC 常见于年轻人,好发年龄为 10~30 岁,男女比例约为 1:1.07。多数患者无肝慢性疾病史,AFP 表现正常,临床表现缺乏特异性,可有体重减轻、疲劳、疼痛等症状,及肝大、包块和恶病质的体征。

1. 病理特点

FL-HCC 特别好发于左肝,多为单发,通常体积较大,质地硬,境界清楚,可有包膜,切面见瘤体中心有轻度凹陷的星状纤维瘢痕,灰白色,境界不清,向四周呈放射状分布。在包膜和纤维间隔中,可见厚壁、粗大的静脉,内部可见小出血灶和钙化,无大面积坏死。镜下表现与 HCC 明显不同,细胞呈多角形,核中等大小,核仁大而明显,核分裂相少见,胞浆内含有丰富的嗜酸颗粒。

2. MRI 表现

在 MRI 上 FL-HCC 表现为巨大占位灶,可见包膜,病灶主体在 T_1WI 呈低信号,T_2WI 呈高信号,无脂肪成分,DWI 表现为弥散受限。60%~75%的病灶中心可见"星芒状"或"裂隙状"中央瘢痕,在 T_1WI 和 T_2WI 上均呈低信号。CT 平扫,40%~68%的病例可见钙化,多出现在中央瘢痕区或纤维间隔。增强扫描时病灶主体在动脉期可显著强化,门脉期可持续均匀强化,典型中央瘢痕不强化,在延迟期周围瘤组织的衬托下更为明显。仅有 5%~10%的 FL-HCC 者发生门静脉受侵和淋巴结转移,50%~60%的病例有肝门部、肝十二指肠韧带淋巴结转移,发生远处转移的比例约为20%~30%。

3. 鉴别诊断

FL-HCC 是富血供肿瘤,需要和 FNH、肝腺瘤和 HCC 鉴别。

(1)与 FNH 鉴别

FL-HCC 中央瘢痕较 FNH 更大、更不规则,其中央瘢痕和纤维分隔内常可见钙化,而 FNH 的钙化极为少见。FL-HCC 中央瘢痕绝大多数情况下,在 T_2WI 呈低信号,只有极少数表现为高信号,而在 FNH 中表现为高信号。使用特异性肝细胞性对比剂增强扫描时,如 Gd-EOP-DTPA,FNH 由于含有正常肝细胞,表现为肝细胞期等信号强化,由于其病灶内缺乏排泄 Gd-EOP-DTPA 的正常胆管结构,甚至可以表现为相对于肝实质呈略高信号,而 FL-HCC 肝细胞期主体表现为低信号,仅局灶性含有肝细胞成分的区域有强化。

(2)与腺瘤的鉴别

肝腺瘤常见于口服避孕药史的女性,肝腺瘤强化均匀,FL-HCC 在动脉期强化不均。FL-HCC 常有中央瘢痕和钙化,而腺瘤无瘢痕,少见钙化。

(3)与 HCC 的鉴别

HCC 主要见于有肝病病史的中老年患者,而 FL-HCC 见于无肝病史的年轻人。增强扫描时两者在动脉期均有强化,但在门脉期典型 HCC 表现为对比剂"退出",而 FL-HCC 常表现为门脉期和平衡期的等信号甚至略高信号。HCC 中有 10%~40%可伴有脂肪浸润表现,而 FL-HCC 无脂肪成分。

(三)胆管细胞癌病理和 MRI 表现

胆管细胞癌(cholangiocarcinoma,CCA)是肝内第二常见的原发恶性肿瘤。根据发生部位不同,分为肝内 CCA 和肝外 CCA,肝内 CCA 又可分为周围型胆管细胞癌 (peripheral cholangiocarcinoma,PCC) 和中央型胆管细胞癌 (central cholangiocarcinoma,CCC)。本节主要讨论 PCC。CCA 的危险因素包括硬化性胆管炎(PSC)、胆道结石、家族性腺瘤样息肉、胆管乳头状瘤病、肝吸虫病、Caroli 病、二氧化钍暴露。好发年龄在 40~60 岁左右,患者常表现为黄疸、皮肤瘙痒、腹痛、体重减轻等症状。

1. PCC 的病理特征

PCC 来源于肝内小胆管或末梢胆管上皮细胞,多数为导管状腺癌,少数为乳头状腺癌和黏液腺癌。组织学上病灶主要由恶性肿瘤细胞、纤维组织、凝固性坏死和黏蛋白构成,在不同的组织类型和肿瘤的不同区域各种成分所占比例不同。在肿瘤外周,主要由大量的恶性肿瘤细胞和少数纤维组织构成;在肿瘤中央区,主要由纤维组织构成,恶性肿瘤细胞在其中分布稀疏。黏蛋白主要见于黏液腺癌,其特点是在存活的恶性肿瘤细胞网内分布有大量的黏蛋白成分。

2. MRI 表现

根据 PCC 形态学特点,其可分为三种类型:肿块型(外生型)、胆管周围浸润型(浸润狭窄型)、胆管腔内生长型(息肉型)。

(1)肿块型 PCC

典型表现为信号均匀的形态不规则、边界清楚的占位灶,周围可见扩张的胆管。PCC 常包绕血管,但癌栓极为少见,可见包膜牵拉征象。T_1WI 表现为低信号,T_2WI 为均匀高信号,增强扫描可见动脉期边缘强化及渐进性向心强化(图 7-3-4)。动脉期早期强化、门脉期强化幅度低于肝实质的区域,是细胞生长活跃的区域,中心区域主要是富含大量基质的疏松结缔组织。部分 PCC 中心可见平衡期或延迟期的显著强化,病灶内纤维成分是延迟强化的病理基础。采用 Gd-EOB-GTPA 增强扫描时,在肝细胞期表现为相对肝实质的低信号,与周围强化显著的正常肝实质形成明显的分界。

(2)胆管周围浸润型 PCC

该型 PCC 沿增宽或狭窄的胆管走行,无明显占位效应,表现为细长或分支状异常信号。MRI 上呈长 T_1 长 T_2 信号,可见由于肿瘤侵犯造成的胆管周围组织的广泛增厚表现,增强扫描可见显著强化。胆管周围浸润型 PCC 最常见于肝门部。

(3)胆管腔内生长型 PCC

该型表现多样,生长缓慢,预后相对较好。在 MRI 上,Chung 等将胆管腔内生长型分为 5 种类型:第 1 型,可见弥漫地显著扩张的胆管,管腔内可见乳头状病灶,增强扫描结节可见显著强化,该型常伴有黏液蛋白的分泌,可伴有远端胆

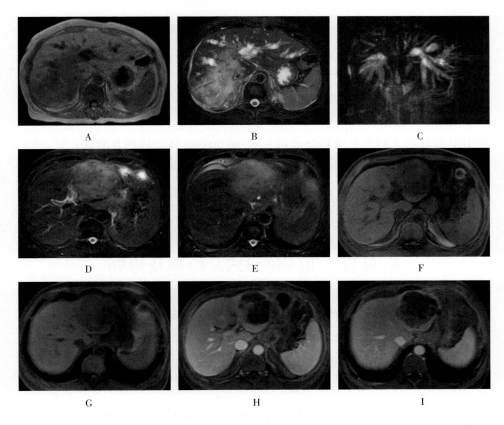

A~C 为一名 62 岁女性患者的 T₂WI、T₁WI 和 MRCP 图像。病变位于右肝，边界不清，
肿块周围可见迂曲扩张的胆管，MRCP 显示肝内胆管扩张，呈"软藤征"。

D~I 为一名 65 岁男性患者的 T₂WI、平扫和增强图像。病变位于左肝。与周围肝实质
比较，病变在 T₂WI 上呈不均匀高信号，在 T₁WI 上呈低信号影，增强扫描呈不均匀强化，
其中增强的部分为肿瘤细胞以及纤维成分，未见明显强化的区域则对应黏液成分。另腹
主动脉左旁可见转移淋巴结，增强扫描呈不均匀强化。

图 7-3-4　胆管细胞癌

管的扩张；第 2 型，同样有胆管弥漫地显著扩张，尽管在 MRI 上看不到管腔内病
灶，但镜下可见管腔内微乳头改变；第 3 型表现为胆管腔内的乳头状肿瘤，该型
无黏液蛋白分泌，因而远端胆管无明显扩张；第 4 型是最难以诊断的类型，表现
为轻度胆管扩张，管腔内充满长 T₁ 长 T₂ 软组织信号影，增强扫描轻度强化；第
5 型表现为胆管局限性缩窄伴近端胆管轻度扩张，这种表现缺乏特异性，可见于
胆管炎症、纤维化、先天发育畸形等，但出现该征象应当在鉴别诊断时考虑到

PCC。

3. 鉴别诊断

PCC 需与含纤维化的 HCC、结直肠癌肝转移、不成熟肝脓肿等进行鉴别诊断。结直肠癌肝转移瘤中心坏死区在 T_2WI 上表现为显著高信号，而 PCC 中心为不同程度的纤维基质和凝固性坏死，T_2WI 信号多为轻—中度高信号。转移瘤和 HCC 瘤周均无胆管扩张和肝萎缩表现，而 50% 的 PCC 周围有胆管扩张，常见肝萎缩与肝包膜皱缩的征象。此外，PCC 常有 CA199 的显著升高而有助于鉴别。肝脓肿在早期阶段与 PCC 表现相似，但 DWI 上其弥散受限程度更明显，同时可结合血常规和肿瘤指标进一步鉴别。

第四节 肝癌的 DSA 检查及诊断

在肝癌的血管造影检查中，数字减影血管造影(digital subtraction angiography, DSA) 已得到普及并取代了常规的血管造影技术。其最大的特点是消除了骨骼、软组织影的重叠，使肝脏血管和病灶显示更加清晰，同时与常规血管造影法相比，DSA 还具备图像示踪功能，可指导在肝动脉造影过程中作选择性地插管。但 DSA 同样需要通过动脉插管的方式来进行造影检查，故属于一种有创的检查技术。随着超声、CT、MR 等其他无创影像技术的发展，血管造影纯粹作为一种肝癌的影像检查手段，其作用已有所下降，目前已不作为肝癌的常规影像检查方法。但 DSA 在肝癌小病灶的检出、小肝癌的鉴别诊断上具有较大的作用和价值，特别是在实施肝癌血管内介入治疗时是一种必需的手段。

一、DSA 适应证

(1)肝癌介入治疗过程中显示肝内肿瘤灶及其动脉供血情况，指导实施动脉内化疗和栓塞等治疗。

(2)其他影像学检查方法(如 CT、MR、超声等)无法明确诊断的小肝癌的鉴别诊断;或其他影像学检查没有发现病灶，而临床上又高度怀疑肝癌的患者。

(3)外科手术前需要了解肝癌病灶的范围、有无存在子灶、有无存在肝动脉变异及了解门静脉和分支情况。

(4)肝癌病灶破裂显示出血部位并随之进行栓塞治疗。

二、DSA 禁忌证

(1)一般情况差,严重感染,重要脏器功能损害。

(2)造影剂过敏。

(3)严重的出凝血功能障碍,经治疗不能纠正者。

三、DSA 检查方法

常规采用经股动脉途径插管实施。当股动脉途径插管存在困难时,可采取桡动脉或肱动脉途径插管。在透视监视下将 4F~5F RH 或 Cobra 导管选择性插入到腹腔动脉,采用高压注射器经导管注射 X 线造影剂(碘海醇、碘佛醇等)进行动脉造影。造影剂注射速率 3~5ml/s,剂量 10~20ml。时相包括动脉期、实质期和静脉期。腹腔动脉造影可清晰显示肝动脉的分支和走行情况,同时可间接显示门静脉及其分支。然后在明确肝动脉走行后,将造影导管选择性插入到肝动脉或相关分支, 也可采用同轴导管法插入 3F 微导管到肝动脉或分支内进行造影。如用微导管造影,则造影剂注射速率为 1~2ml/s,剂量为 5~8ml。一般情况下导管头端越抵近肿瘤供血动脉的近端,在造影时越有利于病灶的显示。如果在腹腔动脉造影图像上没有显示肝动脉或肝内动脉分支缺失,则需要进行肠系膜上动脉、膈动脉等血管的造影,因为肝动脉的解剖变异率较大,国外 Ugurel 等报告在正常人群中肝动脉解剖变异率达 48%,国内卢川等报告为 27.3%~32.5%。

四、肝癌的 DSA 征象

(1)肝动脉增粗、扩张:肝癌病灶代谢旺盛,血供丰富,其血供的 90% 以上来自于肝动脉,仅周边部分可有门静脉参与供血,造影时可见肝动脉或其分支动脉增粗、扩张、迂曲改变。

(2)肝动脉拉直、移位、扭曲,呈串珠状或锯齿状改变:肿瘤也可压迫、推移、侵蚀附近的肝动脉和分支,表现为这些动脉的拉直、移位、扭曲。当血管受到肿瘤侵蚀时,管壁僵硬,血管边缘呈不规则锯齿状,血管也可被肿瘤组织完全包绕,有时形态呈串珠状改变。

(3)肿瘤血管:在癌灶区域动脉血管粗细不一,迂曲,结构杂乱,可见湖样、池样造影剂充盈区,或见杂乱的血管网,甚至形成"手握球"征象。肿瘤血管的显示对恶性肿瘤的诊断较具特征性。

(4)肿瘤染色:大多在动脉后期和实质期,可见癌灶明显均匀或不均匀染色,呈结节状、团块状,或不规则片状,密度高于周围正常肝组织,病灶不均匀染色或中心造影剂充盈缺损多提示肿瘤的坏死区或出血。对于直径小于1cm的肿瘤,染色结节是肝癌的主要征象。

(5)动静脉瘘(arteriovenous shunting,AVS):肝动脉与门静脉或肝静脉之间形成异常吻合支,使肝动脉血流通过瘘道吻合支直接进入门静脉或肝静脉内,在造影的动脉期即显示门静脉或肝静脉系统。根据瘘的解剖结构分为肝动脉—门静脉瘘和肝动脉—肝静脉瘘两种,有时也可混合存在。肝动脉—门静脉瘘最常见,约占肝癌动静脉瘘的75%~90%。其影像学征象主要有:①双轨征:为边缘清晰的肝动脉分支与边缘较模糊的门静脉三级以下分支并行;②网格征:肝动脉分支与门静脉分支相互交错,分界不清;③线征和条纹征:沿门静脉主干走行,可能为瘤栓的滋养血管;④门脉主干显示,可伴有门脉内逆肝血流,并显示脾静脉、肠系膜上静脉,甚至可见到曲张的胃冠状静脉;⑤由于门脉内瘤栓或血栓的存在,造影时显示门静脉内充盈缺损。肝动脉—肝静脉瘘时肝动脉造影可见:动脉造影早中期即见肝静脉显影,并见造影剂直接回流入下腔静脉和右心房,以肝动脉—右肝静脉瘘多见。当肝静脉内瘤栓形成时可见造影剂充盈缺损,有时可见肝静脉内的瘤栓沿肝静脉蔓延累及下腔静脉和右心房。动静脉瘘的显示是肝癌血管造影的一个重要诊断征象。对于肝癌患者,除肿瘤病灶外绝大多数患者存在肝硬化的背景,其肝内动静脉瘘的形成可能有下列多种机制:①肿瘤的直接浸润:肝癌病灶侵犯血管引起直接的动—静脉交通;②经肝窦途径:血流从肝动脉经肝窦逆流入门静脉分支,从而发生经肝窦途径的动—静脉瘘;③经血管途径。通过胆管周围血管丛经叶内静脉注入门静脉或经叶静脉至肝窦入肝静脉,或者通过肝动脉的门静脉管壁分支,形成经血管腔途径的动—静脉瘘。

肝癌 TACE 治疗也会引起肝动—静脉瘘,且以肝动脉—门静脉瘘居多,推测除了肿瘤进展这个因素以外,肝动脉栓塞引起的肝动脉和静脉之间的吻合支形成和开放可能是其主要的原因。

(6)门静脉、肝静脉内癌栓形成:①静脉增宽,腔内充盈缺损,充盈缺损呈向心性或偏心性;②静脉完全中断或静脉完全不显影;③门静脉海绵样变:门静脉海绵样变是指门静脉主干和/或它的分支完全或部分阻塞后,其周围形成扩张的侧支静脉血管。表现为肝门区域迂曲扩张呈蛇行的静脉网,而正常门静脉结构显示不清。参见图 7-4-1 至图 7-4-6。

在以上这些征象中,并不是每个肝癌病灶都具备所有的表现,其中肿瘤血管和肿瘤染色是诊断肝癌的最可靠征象。少数肝癌病灶,在血管造影上缺乏上述表现,或仅表现为肝实质内相对血管稀疏区或染色缺失区,单凭 DSA 无法做出正确诊断。

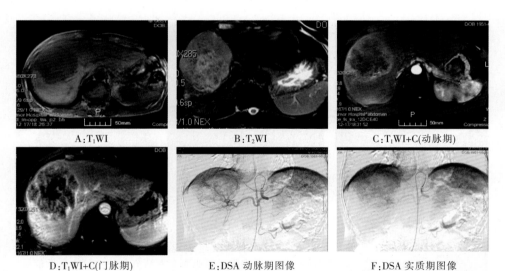

A:T₁WI　　　　B:T₂WI　　　　C:T₁WI+C(动脉期)

D:T₁WI+C(门脉期)　　　　E:DSA 动脉期图像　　　　F:DSA 实质期图像

男性,63 岁,主诉上腹部胀痛 1 个月余。A~D 为肝脏 MR 扫描图像。右肝可见巨块状病灶,边界不规则,T₁WI 呈低信号,T₂WI 呈不均匀高信号,T₁WI 增强动脉期病灶明显不均匀强化,门脉期强化减弱,内部可见坏死区呈不规则的低信号。E、F 为血管造影(DSA),显示肝癌病灶供血动脉(右肝动脉)不规则增粗,迂曲,局部呈"手握球"状,实质期病灶明显染色。

图 7-4-1　右肝巨块型肝癌(活检病理证实)

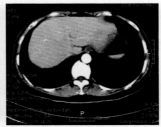
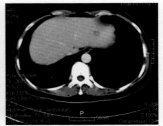

A:CT 平扫　　　　　　　　B:动脉期扫描图像　　　　　　C:门脉期扫描图像

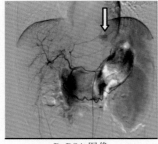

D:DSA 图像

女性,42岁,左肝小肝癌。A~C 为 CT 扫描示左肝内 1.4cm 病灶。平扫病灶呈低密度,动脉期扫描病灶轻微强化,门脉期病灶密度降低。血管造影(D)显示左肝动脉轻度增粗,左肝内可见小结节病灶,染色明显。

图 7-4-2　小肝癌(手术病理证实)

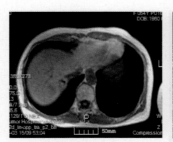
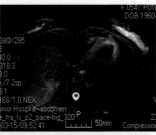
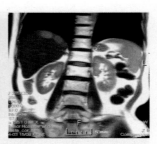

A:T₁WI　　　　　　　　　B:T₂WI　　　　　　　　C:T₁WI 冠状位

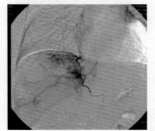

D:DSA 图像

女性,54岁,体检(B超)发现肝脏占位。A~C 为肝脏 MR 扫描图像。示右肝内靠近膈肌面多发结节病灶,T₁WI 呈低信号,T₂WI 呈高信号,边界不甚规则。D 为 DSA 图像,血管造影显示病灶明显染色,由右侧膈动脉供血。

图 7-4-3 右肝癌(手术病理证实)

272

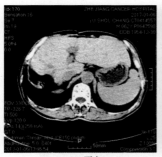
A：CT 平扫

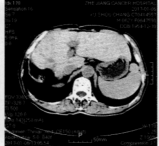
B：动脉期扫描图像

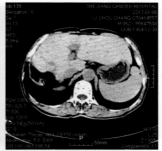
C：门脉期扫描图像

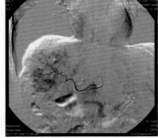
D：DSA 图像

患者，男性 62 岁，右肝癌手术后 1 年。CT 扫描（A~C）示肝内多发小结节，平扫呈低密度，动脉期扫描可见小结节强化，门脉期扫描病灶显示不甚明显。血管造影（D）显示肝内广泛、密集的造影剂浓染小结节病灶（比较 CT 图像，复发病灶检出数量明显增多）。

图 7-4-4 肝癌术后复发

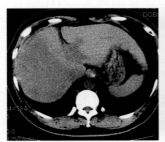
A：CT 平扫

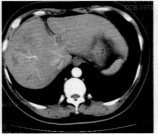
B：动脉期扫描图像

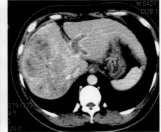
C：门脉期扫描图像

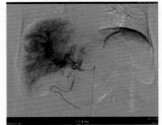
D：DSA 图像

患者，男性 42 岁，右肝癌伴门静脉癌栓形成。CT 扫描（A~C）示右肝内巨块病灶，边缘不规则，平扫呈低密度，动脉期扫描可见轻度不均匀强化，门脉期扫描病灶强化不规则。门静脉呈充盈缺损，边缘呈线状强化。血管造影（D）显示肝内病灶不规则染色。门静脉癌栓有不均匀色染，部分充盈缺损，边缘不规则。

图 7-4-5 肝癌伴门静脉癌栓形成

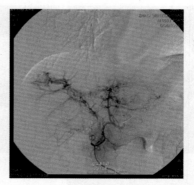

A：右肝癌患者，动脉造影显示右肝内有结节状染色病灶，局部肝动脉-肝静脉瘘形成。

B：肝癌患者，动脉造影显示右肝动脉呈细网状，局部门静脉分支在动脉造影早期显影，肝动脉-门静脉瘘形成。

图 7-4-6　肝癌（肝动脉—静脉瘘形成）

五、小肝癌的血管造影表现

小肝癌，目前国际上尚无统一的诊断标准。1983 年日本肝癌研究组出版的《原发性肝癌临床和病理研究规范》定义小肝癌为小于 2cm 的病灶。2001 年中国抗癌协会肝癌专业委员会参照国际抗癌联盟的分期标准，结合肝功能情况，制定了《原发性肝癌的临床诊断与分期标准》，其中Ⅰa 期肝癌是指单个肿瘤最大直径<3cm，无癌栓及腹腔淋巴结转移，肝功能分级 Child A；Ⅰb 期指单个或两个肿瘤最大直径之和<5cm，位于半肝，其余条件同Ⅰa 期。目前多数学者认同小肝癌即指Ⅰa 期肝癌，也有学者将Ⅰb 期肝癌包括在小肝癌范畴。与大肝癌相比，小肝癌血管造影表现为肝动脉增粗多不明显，或仅显示肝动脉分支轻度增粗，形成细小血管网，动静脉瘘少见。而实质期可见肿瘤呈结节状染色，该征象是小肝癌的最重要征象或有时为唯一征象。但即使肿瘤血管不明确，只要见到确切的肿瘤染色，便可做出诊断。文献报道 DSA 对小肝癌的检出和正确诊断率大约在 82%~92%，对于乏血管型的小肝癌 DSA 可呈阴性征象。

六、DSA 鉴别诊断

（1）肝血管瘤（hemangioma）：肝血管瘤的以下造影征象可与肝癌相鉴别：①肝

动脉及主要分支移位,一般不增粗,分支粗细均匀,肝癌病灶则常见肝动脉及其分支不规则增粗、扭曲;②呈囊状扩张的血窦显影,表现为点状、结节状或爆米花状高密度灶,瘤灶较大时动脉期呈"雪树状",周围血管湖显影呈环形、半弧形、马蹄形或"C"形,结节大的中心可出现无血管区;③肝血管瘤囊状扩张的血窦常于注射造影剂后1~2s即出现染色,8~10s内显影最清楚,因瘤内血流缓慢,一般到18s后才开始排空,静脉期仍见造影剂染色,表现出"早出晚归"的特点,而肝癌染色一般在10s内消失;④肝血管瘤出现动—静脉瘘少见,而肝癌则比较多见。参见图7-4-7,图7-4-8。

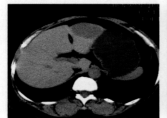

A:CT 平扫图像

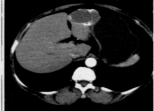

B:动脉期扫描图像

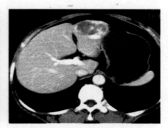

C:门脉期扫描图像

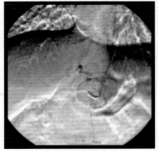

D：DSA 造影图像

A~C 为 CT 平扫、动脉期、门脉期扫描 CT 图像。平扫显示左肝外叶血管瘤呈椭圆形低密度影，边缘清晰，光整。动脉期病灶边缘呈结节状强化，门脉期边缘强化范围增大，并逐渐向病灶中央延伸。D 为 DSA 造影图像，显示病灶由左肝动脉分支供血,染色明显,呈不规则点状、结节状和雪花状染色,但局部肝动脉分支粗细均匀。

图 7-4-7　左肝外叶肝血管瘤

(2)肝脏局灶性结节增生(focal nodular hyperplasia,FNH):FNH 是一种肝脏良性富血供性占位性病变,血管造影的特点是可见有粗大的动脉供血,从中央向外周呈辐射状,血管不规则,肿瘤染色时间较长,由于中心瘢痕发生的放射状纤维间隔,可见有多个结节状或颗粒状染色,部分病例伴有粗大的引流静脉,且较正常静脉早显。如病灶较大,则常见多支中央动脉供血。

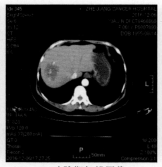

A:CT 平扫图像 | B:动脉期扫描图像 | C:门脉期扫描图像

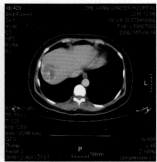

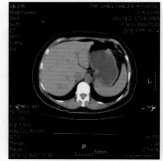

D:CT 平扫图像 | E:动脉期扫描图像 | F:门脉期扫描图像

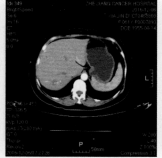

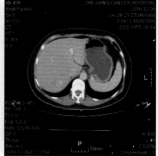

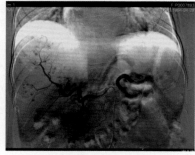

G:DSA 图像

肝右叶多发性血管瘤平扫、动脉期、门脉期 CT 图像。A~C 为肝脏同一层面不同时相的 CT 图像,D~F 为同一患者的另一层面的 CT 图像。平扫显示右肝多发大小不等结节状低密度影,边缘清晰,锐利。动脉期病灶呈结节状强化,门脉期强化范围增大,并逐渐向病灶中央延伸,部分病灶呈完全造影剂充填。血管造影(G)显示沿肝动脉分支分布,肝内多发大小不等的雪花样、结节状染色影,肝动脉分支粗细均匀。

图 7-4-8　右肝多发性血管瘤

第五节　肝癌的 PET/CT 诊断

PET/CT 在肿瘤学、神经病学、心脏病学领域得到广泛应用,尤其在肿瘤学方面的应用最为成熟和完善,而其中尤以氟[18F]标记的氟代脱氧葡萄糖(^{18}F-

FDG)在恶性肿瘤显像、脑显像、心肌显像中的应用最为广泛。PET/CT 在肿瘤诊断中的作用体现在以下几方面：①早期发现肿瘤；②评价肿瘤的良恶性以及恶性程度；③查找转移性肿瘤的原发部位；④恶性肿瘤的临床分期，为临床选择治疗方案提供依据；⑤恶性肿瘤在治疗过程中的疗效监测和评价；⑥治疗后的随访复查、有无肿瘤复发或转移。

一、原发性肝癌的 ¹⁸F-FDG PET/CT 诊断与鉴别诊断

PET/CT 的图像分为三部分：PET 图像、CT 图像、PET/CT 融合图像，根据病灶放射性分布，PET 图像的异常分布分为放射性浓聚灶（高代谢灶，浓聚程度高于周围正常组织），放射性缺损灶（低代谢灶，浓聚程度低于周围正常组织），也可以用半定量指标——标准摄取值 SUV（standard uptake value，SUV）测定病灶葡萄糖摄取量。SUV 的定义是：静脉注射 ¹⁸F-FDG 后局部组织摄取 ¹⁸F-FDG 的放射性活度与全身平均 ¹⁸F-FDG 放射性活度的比值，计算式为：SUV=局部组织的平均放射性活度(Bq/g)/注射的放射性活度(Bq)/体重(g)。假如局部 SUV 值为 5，意味着局部葡萄糖摄取率为全身平均摄取率的 5 倍。一般来说，SUV 值越高说明局部葡萄糖摄取利用越高。PET/CT 融合图像可以将代谢变化精确地定位到局部解剖位置上。

经过衰减校正的正常肝脏组织 ¹⁸F-FDG PET/CT 显像表现为清晰的中度放射性摄取，呈现为"花斑状"分布，$SUV_{mean}<2.5$。

在原发性肝细胞癌(HCC)细胞中，¹⁸F-FDG 在细胞内的浓聚程度与细胞的葡萄糖代谢呈正相关，所以 ¹⁸F-FDG PET/CT 显像通过测定 SUV 值可以评价 HCC 的肿瘤细胞的代谢情况，预测肿瘤分化程度或病理分级，分化越差或病理分级越高的 HCC 病灶呈 FDG 高摄取表现，而分化高的 HCC，病灶呈 FDG 等或低摄取表现。

原发性肝癌组织中，根据放射性摄取的浓度的高低，分为三型：A 型，病灶 ¹⁸F-FDG 摄取高于周围正常肝组织(图 7-5-1)；B 型，病灶 ¹⁸F-FDG 摄取与周围正常肝组织相近(图 7-5-2)；C 型，病灶 ¹⁸F-FDG 摄取低于周围正常肝组织(图 7-5-3)。A 型又根据病灶内放射性摄取的分布特点分为 2 个亚型：Ⅰ 型，病灶内放射

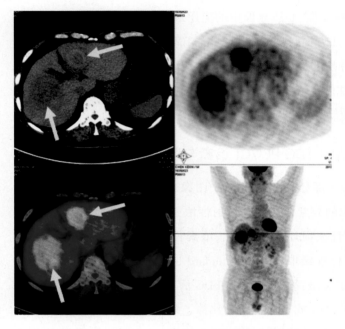

患者男性,65 岁。有乙肝病史 20 年，右上腹痛半年加重 2 周。入院检查：超声及 MR 检查均提示肝脏左右叶占位性病变，血液 AFP>1000μg/L。行 PET/CT 检查显示：肝脏左叶见高低混杂密度肿块、肝右叶低密度肿块，放射性摄取明显增高，最大 SUV 值约 18.5（如箭头所示）。

图 7-5-1　A 型代谢

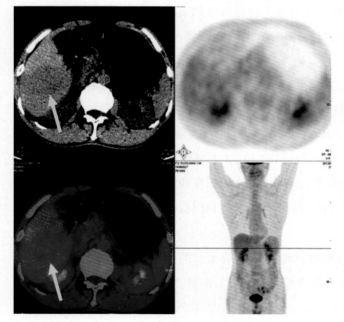

患者男性,72 岁。长期嗜酒,腹痛、腹胀 3 个月加重 1 周。入院检查：超声及 CT 检查均提示肝脏右叶占位性病变，血液 AFP 71μg/L。行 PET/CT 检查显示：肝脏右叶见低密度肿块，放射性摄取与周围正常肝实质相近，最大 SUV 值约 3.5（如箭头所示）。

图 7-5-2　B 型代谢

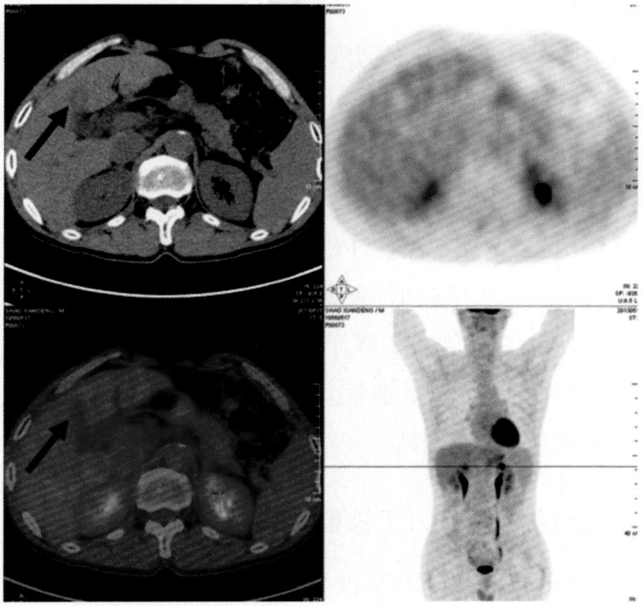

患者男性,52 岁。平素体健,体检超声发现肝 4 段胆囊窝旁占位性病变。血液 AFP>20μg/L。行 PET/CT 检查显示肝脏左叶 4 段见小片状低密度影,放射性摄取降低, 最大 SUV 值约 0.3 (如箭头所示)。

图 7-5-3 C 型代谢

性摄取均匀性增高;Ⅱ型,病灶内放射性摄取不均匀性增高,典型者表现为中间分布少、周边分布多,呈"轮圈征"。A 型,为 ^{18}F-FDG PET/CT 显像阳性,B、C 型为 ^{18}F-FDG PET/CT 显像阴性。据国内现有的研究表明, ^{18}F-FDG PET/CT 显像对原发性肝癌、尤其是 HCC 诊断阳性率较低,是因为 HCC 细胞对葡萄糖摄取有其特殊性:正常肝、肾组织中含有特异的葡萄糖-6-磷酸酶,去磷酸化过程加强,分化好的肝细胞肝癌中葡萄糖-6-磷酸酶的活性较高, ^{18}F-FDG 含量低,造成了肿瘤区域的 SUV 值等于或低于正常肝组织的 SUV 值。而分化较差的 HCC 癌细胞生长活跃,恶性度高,其合成葡萄糖-6-磷酸酶的能力较差,导致去磷酸化水平低下,病灶呈 ^{18}F-FDG 高浓聚表现。病灶摄取的高低和疾病的转归有关,当肿瘤增殖活性很高,分化程度较低时,可以出现 FDG 高摄取。分化差、瘤内纤维化但无坏死或硬化的 HCC 患者 ^{18}F-FDG PET/CT 显像阳性率高, 而坏死癌灶表现为环形放射性摄取增高影。HCC 的多样性显像给诊断带来一定的难度, ^{18}F-FDG PET/C 对肝癌的检测主要与肿瘤的直径有关,≤5cm 的肿瘤检出率仅为 25%,≥5cm

的肿瘤检出率可达到 100%。

肝内胆管癌(CCC)起源于肝脏小胆管上皮细胞,和 HCC 的起源不同,因此 CCC 内的葡萄糖-6-磷酸酶活性很低,接近于零,这使 ^{18}F-FDG 被转运至肿瘤细胞内代谢产生 ^{18}F-FDG -6-磷酸盐后,不能去磷酸化而滞留在细胞内,造成细胞内高摄取。因此,^{18}F-FDG PET/CT 显像对 CCC 的探测灵敏度很高,接近 100%。与 HCC 的鉴别要点是没有乙肝病史,AFP 通常阴性,PET/CT 主要以高代谢为主。

转移性肝癌由于癌细胞去磷酸化水平较低,表现为 ^{18}F-FDG 高摄取。肝脏转移瘤多见,为原发性肝脏恶性肿瘤的 20 倍。其特征是多发病灶,容易发生肝脏转移的肿瘤,有结肠癌、胃癌、胰腺癌、肺癌、乳腺癌。鉴别要点是原发瘤和多灶性,典型的 PET/CT 表现为多发性放射性浓聚灶。

二、其他示踪剂在原发性肝癌 PET/CT 诊断中的应用

^{18}F-FDG PET/CT 显像对 HCC 的诊断的不足以及存在的假阳性和假阴性,不能完全满足临床需求,因此不断有其他新型的示踪剂作为相互补充,进入临床应用。如 ^{11}C-Acetate(乙酸盐)、^{11}C-choline(胆碱)、^{18}F-FCH(氟代胆碱)、^{14}C-Methionine(蛋氨酸)等,但以 ^{11}C-Acetate 的应用较多。

^{11}C-Acetate 对肝细胞癌诊断较为敏感,特别是分化程度高的 HCC。^{11}C-Acetate(乙酸盐)在组织细胞内的代谢途径有 3 种,氧化反应、乙酰化反应、磷酸化反应。目前对于 ^{11}C-乙酸盐显像原理的研究有 3 种观点:①乙酸盐被细胞摄取后,在线粒体内被合成酶转变为 C-乙酰辅酶 A,乙酰辅酶 A 是三羧酸循环的始动物质,^{11}C-Acetate 通过血流迅速分布于组织,参与三羧酸循环,最后以 CO_2 的形式被排出,反映细胞内有氧代谢;②乙酸盐是氨酸及甾醇合成的前体,所以可用于肿瘤显像;③^{11}C-乙酸盐在肿瘤组织中的浓聚主要与肿瘤组织中脂肪合成增加有关,细胞摄取 ^{11}C-乙酸盐的脂肪合成和磷脂膜的形成呈正相关,肿瘤细胞脂肪代谢十分旺盛,因此 ^{11}C-乙酸盐在肿瘤中浓聚。高分化肝细胞癌对 ^{11}C-Acetate 呈高代谢,^{18}F-FDG 呈低代谢;低分化 HCC,对 ^{11}C-Acetate 呈低代谢,^{18}F-FDG 呈高代谢;中等分化的 HCC 对 2 种显像剂都可能呈高代谢。因此,^{18}F-FDG 代谢低的肿瘤,如 HCC,^{11}C-Acetate 可呈高代谢,正好弥补 ^{18}F-FDG 显像的不足。

^{11}C-cholin 以磷脂合成这个唯一的途径参与肿瘤细胞内代谢,对中等分化的病灶有较高的检出率,对低分化显示较差。而作为参与细胞脂类代谢衍生物的^{18}F-FCH,对新发、复发肝癌均有较好的显示。

综合使用多种显像剂,可明显提高 PET/CT 对肝癌诊断的灵敏度和特异性,可达到 100%。

三、PET/CT 对原发性肝癌疗效评估、复发检测、预后判断等方面的应用

^{18}F-FDG PET/CT 显像对 HCC 的诊断的灵敏度有限,但对中、低分化的HCC肝外转移灶的探测、肿瘤生物学行为判定、肿瘤治疗方案制定、预后评估等方面有较好的参考作用。

如介入治疗后的 HCC 放射性摄取表现为 3 型,A/B 型说明肿瘤细胞还有活性,C 型说明肿瘤细胞已经失去活性或已经坏死。由于肝癌复发的概率要高于正常人发生肝癌的概率,因此要监测肝癌治疗后肝脏局部情况。

以往诊断肝癌复发的方法主要是 AFP 和 B 超。AFP 动态监测是判断 HCC 肿瘤残余或复发、转移的一种较为灵敏的指标,一般患者 2 个月复查 AFP 和 B 超一次,但是 AFP 不能提供解剖结构的详细信息,不能满足对指导临床再次治疗的要求,而且由于部分患者 AFP 在治疗前后可能会发生变化,部分介入治疗后的肝癌患者病灶形态无明显变化。普通增强 CT 和 MRI,有时判断会遇到困难,如肝硬化患者或术后引起肝脏血液动力学改变,治疗后局部炎症、水肿和纤维化增生都可以干扰对复发灶的检测,术后瘢痕组织的强化、或反应性强化与肿瘤复发难以鉴别,介入治疗后肿瘤的栓塞性坏死,其周围出现环形强化,类似肿瘤复发。结合 PET/ CT 显像可以更早地反映病灶局部的代谢变化,为判断有无复发提供准确的依据,同时又能观察全身有无转移瘤等。

在判断预后方面,除了局部病灶范围、淋巴结转移、全身转移等因素之外,SUV 值大小也与生存期长短有关,SUV 值越大,生存期越短。

第六节　影像学引导下的肝脏肿块穿刺活检

　　随着实验室肿瘤标志物的不断发现和检测技术的提高，尤其是超声、CT、MR 等无创影像技术的发展，肝脏肿瘤性疾病变得易于发现，往往超过 5mm 大小就能被发现。如果能早期诊断并及时治疗，患者的长期生存率就会大大改善，无论是手术治疗还是采用微创消融治疗，患者的 5 年生存率都达到 50% 以上。但由于肝肿瘤早期可无临床症状，或由于患者本身的不重视等原因，确诊时往往已是疾病的中晚期，失去了手术治疗的机会，而只能采取介入、放疗、内科药物等治疗，其治疗效果就明显下降。虽然肝脏的肿瘤大部分能够通过影像学及实验室检查得到确诊，但部分病变影像学表现有重叠，实验室结果为阴性，要明确诊断较为困难。由于没有病理学的诊断，造成部分患者的误诊。同时，随着肿瘤靶向治疗药物在临床的广泛应用，使肺癌等恶性肿瘤的治疗效果得到了显著的提升，术前获取肿瘤组织标本进行病理诊断和基因检测已成为靶向治疗前所必须的检查。在肝细胞癌的治疗上靶向治疗药物索拉菲尼能够延长晚期患者的生存期。因此，对无法明确诊断的肝脏肿块性病变，不能手术切除的肝肿瘤行介入治疗、化疗、放疗前或拟行肿瘤靶向治疗的患者，影像引导下经皮穿刺病灶活检是获取病变组织标本行病理诊断和基因检测的必需手段，在临床肝脏肿瘤诊治中具有十分重要的作用，得到了广泛的开展和应用。

一、适应证

　　(1)肝脏肿块性病变的定性诊断与鉴别诊断。

　　(2)肝脏恶性肿瘤化疗、放疗、介入治疗等治疗前获取病理诊断。

　　(3)肝脏恶性肿瘤进行肿瘤组织的基因检测及作为选用靶向性治疗药物的依据。

　　(4)非手术治疗(如射频治疗、栓塞化疗、靶向治疗等)后疗效评估和肿瘤残留的诊断与鉴别诊断。

　　(5)鉴别诊断治疗后肿瘤坏死和肝脏炎症或脓肿。

(6)肝肿瘤治疗后对周围肝组织的损伤、肝纤维化等程度的评估。

二、禁忌证

(1)穿刺部位有感染者。

(2)患者一般情况差,不能耐受本技术检查者。

(3)严重呼吸困难,不能做好屏气配合者。

(4)临床上有严重的出血倾向者,或凝血功能严重障碍术前不能纠正者。

(5)大量腹水,肝脏与腹壁之间的距离间隔较远者。

(6)怀疑肝脏肿块为血管性疾病者为相对禁忌,但不宜采取 20G 以上的粗针切割活检。

三、术前准备

1. 操作者准备

(1)穿刺术前,操作者必须全面了解患者病史、临床诊断及相关临床检查资料,了解患者有无出血病史和药物过敏史。

(2)操作者需仔细复习患者已有的影像学资料,规划穿刺活检的合理和安全的路径,选取合适的病灶取材部位。

(3)向患者和家属说明检查的目的、检查的过程和提出如何配合的要求。

(4)详细说明穿刺术中及术后可能出现的并发症,取得患者及家属的理解和配合。

2. 患者的准备

(1)术前常规检测血常规及凝血功能、肝肾功能。

(2)服用抗凝或抗血小板聚集药物患者在征得专科医师允许后停药 5~7d 后穿刺。

(3)患者术前禁食 4h。

(4)穿刺术前呼吸训练,咳嗽剧烈或频繁者术前镇咳治疗。

(5)对情绪紧张者可适当给予镇静剂。

3. 物品准备

(1)穿刺针:常用穿刺针包括细针和切割针。细针(如 chiba 针,22G)主要用于一些肝门区病灶且病灶较小者,富血管性病灶,或怀疑为血管性疾病者。细针主要靠抽吸取得病灶的组织和细胞,由于取得的组织少,主要进行细胞学检查。粗针一般为 16~20G 的切割针,切割针品种较多,切割组织条长度可按病灶大小选择。

(2)无菌穿刺包:内有孔巾、注射器、弯盘等。

(3)麻醉药品:穿刺部位的局部浸润麻醉常采用 2%利多卡因注射液,麻醉时适度稀释。

(4)病理标本存放、固定器具:灭菌玻片、小纸片、固定标本用的盛有福尔马林的容器。

(5)急救器材与药品准备:活检场所要准备吸引器、气胸引流装置、给氧设备及一些如肾上腺素、地塞米松等急救药品。

四、活检技术与要点

B 超是经皮穿刺肝脏病灶活检最常用的引导方法,也可在 CT 引导下实施肝脏病灶活检,尤其是在超声观察不清楚或易受呼吸影响的肝顶等部位的病灶。也有学者报道利用 MR 具有多平面成像的优点,可采用 MR 导引下实施经皮肝脏活检。

1. 超声引导下活检

超声引导下活检操作简单,实时引导,费用少,是肝脏肿瘤的活检最常用的引导方法。活检前先行超声检查,定位穿刺点,将消毒乳胶手套包裹超声探头。局部皮肤消毒铺巾,行穿刺点的局部浸润麻醉。在超声的实时监视下,让患者屏气,插入穿刺针直达病灶近侧边缘或病灶内部。然后根据病灶的大小或临床的需要行病灶组织的细针抽吸或切割针的组织切割。切割组织长度的选择尽量不要超出病灶的范围。在采用细针抽吸时,则细针必须位于病灶内,在抽吸注射器保持负压的情况下做数次来回穿插,以取得尽量多的组织或细胞标本。

2. CT 引导下穿刺活检

训练患者呼吸,在患者屏气状态下先进行病灶的 CT 扫描,扫描层厚以 3~5 mm 为宜。确定病灶的穿刺层面,采用体表定位法确定体表穿刺点,测量病灶与体表定位点的距离和角度。然后局部消毒铺巾,行穿刺部位的局部浸润麻醉,在患者相同的屏气状态下, 按计划线路插入穿刺针直达病灶近侧边缘或病灶内部,再次行 CT 扫描来证实穿刺针位置,如位置合适,则可行病灶组织的切割或抽吸活检,如位置不佳,则可对穿刺针位置进行调整直到合适位置。

3. MR 引导下穿刺活检

对于超声和 CT 显示不佳的病灶或病灶位于肝顶部,CT 和超声引导困难者,可采用 MR 引导下肝脏穿刺活检术,相关技术已有少数文献报道(图 7-6-1)。MR 引导技术一般采用开放式 MR 机,但 MR 引导下肝脏穿刺活检术操作复杂,价格昂贵,且需要 MR 兼容的特殊穿刺器材,因此临床上开展的单位不多。

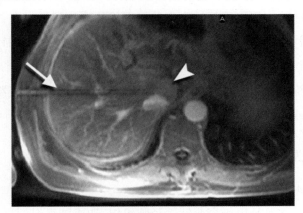

图 7-6-1　肝尾状叶病灶紧贴下腔静脉,MR 引导下活检
(长箭头示活检针,短箭头为病灶)

当患者完成经皮肝脏活检后, 穿刺局部给予加压包扎, 门诊患者留院 2~4h,密切观察患者的呼吸、脉搏、血压等生命体征。住院患者则送回病房观察。

4. 活检技术要点

在实施经皮肝脏病灶穿刺活检时,需注意和掌握以下技术要点:

(1) 穿刺点的选择要易于穿刺,且穿刺路径最短。

(2)经下胸部肋间隙穿刺,要避开肋骨下缘,选择靠近肋骨上缘处进针,避免损伤肋间血管和神经。

（3）穿刺路径要经过一定厚度的肝组织，并避开肝静脉、门静脉、肝动脉及其粗大血管分支。

（4）穿刺路径要避开肠道、肺及胆囊。特别注意间位结肠等情况，以免穿刺造成肠道、肺、胆囊等脏器损伤。

（5）为获得足够的组织，有时需要穿刺多次，要注意采取不同方向取材，多点取材（一般 2~3 点），并避开肿瘤坏死区以提高穿刺活检的准确率。

（6）同轴针技术，有利于多次取材，获取足够的组织标本。

（7）对临床有基因检测的要求，活检获取的组织标本要足够，除满足病理检查外，还要同时满足肿瘤基因检测的要求。

五、标本的处理

细针抽吸活检，则将积于针头内的组织碎片喷注到事先准备好的玻片上，并做涂片，然后将玻片放入盛有福尔马林液的容器内固定。切割针活检者，则将切割针内的组织条用 5ml 注射器的针头挑出或直接由切割针推出（BioPince 全自动穿刺活检枪）置于小片纸片上，并放入盛有福尔马林液的容器内固定，最后将标本送病理或实验室检查。

六、并发症及处理

1. 气胸及血胸

气胸的发生主要是由于穿刺针途径肺组织，造成肺组织的损伤。尤其当患者存在肺气肿和局部肺大疱时更容易发生气胸。一般见于病灶位于肝顶部、患者呼吸控制差或穿刺者操作不熟练的情况时。少量气胸，患者无明显气急、胸闷等临床症状，可仅作临床观察，无需特殊处理，3~7d 可自然吸收。当胸腔气体较多，肺压缩超过 30%，患者出现胸闷、气急等症状时，则需要立即行胸腔抽气或闭塞引流。如果抽气后肺完全复张、观察 30min 后，患者不再出现胸闷、气急等症状、CT 复查气胸已基本消失，可行临床进一步观察。否则必须行胸腔闭塞引流术，直至临床症状消失、引流管内排气停止和胸部 X 线片或 CT 复查肺完全复张,方可拔出引流管。

当穿刺损伤肋间血管、横膈动脉时可造成胸腔出血。少量胸腔出血,可采用止血药物等常规处理。如出血量多,可出现胸闷、气急、血压下降等症状,CT 检查可见穿刺侧胸腔内出现较高密度的积血。临床上需密切观察患者生命体征,应采取胸腔引流、止血、补液、输血等内科处理,如内科处理无效,则可行局部动脉造影,栓塞出血血管。必要时采取外科手术止血。

2. 肝包膜下血肿,腹腔出血

肝脏穿刺活检损伤肝动脉分支或门静脉、肝静脉分支,可引起穿刺道出血,形成肝包膜下血肿。一般出血量较少,无需特殊处理。观察发现血肿持续增大,则需要积极治疗,除内科处理外,可选择肝血管造影,如发现出血血管,则行栓塞治疗。必要时采取外科手术治疗。如活检针穿出肝外,有时可引起腹腔内出血,尤其是凝血功能不良的患者,需密切观察患者呼吸、血压、心率等生命体征,采取积极止血、补液等内科治疗,必要时需介入血管栓塞或外科手术治疗。

3. 肋间血管、神经损伤

经肋间穿刺时要尽量沿肋骨上缘进针,避免损伤肋间血管和神经。当穿刺到血管时可引起针道出血、胸腔和腹腔出血,可采取局部压迫、内科止血等处理,严重者采用肋间动脉栓塞术止血。当活检针穿刺到肋神经时会引起沿着肋骨走行的剧烈疼痛,退针后疼痛可减轻、消失,对疼痛较剧烈者,可注射利多卡因行局部神经阻滞。个别患者术后仍有持续疼痛,可用药物止痛等对症处理,大多数天后好转、消失。

4. 胆囊损伤、胆汁漏

胆囊损伤、胆汁漏较少见。当穿刺针穿过胆囊、大胆管,或切割胆囊壁、胆管壁,引起胆汁漏或肝内胆管损伤,也可引起肝内胆汁瘤。

5. 肠道损伤

肠道损伤罕见。多见于病灶与肠道贴近或存在间位结肠时,轻微损伤时无需特殊处理,当出现局部肠壁血肿或炎症时则需对症处理。

6. 肿瘤针道种植

肿瘤穿刺活检后可针道种植,早期有较多文献报道,但随着穿刺器材和技术的改进,穿刺活检后肿瘤针道种植的发生率已非常低。

7. 感染

严格的无菌操作,能使其发生率降到最低。

七、临床实践

肝脏疾病的穿刺活检术在临床已开展多年,在肝脏疾病的诊治中发挥了十分重要的作用。在严格掌握适应证的情况下,经皮穿刺肝脏活检病灶确诊率高,并发症少,安全可行。张晖等在超声引导下行肝内占位病灶穿刺活检,共 112 例病人,85.3%(87/102) 的患者获确切病理诊断, 可疑诊断或不能帮助诊断者 10.8%(11/102), 有 2 例患者穿刺后出血 (发生率 1.8%), 严重并发症发生率 0.9%。张恩全等对 25 例位于肝顶部的病灶,在 CT 引导下用 16G 或 18G 切割针进行穿刺活检,病理检查的结果显示其恶性病变和良性病变诊断特异度分别为 100% 和 75%,诊断总准确率 92%。术中并发气胸者 2 例(8%),1 例出现针道出血(4%),1 例出现肝包膜下出血(4%)。吴庆德等认为采用 CT 多平面重建图像来引导肝顶部病灶的活检具有较大的帮助。他们对 49 例位于右膈下肝顶部局限性病灶行螺旋 CT 多平面重建(MRP),在 CTMPR 技术引导下行肝脏病灶穿刺活检,49 例均获得成功,并发症包括少量气胸 2 例,右肺小片状出血 5 例,肝包膜下少量出血 1 例,无肝内血肿及穿刺相关死亡病例。陈斐等在对 246 例患者行超声引导下肝脏病灶穿刺活检中, 比较了 16G 与 18G 穿刺切割针的临床效果,其中应用 16G 穿刺针活检 141 例,应用 18 G 穿刺针活检 105 例,以术后病理、典型的影像学表现和/或 6 个月的追踪作为最终诊断,比较两种方法的差异,结果显示 141 例患者应用 16G 针活检,共取材 171 针,平均每例 1.21 针,敏感性 95.9%,特异性 100%,腹痛 51 例,腹腔出血 3 例。105 例患者应用 18G 针活检,共取材 161 针,平均每例 1.53 针,敏感性 83.8%,特异性 100%,腹痛 37 例,腹腔出血 2 例。两组之间进针次数与敏感性比较,差异有统计学意义(P 值分别为 0.000 和 0.032)。该结果显示与 18G 针活检相比较,应用 16G 针进行肝脏活检安全,在诊断疾病方面有更高的敏感性。张雪哲等应用常规 0.5T MRI 扫描机对 13 例患者作 MRI 引导经皮肝穿刺活检, 用 19G MRI 兼容的抽吸穿刺针作穿刺,采用快速梯度回波和快速自旋回波技术扫描。MR 引导下经皮肝穿刺均获成功,病灶刺中率为 100%,活检正确率为 92.3% ,假阴性率 7.7%,未出现任何并发症, 该结果提示采用 MRI 引导经皮肝穿刺活检是一种安全可选择的有效方法。

(叶争渡　蒋天安　丁国军　石　磊　张联合　杨　岗　邵国良)

参考文献

[1]　Albrecht T,Blomley M,Bolondi L,et al. Guidelines for the use of contrast agents in ultrasound. January 2004[J]. Ultraschall Medizin,2004,25(4):249−256.

[2]　王文平,魏瑞雪,丁红,等. 肝肿瘤实时超声造影的血流动力学分析[J]. 中华超声影像学杂志,2004,13(5):359−362.

[3]　Nicolau C,Catala V,Vilana R,et al. Evaluation of hepatocellular carcinoma using SonoVue,a second generation ultrasound contrast agent:correlation with cellular differentiation[J]. Eur Radiol,2004,14(6):1092−1099.

[4]　陈敏华,戴莹,严昆,等. 超声造影对肝硬化合并小肝癌的早期诊断价值[J]. 中华超声影像学杂志,2005,14(2):116−120.

[5]　吕明德,谢晓燕,徐辉雄,等. 肝局灶性病变超声造影:参照欧洲指南 1015 例临床报告[J]. 中华超声影像学杂志,2006,15(6):431−434.

[6]　毛枫,李超伦,黄备建,等. 肝内胆管细胞癌超声造影表现[J]. 中华医学超声杂志 (电子版),2013,10(5):364−367.

[7]　Claudon M,Dietrich CF,Choi BI,et al. Guidelines and good clinical practice recommendations for contrast enhanced ultrasound (CEUS) in the liver-update 2012 :a WFUMB-EFSUMB initiative in cooperation with representatives of AFSUMB,AIUM,ASUM,FLAUS and ICUS[J]. Ultraschall Med,2013,34(1):11−29.

[8]　Kim TK,Jang HJ. Contrast-enhanced ultrasound in the diagnosis of nodules in liver cirrhosis[J]. World J Gastroenterol,2014,20(13):3590−3596.

[9]　Zheng SG,Xu HX,Liu LN. Management of hepatocellular carcinoma:the role of contrast-enhanced ultrasound[J]. World J Radiol,2014,6(1):7−14.

[10]　Hanna RF,Miloushev VZ,Tang A,et al. Comparative 13-year meta-analysis of the sensitivity and positive predictive value of ultrasound,CT,and MRI for detecting hepatocellular carci-

noma[J]. Abdominal Radiol,2016,41(1):71-90.

[11] Smajerova M,Petrasova H,Little J,et al. Contrast-enhanced ultrasonography in the evaluation of incidental focal liver lesions:A cost-effectiveness analysis [J]. World J Gastroenterol,2016,22(38):8605-8614.

[12] 郑可国,许达生,沈静娴. 少血供小肝癌的螺旋CT表现并与病理对照[J]. 中华放射学杂志,2003,37(10):930-934.

[13] 涂备武,周康荣. 小肝癌动态CT不强化的病理基础研究[J]. 临床放射学杂志,2001,20(5):361-364.

[14] 严福华,周康荣,沈继章. 小肝癌螺旋CT双期增强扫描动脉期价值探讨[J]. 中华肝脏病学杂志,1999,7(3):135-137.

[15] 黄亮,晏建军,周飞国,等. 混合细胞型肝癌临床特点分析[J]. 肝胆外科杂志,2005,13(5):355-358.

[16] Veda K,Matsui O,Kawamori Y,et al.Hypervascular hepatocellular carcinoma:evaluation of hemodynamics with dynamic CT during hepatic arteriography [J]. Radiology,1998,206(1):161-166.

[17] Bartolotta T,Taibbi A,Matranga D,et al.Incidence of new foci of hepatocellular carcinoma after radiofrequency ablation:role of multidetector CT [J]. Radiol Med,2012,117 (5):739-748.

[18] Lee JM,Lee WJ,lim HK,et al. Early hepatocellular carcinoma:three-phase helical CT features of 16 patients[J].Korean J Radiol,2008,9(4):325-332.

[19] 李果珍.临床体部CT诊断学[M].北京:人民卫生出版社.1986.

[20] 王滨,周康荣.小肝细胞癌CT研究[J]. 中华放射学杂志,1993,10:682.

[21] Demirci A,Diren HB,Selcuk MB. Computed tomography in agenesis of the right lobe of the Liver[J]. Acta Radiol,1990,31(1):105-106.

[22] Demaerel P,Marchal G,Van Steenbergen W,et al.CT demonstrision of right hepatic lobe atrophy[J]. J Comput Assist Tomogr,1989,13(2):351-353.

[23] Liddel RM,Baron RL,Ekstrom JE. CT depiction of intrahepatic bile ducts[J]. Radiology,1990,176(3):633-635.

[24] Aihara T,Fujioka M,Yamamoto K.Increased CT density of the liver due to cis-diaminedichloro platinum(Ⅱ)[J].Pediatr Radiol,1987,17(1):75-76.

[25]　周康荣,杨军,严福华.小和微小肝癌的影像学诊断和进展[J].放射学实践,1999,14(4):273-274.

[26]　Fataar S,Bassiony H,Satyanath S,et al.CT of hepatic schistosomiasis mansoni[J].AJR Am J Roentgenol,1985,145(2):63-66.

[27]　Freeny PC,Marks WM.Hepatic hemangioma:dynamic bolus CT[J].AJR,1986,147:711.

[28]　Mikulis DJ,Costello P,Clouse ME.Hepatic hemangioma:atypical appearance [J].AJR Am J Roentgenol,1985,145(1):77-78.

[29]　陈卫霞,闵鹏秋,周翔平,等.肝细胞癌螺旋CT增强双期扫描边缘强化与病理对照研究[J].中华放射学杂志,2002,36(2):152-156.

[30]　Mathieu D,Bruneton JN,Drouillard J,et al.Hepatic adenomas and focal nodular hyperplasia:dynamic CT study[J].Radiology,1986,160(1):53-58.

[31]　Rogers JV,Mack LA,Freeny PC,et al.Hepatic focal nodular hyperplasia:angiography,CT,sonography,Scintigraphy[J].AJR,Am J Roentgenol,1981,137(5):983-990.

[32]　赵红,高育璩,纪小龙.原发性和继发性肝癌CT表现的病理解剖基础[J].临床放射杂志,1986,4:37.

[33]　Brantd DJ,Johnson CD,Stephens DH.et al.Imaging of fibrolamellar hepatocellular carcinoma[J].AJR,1988,151:295

[34]　Reining JW,Dwerey AJ,Miller DL,et al.Liver metastasis detection:comparative sensitivitise of MR imaging and CT scanning[J].Radiology,1987,162:43.

[35]　刘志松,吕蓉,荆随宁.肝脏炎性假瘤的CT诊断[J].中外医学研究,2011,9(32):51-53.

[36]　Kunstillinger F,Federle MP,Moss AA,et al.Computed tomography of hepatocellular carcinoma[J].AJR Am J Roentgenol,1980,134(3):431-437.

[37]　廖锦元,黄仲奎,龙莉玲,等.肝硬化多层螺旋CT灌注成像临床研究[J].实用放射学杂志.2006,22(6):701-705.

[38]　Murakami T,Kim T,Takamura M,et al.Hyper vascular hepatocellular carcinoma:detection with double arterial phase multi-detector row helical CT [J].Radiology,2001,218(3):763-767.

[39]　龙莉玲,卢炳丰,黄仲奎.小肝癌SCT血供分型与免疫组化的相关性研究[J].实用放射学杂志,2005,21(3):250-255.

[40]　卢炳丰,黄仲奎,龙莉玲.小肝癌的病理与螺旋CT诊断[J].实用放射学杂志,2005,21

(6):648-651.

[41] Yang HF,Du Y,Ni JX,et al.Perfusion computed tomography evaluation of angiogenesis in liver cancer[J]. Eur Radiol,2010,20(6):1424-1430.

[42] 齐丽萍,赖声远,张秀丽,等.肝癌伴门静脉癌栓血流动力学变化的 CT 表现[J].放射学实践,2005,20(4):308-311.

[43] Katyal S,Oliver JH,Peterson MS,et al. Prognostic significance of arterial phase CT for prediction of response to transcatheter arterial chemoembolization in unresctalbe hepatocellular carcinoma: A retrospective analysis[J]. AJR Am J Roentgenol,2000,175(6):1665-1672.

[44] Sato T,Kondo F,Ebara M,et al. Natural history of large regenerative nodules and dysplastic nodules in liver cirrhosis:28-year follow-up study[J]. Hepatol Int,2015,9(2):330-336.

[45] Cros M,Geleijns J,Joemai RM,et al. Perfusion CT of the brain and liver and of lung tumors:use of Monte Carlo simulation for patient dose estimation for examinations with a Cone-Beam 320-MDCT scanner[J]. AJR Am J Roentgenol,2016,206(1):129-135.

[46] Wang H,Shu S,Li J,et al. Management of liver cancer argon-helium knife therapy with functional computer tomography perfusion imaging[J]. Technol Cancer Res Treat,2016, 15 (1):29-35.

[47] 杨正汉,冯逢,王霄英.磁共振成像技术指南——检查规范、临床策略及新技术应用[M].北京:人民军医出版社,2010.

[48] Gryspeerdt S,Van Hoe L,Marchal G,et al. Evaluation of hepatic perfusion disorders with double-phase spiral CT[J]. Radiographics,1997,17(2):337-348.

[49] Takayama T1,Makuuchi M,Hirohashi S,et al. Malignant transformation of adenomatous hyperplasia to hepatocellular carcinoma[J]. Lancet,1990,10,336(8724):1150-1153.

[50] Hussain SM,Semelka RC,Mitchell DG. MR imaging of hepatocellular carcinoma. Magn Reson Imaging[J]. Clin N Am,2002,10(1):31-52.

[51] Grazioli L,Olivetti L,Fugazzola C,et al. The pseudocapsule in hepatocellular carcinoma: correlation between dynamic MR imaging and pathology [J]. Eur Radiol,1999,9 (1):62-67.

[52] Tsai TJ,Chau GY,Lui WY,et al. Clinical significance of microscopic tumor venous invasion in patients with resectable hepatocellular carcinoma[J]. Surgery,2000,127(6):603-608.

[53] Dodd GD 3rd,Baron RL,Oliver JH 3rd,et al. Enlarged abdominal lymph nodes in end-stage cirrhosis:CT-histopathologic correlation in 507 patients [J]. Radiology,1997,203(1):127-130.

[54] Giusti S,Donati F,Paolicchi A. Hepatocellular adenoma:imaging findings and pathological correlation[J]. Dig Liver Dis,2005,37(3):200-205.

[55] Paulson EK,McClellan JS,Washington K. Hepatic adenoma:MR characteristics and correlation with pathologic findings[J]. Am J Roentgenol,1994,163(1):113-116.

[56] Bartolozzi C,Cioni D,Donati F,et al. Focal liver lesions:MR imaging-pathologic correlation [J]. Eur Radiol,2001,11:1374-1388.

[57] Grazioli L,Kirchin M,Pirovano G,et al. MultiHance in the dynamic phase of contrast enhancement:a pictorial assessment[J]. J Comput Assist Tomogr,1999,23:61-64

[58] Kassahun WT. Contemporary management of fibrolamellar hepatocellular carcinoma: diagnosis,treatment,outcome,prognostic factors,and recent development[J]. World J Surg Oncol,2016,14:151.

[59] Moreno-Luna LE,Arrieta O,Garcia-Leiva J,et al. Clinical and pathologic factors associated with survival in young adult patients with fibrolamellar hepatocarcinoma[J]. BMC Cancer, 2005,5:142.

[60] Ichikawa T,Federle MP,Grazioli G,et al. Fibrolamellar hepatocellular carcinoma:pre- and posttherapy evaluation with CT and MR imaging[J]. Radiology,2000,217:145-151.

[61] Friedman AC,Lichtenstein JE,Goodman Z,et al. Fibrolamellar hepatocellular carcinoma [J]. Radiology,1985,157:583-587.

[62] Ganeshan D,Szklaruk J,Kundra V,et al. Imaging features of fibrolamellar hepatocellular carcinoma[J]. Am J Radiol,2014,202:544-552.

[63] Ringe KI,Husarik DB,Sirlin CB,et al.Gadoxetate disodium-enhanced MRI of the liver: part 1,protocol optimization and lesion appearance in the noncirrhotic liver [J]. AJR, 2010,195(1):13-28.

[64] Chung YE,Kim MJ,Park YN,et al. Varying appearances of cholangiocarcinoma: radiologic-pathologic correlation[J]. Radiographics,2009,29(3):683-700.

[65] Ugurel MS,Battal B,Bozlar U,et al. Anatomical variations of hepatic arterial system, coeliac trunk and renal arteries:an analysis with multidetector CT angiography [J]. Br J Radiol,2010,83(992):661‐667.

[66] 卢川,刘作勤,刘林祥,等.肝动脉解剖变异的 DSA 研究[J].中国临床解剖学杂志, 2007,4(25):389-393.

[67] 张龙江,杨亚英,杨桂芬,等.国人肝动脉解剖及变异:160 例多层螺旋 CT 血管造影分析 [J].放射学实践,2004,6(19):401-404.

[68] 曾燕,赵建农.小肝癌的数字减影血管造影、计算机 X 线体层扫描和磁共振诊断进展 [J].中华肝脏病杂志,2003,11(9):572-573.

[69] 宋锦文,杨艳,刘晓红,等.肝癌合并动-静脉分流一种 DSA 新分型法的临床应用[J].临 床放射学杂志 2012,8(31):1156-1159.

[70] 中国抗癌协会肝癌专业委员会.原发性肝癌的临床诊断与分期标准[J].中华肝脏病杂 志,2001,9:324.

[71] Zheng J,Li J,Cui X,et al. Comparison of diagnostic sensitivity of C-arm CT,DSA and CT in detecting small HCC[J]. Hepatogastroenterology,2013,60(126):1509-1512.

[72] 马新明,王敬忠.肝血管瘤选择性动脉造影加栓塞治疗[J]. 实用放射学杂志,2002,10 (18):896-897.

[73] 王忠,宋中金,刘启榆,等.肝脏局灶性结节增生血管造影及动脉栓塞治疗探讨[J]. 华西 医学,2008,23(5):978-979.

[74] 李家敏,孙启银.[18]F-FDG PET/CT 显像在肝癌诊断及疗效评价中的应用[J].中华核医学 与分子影像杂志,1998,18(3):181.

[75] 胡裕效,朱虹,张宗军.[18]F-FDG PET 显像在原发性肝癌中的应用价值[J].中华核医学杂 志,2007,27(2):123-125.

[76] 王晓燕,张祥松,陈志丰,等.[18]F-FDG PET/CT 及增强 CT 诊断原发性肝癌及肝癌术后复 发的价值[J].中华核医学杂志,2010,30(1):15-18.

[77] 周益龙,邵冰峰,施冬辉,等.肝细胞肝癌 PET-CT 显像与肿瘤病理分级的相关性研究 [J].南通大学学报(医学版),2012,32(5):391-393.

[78] 王少雁,孔令山.PET 显像在原发性肝癌中的临床应用 [J]. 临床肿瘤学杂志,2007,12 (7):550-552.

[79] 徐白萱,尹大一,陈英茂,等.肝癌 ^{18}F-FDG PET 摄取与预后关系的分析[J].中国临床医学 影像杂志,2007,18(6):399-400.

[80] 谢燃,李琳,邓智勇,等.[18]F-FDG 联合 [11]C-乙酸盐 PET-CT 在肝癌诊断中的应用[J].国际 放射医学核医学杂志,2011,35(3):167-169.

［81］ 陈志丰,梁宏,张祥松,等.肝癌治疗后甲胎蛋白增高患者的 ^{18}F-FDG PET/CT 及增强 CT 对照研究［J］.南方医科大学学报,2012,32(11):1615-1619.

［82］ Facciorusso A,Serviddio G,Muscatiello N.Local ablative treatments for hepatocellular carcinoma:An updated review［J］. World J Gastrointest Pharmacol Ther,2016,7(4):477-489.

［83］ 张晖,王文平,季正标,等. 超声引导下肝占位病灶的穿刺活检［J］.中国临床医学, 2004,11(5):898-899.

［84］ 张恩全,陈伟,陆明,等.切割针活检［J］. 介入放射学杂志,2007,16(12):838-840.

［85］ 吴庆德,郑玉劲,郑穗敏,等.CT 多平面重建图像引导肝脏顶部病变经皮穿刺活检术 ［J］. 中国介入影像与治疗学,2013,10(1):15-18.

［86］ 陈斐,王彬,陈路增. 超声引导下 16G 与 18G 针活检诊断肝脏占位性病变价值的比较 ［J］. 中华医学杂志,2007,87(12):823-825.

［87］ 张雪哲,卢延,王武,等.磁共振成像导引肝脏穿刺活检［J］.中华医学杂志,2001,81 (16):968-970.

［88］ Moche M,Heinig S,Garnov N,et al. Navigated MRI-guided liver biopsies in a closed-bore scanner:experience in 52 patients［J］.Eur Radiol,2016,26(8):2462-2470.

［89］ Chi H,Hansen BE,Tang WY,et al.Multiple biopsy passes and the risk of complications of percutaneous liver biopsy［J］.Eur J Gastroenterol Hepatol,2017,29(1):36-41.

［90］ 马冬,罗娅红,郑文恒,等.256 多层螺旋 CT 一站式扫描在原发性肝癌中的应用［J］.肿瘤学杂志,2015,21(10):839-842.

［91］ 李玉,张素静,刘小亮,等.立体定向放射治疗 50 例早期原发性肝癌临床疗效观察［J］. 肿瘤学杂志,2016,22(1):49-52.

第八章
肝脏肿瘤的鉴别诊断

原发性肝癌是世界上最常见的恶性肿瘤之一,并有逐年上升的趋势。尤其在中国,肝癌患者占到了发病率的 50% 以上,且发现时大多属于中、晚期。肝癌的早期和精确诊断十分重要,如果能在早期发现并及时采取手术切除和移植等治疗,患者的 5 年生存率超过 50%,部分患者可完全治愈。微创介入治疗技术的发展,也为中晚期肝癌的治疗提供了较为有效的治疗手段。近年来在肝癌的临床诊断上取得了极大的进步,包括实验室肿瘤标志物的检测,除了常规开展AFP 检测以外,目前相继开展了异常凝血酶原 (DCP),磷脂酰肌醇蛋白聚糖-3(GPC3)、高尔基体蛋白 73(GP73)、α-L-岩藻糖苷酶(AFU)、微小 RNA(miRNA)等检测技术。影像学的发展,尤其是 CT 增强、超声造影、磁共振检查、DSA 技术、PET-CT 等大大提高了肝癌病灶的检出率和诊断正确率,进一步提高了肝癌的治疗效果。但由于肝癌患者早期可无症状,临床表现缺乏特征性,部分患者实验室检查呈阴性结果,影像学征象缺乏特异性,有时会造成诊断困难,与其他疾病混淆而被误诊。临床上原发性肝癌常需要和发生在肝脏的其他一些疾病如血管瘤、肝局灶性结节增生、肝腺瘤、继发性肝癌等疾病进行鉴别诊断。

第一节　继发性肝癌

各种恶性肿瘤主要通过门静脉或肝动脉转移至肝。其中以消化道来源肿瘤最多见,其次依次为造血系统、胸部(肺、食管)、泌尿系统、女性生殖系统、头颈部、乳腺、软组织等。转移途径可包括：①邻近肿瘤的直接浸润，主要见于胃癌和胆囊癌，还可见于食管下段癌、胰腺癌、胆管癌、肾癌、肾上腺癌和结肠肝曲癌等；②从肝门淋巴管逆流而达肝，多见于胃癌、胰腺癌等；③沿门静脉分支向肝内延伸浸润，主要见于胃癌、胰腺癌、肾癌；④经门静脉和肝动脉转移，经门静脉转移的主要是食管下段癌，胃癌、肠癌、胰腺癌和胆囊癌等，经肝动脉系统转移的主要是肺癌。不过从理论上讲任何肿瘤的瘤栓进入体循环后都可以转移到肝脏。过去我国转移性肝癌与原发性肝癌的发病率相仿，但近来转移性肝癌已有增多，尤其是转移来自结直肠癌者。

一、临床表现

转移性肝癌可在恶性肿瘤手术前或手术时发现，但多数是在术后随访时发现。少数以肝转移癌为首发症状而发现。转移性肝癌可出现与原发性肝癌相仿的临床表现，但因多不合并肝硬化，故临床表现常较轻而不易早期发现。随着肝转移癌的增大，可出现肝区痛、上腹胀、乏力、消瘦、发热、食欲不振及上腹肿块等。触诊时肝软而癌结节相对较硬，有时可扪到"脐凹"。不少患者有不明原因低热，晚期可出现黄疸、腹水、恶病质。患者可同时出现原发癌相关临床表现。

二、诊断与鉴别诊断

(一)实验室检查

乙型和丙型肝炎病毒标志常阴性。早期肝功能检查多正常，晚期可出现胆红素增高、γ-谷氨酰转肽酶(GGT)升高等。甲胎蛋白(AFP)检查常阴性，但在少数消化道癌(如胃癌、胰腺癌)的肝转移，可出现低浓度升高。结直肠癌肝转移者癌胚抗原(CEA)常异常升高。由于转移性肝癌来自结直肠癌者最多，故 CEA 和 CA19-9 等应作为常规检查。在结直肠癌手术后，CEA 的定期监测是早期发现肝转移的重要手段。

(二)影像学检查

转移性肝癌在超声显像中常表现为散在多发类圆形病灶。小的转移癌多为低回声灶，大的肿瘤则多为高回声灶，有时可见中心为低回声，即"牛眼征"。彩色多普勒超声提示多数转移性肝癌的动脉血供较原发性肝癌少。转移性肝癌在CT上常表现为多发散在类圆形低密度灶,注射对比剂后,病灶增强远不如原发性肝癌明显,有时仅见病灶周围略增强(图 8-1-1)。磁共振成像(MRI)也常用(图 8-1-2)。另有少数来自肾细胞癌、胰岛细胞癌、恶性副神经节瘤,以及乳腺癌、恶性黑色素瘤和肉瘤等的转移瘤,可表现为富血供(图 8-1-3)。

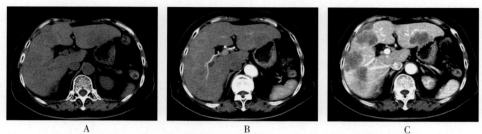

图 8-1-1　同一患者,直肠癌肝多发转移:平扫(**A**)可见多发散在类圆形肿块;
注射对比剂后(**B、C**),病灶可见环形轻度强化。

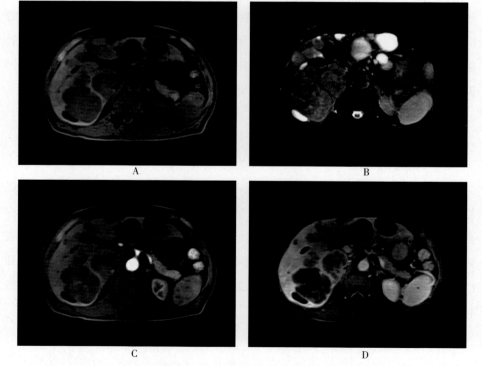

图 8-1-2　同一患者,肺癌肝多发转移(余肝内多发囊肿):(**A**)T$_1$WI 呈低信号;
(**B**)T$_2$WI 呈稍高信号;(**C、D**)增强后环形轻度强化。

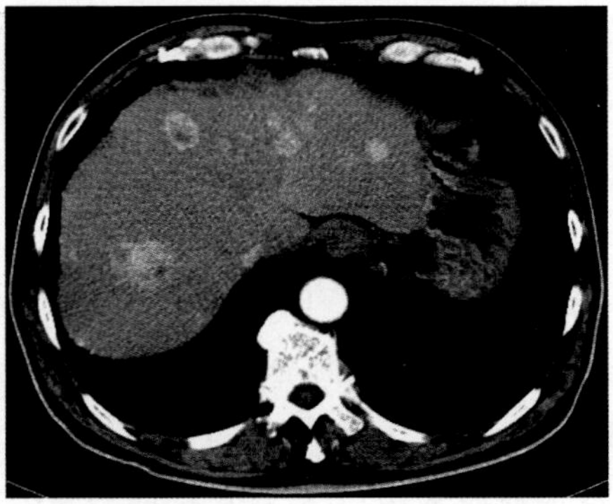

图 8-1-3　富血供多发转移瘤,原发病灶为胰岛细胞癌

（三）寻找原发癌

一旦怀疑为转移性肝癌,应在治疗前设法寻找原发癌。如怀疑来自结直肠癌者,可查 CEA、大便隐血、纤维肠镜或钡剂灌肠。如怀疑来自胃癌者,可查胃镜或钡餐。如怀疑来自胰腺癌者,可查超声显像和(或)CT。如怀疑来自肺癌者,可查痰脱落细胞、胸部 X 线片或 CT。如怀疑来自乳腺癌者也应不难发现。

（四）临床诊断

临床诊断依据包括：①有原发癌史或证据；②有肝肿瘤的临床表现；③来自结直肠者 CEA 升高,而 AFP、HBC、HCV 标志常阴性；④影像学检查证实肝内实质性占位性病变,且常为散在分布、多发、大小相仿的类圆形病灶；⑤细针穿刺活检证实为与原发癌病理相同的转移癌。

（五）鉴别诊断

（1）原发性肝癌多有乙型或丙型病毒性肝炎、肝硬化背景,但无原发癌史。AFP、HBV、HCV 标志常阳性。影像学检查常有肝硬化表现,肝内实质性占位性病灶常为单个,或主瘤旁有卫星灶,瘤内动脉血供常较丰富,有时可见门静脉癌栓。

（2）肝血管瘤无原发癌史。女性较多见,发展慢,病程长,临床表现轻。CEA、AFP 均阴性。HBV、HCV 标志常阴性,多无肝硬化背景。超声显像可单个或多个,小者常为高回声光团；大者可呈低回声灶,内有网状结构。CT 增强常见自外向中心的逐渐充填增强。核素肝血池扫描阳性。

(3)局灶性结节增生无原发癌史和证据。CT 动脉期和静脉期均明显强化，有时可见动脉支供应。

(4)炎性假瘤无原发癌史和证据。超声显像常呈分叶状低回声灶。CT 动脉期和静脉期均无明显强化。

(5)肝脓肿无原发癌史和证据。常有肝外(尤其胆道)感染病史。常有炎症的临床表现，如寒战、发热、肝区痛、白细胞总数及中性粒细胞增多。超声、CT 检查可见液平，穿刺有脓液。

转移性肝癌的治疗选择应考虑以下 3 个方面：①原发癌的情况：如原发癌已做根治性切除，对转移性肝癌的治疗应采取较积极的态度。如原发癌未治疗，通常应首先治疗原发癌。如原发癌已有广泛播散，通常只作保守治疗。②转移性肝癌的情况：如转移性肝癌为单个病灶，应争取手术切除。如病灶为数不多，仍可考虑手术切除。有的患者可考虑局部治疗或化疗栓塞(富血供型)。近年对多个病灶也有采取更为积极的外科治疗。③全身情况：全身情况较好，应采取积极的态度。全身情况很差，则只宜保守治疗。

原发癌已切除的转移性肝癌，除单个或 3 个以下能切除者外，大多预后较差。转移性肝癌的预后取决于原发癌的部位、切除与否和生物学特性以及转移性肝癌的数目、肝脏受侵程度和治疗的选择等。如来自消化系统肿瘤的转移性肝癌，通常来自大肠癌者预后最好，来自胃癌者较差，来自胰腺癌者更差。

第二节　肝血管瘤

血管瘤是肝脏最常见的良性间叶细胞肿瘤，它在尸检中的检出率为 0.4%~20%，约有 10% 为多发。瘤灶从不到 1cm 到超过 20cm 大小不等，但大多数的肿瘤直径在 2cm 以下。患者多无症状，偶有因腹部不适而就诊者，常为巨大的海绵状血管瘤。由于现代影像诊断技术的发展和普及，临床上被诊断为无症状的肝海绵状血管瘤者日益增多，可发生于任何年龄，其中以 30~50 岁的女性(60%~80%)多见，男女比例约为 1:4 或 1:5。

一、发病机制

肝脏海绵状血管瘤发生、发展的规律尚不够明确,目前多认为是先天性的,由胚胎性肝内血管错构所致。另外临床观察到在怀孕或口服避孕药期间发现病灶或者病灶增大,提示雌激素可能在肿瘤发生、发展中起一定作用。肿瘤进行性膨胀、压迫周围肝脏实质,多认为是血流淤滞使原有血窦扩张,而非源于实质性成分的增生或肥大。

二、临床特点

肝海绵状血管瘤属良性疾病,发展缓慢,不少患者经长期随访,肿瘤体积可多年无明显改变。小的血管瘤并发出血罕见,可发生在小的肝占位性病变施行穿刺活检时。大的血管瘤瘤内出血或既往瘤内出血较常见,慢性期可表现为中心部血栓形成、梗死、纤维化,病程长者可有钙化、纤维化,肿瘤的体积趋稳定或有缩小倾向。

临床症状通常与瘤体的大小相关:多数肝海绵状血管瘤体积较小,临床上毫无症状;较大的肝海绵状血管瘤可有上腹部不适或膨胀感、进食后加重,肝区疼痛但一般并不剧烈,血管瘤处可能听及血管杂音;巨大的肝海绵状血管瘤可出现上腹膨隆、一侧下胸部隆起、肝大等体征,并可伴有贫血、血小板减少、恶心、呕吐、疲乏、体重下降等,极少数患者甚至会出现消耗性凝血病,如播散性血管内凝血、卡梅综合征等;自发性破裂比较罕见。没有基础肝脏疾病的患者通常实验室检查指标比较正常,少数患者也可能出现碱性磷酸酶水平升高、梗阻性黄疸等。

三、病理学特征

可单发或多发,大小不一,左、右叶发生率无明显差别。瘤体呈膨胀性生长,外观呈暗红色或紫褐色,界清,有条索状纤维包膜包裹。早期肝海绵状血管瘤多质地柔软,经加压后可缩小,后期随着纤维化增多其硬度可增加,压缩性减少。瘤体切面呈海绵状或蜂窝状的大小不一、互相交通的含血腔隙,可见部分纤维化或钙化。组织学显示为一个衬以单层内皮细胞的薄壁血管间隙病变,被纤维隔膜分开。也有纤维组织较多的,血管腔隙受压或消失,称硬化型血管瘤。

四、影像学检查

(1)典型血管瘤超声表现为病变界限清楚,大多病例为强回声信号(图8-2-1),且较均匀,病变后方可见声学增强。因血管瘤内血流速率慢,能量多普勒对病变中血流的检测缺乏敏感性。微泡造影剂可证实血管瘤的向心性缓慢充填。

(2)典型CT表现为单发或多发边界清楚的均匀低密度占位,较大病灶往往不均质(病理证实为变性及出血性坏死所致的液化、囊性变及钙化等)。增强扫描最常见为早期周边型强化,随后呈进行性向心性充填,延迟期呈等密度或高密度(图8-2-2)。另可见中央型强化、混合型强化(周边型+中央型)、弥漫型强化,部分病灶中央可见无强化区。病灶强化与血管瘤内部血管所占空间的大小、

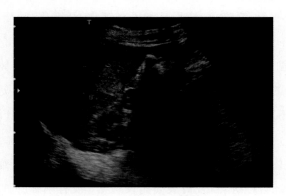

图 8-2-1　超声示肝包膜下高回声结节

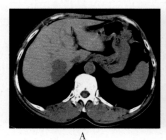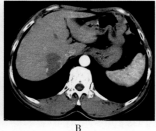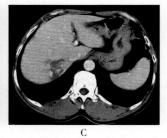

图 8-2-2　同一患者,(A)CT平扫示右肝近膈顶低密度肿块,边界尚清;(B)增强后动脉期病灶边缘结节状强化;(C)增强后门脉期对比剂逐渐向内充填。

囊性区的出现与否和瘢痕组织的数量相关。

（3）MRI 检查敏感度较高，典型 MRI 表现为边界清楚的均质占位，T_1WI 呈低信号或混杂低信号，T_2 加权图像中为较高信号（即"灯泡征"）（图 8-2-3A）。发生囊变者，囊腔呈圆形或卵圆形，T_1WI 信号更低，T_2WI 上显示为比瘤体信号更高。纤维瘢痕在 DWI、T_1WI、T_2WI 均为低信号，若纤维瘢痕中出现出血或血栓，T_2WI 表现为高信号。但富血供的转移灶也可能有相似的特性，巨大的血管瘤可表现不典型，可利用 DWI 帮助鉴别诊断。对于不确定的病变，可以使用钆剂增强，增强模式与增强 CT 类似（图 8-2-3B~D）。MRI 最好用于<2cm 的病变，或是位于肝脏不同层面的多发病变。另外，钆能安全地用于肾功能不全的患者或是对碘过敏者。

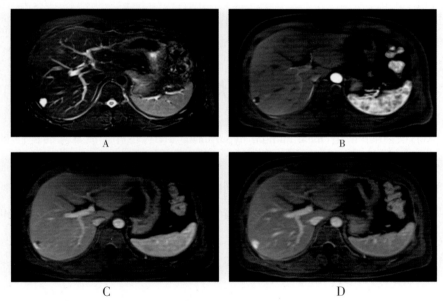

图 8-2-3　同一患者，A：T_2WI 示右肝缘小结节状高信号影，呈"灯泡征"；
B~D：增强后对比剂逐渐向内充填，呈"快进慢出"。

（4）用 ^{99m}Tc 过锝酸盐标记的红细胞（^{99m}Tc-RBC）进行血池显像，显示在动脉血流期有最初的低灌注，之后示踪剂逐渐增加，到注射后 30~50min 达到最大值。在延迟期影像中，同位素滞留在病变中。假阴性结果见于病灶较小，血管瘤纤维化或血栓形成。假阳性结果罕见，可见于富血供的肝细胞癌或血管肉瘤。

(5)DSA 不作为常规检查,可用于当其他方法无法作出肯定的诊断,特别是小血管瘤和其他病变共存或需除外肝脏转移癌的患者。对比剂快速填充大空间,产生"棉絮状"表现,这一征象持续至静脉期,并超过静脉期(>40s)。边缘可能是不规则的,但是边界清楚。动脉通常不扩张,也没有新生血管和动静脉瘘。在一些直径小于 2cm 的病变,DSA 可能是阴性的, 推测可能是血栓形成或纤维化的结果。

肝海绵状血管瘤是一种良性疾病,发展缓慢,通常不引起并发症,因此对于血管瘤的首选处理是不治疗。只有当患者出现严重的症状或发生并发症时,如瘤内出血使肿瘤急剧增大、向肝内胆管或腹腔内破裂出血等,才考虑外科治疗,可做沿包膜的局部切除,另外也可以选择类固醇或放疗。血管瘤通常没有必要活检,可能引起大量出血,如活检术后即出现内出血症状、休克,有的患者经非手术治疗后出血停止,有的可能需要紧急手术止血。

第三节　局灶性结节增生

局灶性结节增生(focal nodular hyperplasia,FNH)在肝脏最常见的良性实性肿瘤中位居第二位,有报道其尸检发生率在 0.31%~0.6%。FNH 是一种非肿瘤样结节性病变,见于各种不同年龄和性别的患者,但在 20~50 岁之间的女性中更常见。也有报道称怀孕可能会诱发肿瘤生长,提示雌激素可能对 FNH 生长和出血产生影响。

一、发病机制

现在认为,FNH 是在对病变部位的高灌注或先前存在异常动脉的血管损伤而产生的增生性(非肿瘤性)肝细胞反应而发展起来的。一根单发动脉给病变供血,并且没有门静脉或胆管伴行,动脉分支呈星形并将实质分成许多结节。高灌注的肝实质增大,直到肝窦变窄,使得阻力增加并血流减慢。肝细胞的增生可能是对血流增加和(或)肝窦压力增加的反应。一些如静脉血栓、血栓后动静脉分流形成和肿瘤产生血管生成因子等局部因素的刺激,可导致增生及局部血管生成。显著的血管生成可能使得在 FNH 中能看到动脉分支。无论是血管畸形还是肝细胞的生长,都可能受到雌激素影响。

二、病理学特征

肉眼观察病灶呈分叶状,边界清楚,但没有包膜,质硬,呈暗红色、灰黄色或灰白色,中央瘢痕呈灰白色,偶有出血及坏死。与肿瘤不同,FNH 通常不超过其血供范围生长,体积常很小,病变平均直径不超过 5cm,很少有超过 10cm 的。它常为单发,但也可多发、带蒂或呈分叶状。从一个粗大的中央放射状或星状瘢痕发出的间隔将瘤体分割成多个小结节,纤维瘢痕组织由增生的慢速血流的小血管、小胆管、炎性纤维组织构成,在间隔之间的实质是正常的肝细胞、Kupffer 细胞、血管和胆管,但小叶的正常排列结构消失。镜下观察,肝实质被纤维隔膜分割,其内包含许多的胆小管、血管和慢性炎性细胞,其中胆小管是肝细胞起源的,且与原有的胆管也不相通。在纤维隔膜上常常见到大的动脉和异常粗大具有肌层的变异血管。非典型形式包括毛细血管扩张性 FNH(即伴有放射状隔膜的是毛细血管扩张性病变,而不是中央瘢痕),增生性与腺瘤样混合的 FNH 和非典型大细胞性 FNH。

三、临床特点

常为单发,约 30% 为多发,病灶通常位于右叶包膜下。患者通常无症状,女性患者比例约 50%~90%,且其中 50%~60% 有应用口服避孕药的病史。大多数病变是做影像研究或外科手术,或尸检时偶然发现的。腹痛少见,而且不是急性发作,多见于正在使用口服避孕药的女性。大多患者查体结果正常,少数可有肝大、腹部包块或触痛。实验室检查肝脏生化结果通常正常。FNH 可与血管瘤伴发,多见于在使用口服避孕药的患者,但较少与腺瘤伴发。多发 FNH 能与其他器官的血管畸形、肝血管瘤或脑肿瘤伴发。目前尚无 FNH 恶变的报道,对于无症状的 FNH 患者,推荐进行随访观察即可。

四、影像学检查

(1)超声、CT 或 MRI 可以观察到病变的中央瘢痕。超声通常表现为边界清

305

楚的病变,结节伴有可变的回声。部分病灶可能无法检测到中央瘢痕,但多普勒图像可以显示病变内部的动脉血流信号,提高了供血动脉的检出率。但须注意在恶性病变中也可能见到动脉信号。

(2)CT 显示病变为低密度或等密度,43%~60%的患者能见到一个更低密度的中央瘢痕。在注射对比剂后由于血供丰富,病灶实质成分在动脉期明显均匀强化,门脉期及延迟期成等密度或略高密度,而中央瘢痕逐渐强化,延迟后略高于病灶实质成分。部分不典型病例可无中央瘢痕,因假包膜形成而呈环形强化等。极少数 FNH 存在钙化,须活检或手术以排除纤维板层样肝癌。

(3)MRI 扫描 T_1WI 呈等或低信号,T_2WI 呈等、略高或高信号,中央瘢痕在 T_1 多为低信号,T_2 多为高信号,部分病例可不显示。在钆注射后,基于病变的灌注,表现与 CT 类似(图 8-3-1)。注射后除了 T_1 加权像中央瘢痕延迟增强的增加以外,还能见到早期均匀的增强,以此与恶性血管性肿瘤相鉴别。超顺磁性氧化铁粒子可能有助于良恶性病变的区别,这些粒子可被 Kupffer 细胞吞噬,FNH 表现为病变信号强度下降,虽然程度上可能比正常肝实质减少的要小。使用对比剂后梯度—回波 T_2 加权图像也可提高对中央瘢痕的检出率。

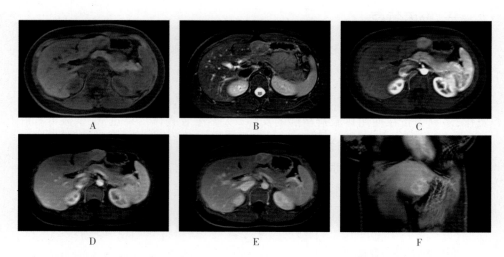

图 8-3-1　同一患者,A:MRI 扫描 T_1WI 呈等信号;B:T_2WI 呈略高信号,其中中央瘢痕在 T_1WI 为低信号,T_2WI 为高信号;C~F:增强后病灶早期均匀强化,中央瘢痕延迟增强。

(4)血管造影很少用。约 57.8% 的病例中可见到一个中央滋养动脉,通常伴有浓密的毛细血管浓染,没有任何无血管区。在 28%~36% 的病例中可见一个轮辐样结构,中心为动脉血供,血管由中心向外周放射样分布。晚期的静脉池和扭曲的血管是本病的特征。然而,也有少数病变是少血供的。当肿瘤小于 3cm 时,很难将 FNH 和腺瘤分开。血管造影很少用于建立诊断,可在需要时作为术前评估的一部分。

(5)鉴别诊断包括纤维板层癌、肝细胞腺瘤、HCC、肝内胆管细胞癌、巨大血管瘤和富血供肝转移癌。在纤维板层肝癌中,55% 的病例可见一个钙化的中央瘢痕。在 T_2 加权的图像上纤维板层癌、腺瘤和 HCC 均可见坏死和出血灶,这些病变瘢痕的信号比 FNH 的低。肝细胞腺瘤往往生长较大,而且没有中央瘢痕。HCC 可以表现恶性特征,如血管侵犯、转移和淋巴结肿大。对 HCC 而言,CT 和 MRI 延迟增强的外周被膜更具有特征性,但在 FNH 也能看到边缘强化。肝内胆管细胞癌可有一个瘢痕,但是少血供,如存在恶性特征也会有助于鉴别诊断。被膜收缩是恶性肿瘤在 CT 影像上一个罕见但特异的特征表现。与恶性肝脏病变不同,FNH 在 ^{18}F-FDG 的 PET/CT 上并不表现有葡萄糖代谢的增加。巨大血管瘤可能由于硬化或纤维化而存在一个中央瘢痕,但其病灶通常比 FNH 要大,而且可能出现钙化(<10%),它们在增强 CT 和 MRI 的特征也与 FNH 的不同。血管瘤在重 T_2 加权图像上的信号强度也有助于同 FNH 鉴别。大多数富血供肝转移癌不具有瘢痕表现,而且在增强后具有一个完整的低密度环。此外,转移癌更可能在具有恶性肿瘤病史的老年患者中发生。

大部分 FNH 病变没有症状,且不会恶变,因此推荐处理方案是观察。甚至有病例报道部分患者在中断服用口服避孕药后,病变缩小。只是在具有严重症状的或罕见的进行性增大的 FNH 患者,才推荐进行外科手术。这些病变一般很小,可以行楔形切除或剜除手术,应该将正常肝实质的损失及其出血和胆瘘的发生降低到最低。血管造影栓塞和肝动脉结扎是当病变不能切除时的备选治疗方案。

第四节 肝脏腺瘤

肝脏腺瘤是一种少见肝脏良性肿瘤,常单发,易出血,少数病例可发生恶变。肿瘤发生被认为与雌激素水平的增加有关,是口服避孕药妇女最常发生的肝脏良性肿瘤,也可见于使用合成类固醇的男性。多发者常见于Ⅰ型和Ⅲ型糖原贮积症和肝腺瘤病。

1. 病因

肝脏腺瘤的病因目前仍不清楚,主要见于:①自发性肝腺瘤。②与雌激素有关的肝腺瘤。国外女性病例中 85%~90% 患者有超过 5 年的口服避孕药史。③代谢性疾病相关的肝腺瘤,如糖原贮积症的病程超过 10 年者易发生肝腺瘤。④使用雄激素与蛋白同化激素。

2. 病理

肝脏腺瘤病理上分为肝细胞腺瘤、胆管细胞腺瘤(包括胆管腺瘤及胆管囊腺瘤)、混合腺瘤。肝细胞腺瘤 70% 为单发,由索状排列的分化良好的肝细胞构成,可分泌胆汁,但无胆管结构,腺瘤细胞内常富含糖原和脂质。长期使用同化类固醇或口服避孕药者中,常可见细胞异型性。有时腺瘤细胞排列呈腺管状,管腔见胆栓。瘤内常见扩张呈囊状的血窦,当出现大量囊状血窦时形成肝紫癜症。肿瘤常存在纤维包膜,或肝实质受压伴或不伴纤维化形成的假包膜。胆管腺瘤很少见,常为单发,可多发,多位于肝包膜下,直径多小于 1cm,偶尔可大至 2cm,肿瘤常无包膜,但境界清楚。肿瘤位于门管区,由小胆管样的腺瘤样细胞组成,瘤细胞大小一致,胞浆丰富,核较深染,核分裂相罕见。腺管之间为胶原纤维,间质内还可见淋巴细胞等炎性细胞浸润。肿瘤可沿门管区延伸,但不破坏肝索。胆管囊腺瘤多发生于右叶,肿瘤边界清楚,常呈多房性,内含澄清液体或黏液,囊腔内衬单层立方上皮或无纤毛的柱状上皮。胞浆呈细颗粒状、淡染,胞核的大小和形状相当,位于细胞中央。混合腺瘤是肝脏腺瘤和胆管腺瘤两者同时存在一体的腺瘤,一般多见于儿童,发展较快。

3. 临床表现

腺瘤的临床表现因肿瘤大小、部位及有无并发症而不同。5%~10%无任何症状，常为偶然发现。约 1/3 的肝脏腺瘤患者有腹部包块，或有近期发生的右上腹疼痛，疼痛性质可为隐痛，并伴恶心、纳差等不适。如腺瘤发生破裂出血，患者可出现突发的右上腹剧痛，查体可发现腹肌紧张，局部压痛、反跳痛，严重者可有失血性休克的表现，少数患者可偶有黄疸及发热表现。

4. 影像诊断与鉴别诊断

腺瘤 CT 平扫呈低密度灶，伴有糖原贮积症或其他致脂肪浸润的患者，肿瘤可以表现为更低密度，少数病例可见中心坏死、钙化，瘤内如有出血灶可表现为高密度区。腺瘤富含血管，增强扫描动脉期强化很明显，门脉期腺瘤强化幅度多不均一。

肝脏腺瘤在 T_1WI 上常表现为高信号或等信号，少数呈低信号，主要与细胞内富含糖原、脂质、出血有关。而 HCC 常表现为低信号，其内少量等高信号是脂肪浸润，而不是糖原，通过同反相位 T_1WI 可检测到病灶内的脂质信号。肝脏腺瘤在 T_2WI 上信号也较多变，瘤体主要部分较肝实质信号略高，由于出血和坏死信号常较混杂。肝脏腺瘤的包膜 T_1WI 呈低信号，T_2WI 可表现为低、等、高信号，肝脏腺瘤增强扫描 T_1WI 动脉期强化非常显著，门脉期可呈持续强化，延迟期可呈等信号强化，肝包膜多无延迟强化的表现。

注射肝特异性对比剂 MR 检查对肝脏腺瘤的诊断和鉴别诊断有一定帮助。超顺磁性氧化铁（SPIO）增强扫描时，正常肝实质内 Kupffer 细胞摄取 SPIO，T_2WI 序列呈显著低信号，而肝脏腺瘤内 Kupffer 细胞缺乏正常功能，通常不摄取 SPIO，相对于正常肝实质呈相对高信号。Gd-BOPTA 延迟扫描时，病灶表现为相对低信号，而肝 FNH 对 SPIO 和 Gd-BOPTA 对比剂均明显摄取。因此，当肝脏腺瘤与 FNH 鉴别困难时，可采用特异性肝对比剂做进一步检查。参见图 8-4-1。

309

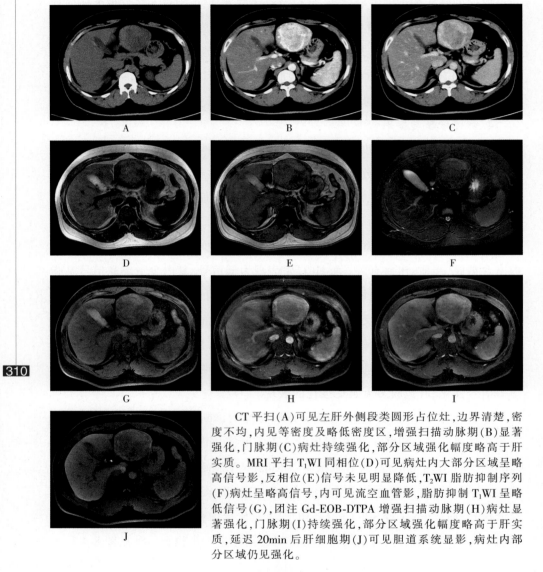

310

CT平扫(A)可见左肝外侧段类圆形占位灶,边界清楚,密度不均,内见等密度及略低密度区,增强扫描动脉期(B)显著强化,门脉期(C)病灶持续强化,部分区域强化幅度略高于肝实质。MRI平扫T₁WI同相位(D)可见病灶内大部分区域呈略高信号影,反相位(E)信号未见明显降低,T₂WI脂肪抑制序列(F)病灶呈略高信号,内可见流空血管影,脂肪抑制T₁WI呈略低信号(G),团注Gd-EOB-DTPA增强扫描动脉期(H)病灶显著强化,门脉期(I)持续强化,部分区域强化幅度略高于肝实质,延迟20min后肝细胞期(J)可见胆道系统显影,病灶内部分区域仍见强化。

图 8-4-1 肝腺瘤的影像学表现

第五节 肝脓肿

肝脓肿是肝脏较为常见的感染性病变,可单发或多发。临床常见的有细菌性肝脓肿和阿米巴肝脓肿。

1. 病因

细菌性肝脓肿(bacterial liver abscess)由化脓性细菌引起,故称为化脓性肝脓肿。按感染途径可分为四种:即胆管源性、门静脉源性、肝动脉源性、邻近组织器官直接蔓延。其中,来源于良恶性胆道梗阻所致的胆管炎和门脉炎是最常见的原因。还有部分原因不明,称隐源性肝脓肿,可能与老年人、糖尿病及免疫抑制有关。

2. 病理

肝脓肿根据病理演变可分为三个阶段:早期肝脓肿形成阶段、典型肝脓肿阶段和纤维肉芽肿性肝脓肿阶段。(1)早期肝脓肿是指脓肿形成早期或蜂窝织炎阶段,病变组织充血水肿,脓肿尚未液化或小部分液化,脓肿壁还未形成。此阶段的肝脓肿有两种表现形式,即小房腔性和实质团块状。小房腔性病灶为大多数早期肝脓肿的特点,表现为单发或多发炎性水肿灶,部分病灶可有小灶性液化;实性团块状病灶则为少数早期肝脓肿的特点,呈团块状,边界不清,大部分有包膜。(2)典型肝脓肿阶段是指急性化脓感染的后期,炎性组织在细菌产生的毒素或酶的作用下发生溶解坏死,形成脓腔,周围形成脓壁。脓肿壁由内向外分别为纤维组织膜、增生的纤维肉芽组织和炎性水肿带。(3)纤维肉芽肿性肝脓肿阶段是指病变进入慢性阶段或吸收好转,增生的肉芽组织逐渐增多,形成脓腔逐渐吸收缩小。

阿米巴肝脓肿多发生于肝右叶,并非真性脓肿,而是阿米巴滋养体溶组织酶等引起的肝组织液化性坏死。脓肿内含咖啡色半液体状态坏死组织,外周未完全坏死的肝实质和间质成分常呈破絮状。

3. 临床表现

临床表现对诊断具有重要意义,肝脓肿常表现为肝大、肝区疼痛、发热(从低热到明显的寒战、高热、弛张热)等临床症状。如病变向上蔓延可有膈肌刺激和胸部症状。急性期多有白细胞升高,慢性期可恢复正常。肝功能检查可有异常。

4. 影像诊断与鉴别诊断

各病理阶段肝脓肿的 CT 表现有所不同：①早期肝脓肿阶段，小房性病灶 CT 平扫表现为单发或多发的边界不清的均匀低密度影，增强扫描动脉期及门脉期病灶周围可见渐进性环形强化。小房状腔内可不强化,呈蜂窝状。团块状脓肿 CT 表现为团块状低密度区,边界不清,包膜不完整。②典型肝脓肿阶段,CT 平扫时可见低密度区内伴更低密度坏死区,病灶边界不清,增强扫描可见双环甚至三环征。双环代表水肿带和脓肿壁,三环对应脓肿壁的三种病理结构:由外到内分别为水肿、纤维肉芽组织和炎性坏死组织。多房脓肿中心区域可见多个分隔样强化,可表现为蜂窝状、网络状或花瓣状等。多囊小房可随病程演变,融合为单发大囊。③纤维肉芽肿性肝脓肿阶段,CT 平扫表现为圆形或椭圆形边界清晰的低密度区(提示周围肉芽组织增生、病灶缩小),有完整包膜,增强扫描动脉期脓肿壁环形强化,病灶内可见花瓣状分隔强化,延迟后脓肿壁及分隔强化明显,脓腔范围可相对动脉期略缩小。

脓腔在 T_1WI 上呈稍低信号,T_2WI 上呈高信号,DWI 可见脓腔内液体呈显著弥散受限的高信号表现,ADC 图可见低信号区。脓肿壁呈同心环状改变,内层为肉芽组织,在 T_1WI 呈稍低或等信号,T_2WI 呈高信号;外层为纤维组织增生,在 T_1WI 和 T_2WI 上均呈低信号，是典型的表现。增强扫描脓肿壁可见环形显著强化。

肝脓肿需与原发性肝癌、坏死性转移瘤(平滑肌肉瘤、结肠癌、类癌等肝转移的继发囊性变)等鉴别。肝脓肿壁较厚,表现为多层的"环征"和气体影较具特征性,结合临床鉴别不难。若区别困难,穿刺引流脓腔内容物行实验室检查,有助于确诊。肝癌多见"快进快出"的强化方式。转移瘤边缘欠光整,囊壁厚薄不均,可见附壁结节,周围无水肿,肿瘤内坏死液化区范围相对较小,DWI 显示常无弥散受限表现,有助于鉴别诊断。

第六节 肝包虫病

肝包虫病又称肝棘球蚴病,是一种人畜共患的寄生虫病,主要有两种类型:由细粒棘球绦虫卵感染引起的囊性包虫病和由泡型棘球绦虫卵感染引起的泡型包虫病。临床上囊性包虫病远较泡型包虫病多,两者之比为 100:1~100:3,但泡型包虫病的危害远远大于囊型包虫病,未经治疗的患者 10 年死亡率高达 94%。我国肝包虫病主要好发于西北和西南等畜牧地区,可以寄生于人体的任何部位和脏器,但以肝脏最为多见,当寄生在肝脏时可导致人体肝功能紊乱,甚至造成肝功能衰竭,如果寄生于其他器官时会出现相应症状以及并发症。

一、发病机制

细粒棘球绦虫的成虫寄生于狗,幼虫(棘球蚴)寄生于绵羊等动物,泡型棘球绦虫的成虫则寄生于狐,幼虫(棘球蚴)寄生于啮齿类动物。当人误食由狗、狐等终宿主排出的虫卵后,六钩蚴经肠壁血管、淋巴管随血循环至肝。

二、临床病理特点

1. 囊型包虫病

包虫囊肿可单发或者多发,以右肝多见,也可累及左右两叶。包虫囊壁分内囊及外囊双层,两者之间有 1~2mm 的间隙,所以形成包虫囊肿特有的"双层壁"结构。当包虫病发生退变或囊内外压力变化时,内囊可以塌陷并从外囊分离,呈带状卷曲漂浮于囊液中,即"水上浮莲"征。中晚期囊液吸收浓缩,囊壁钙化。

2. 泡型包虫病

具有恶性肿瘤样浸润性生长方式,以密集小囊泡、坏死液化、远处转移和钙化为特征。

三、临床表现

单纯性肝包虫囊肿在早期症状可不明显,部分患者会出现皮肤瘙痒、荨麻疹、呼吸困难、咳嗽或消化道功能紊乱。随着囊肿增大可导致上腹部胀痛感或压迫邻近器官而出现相应症状。如肿物压迫胃肠道时，患者可出现腹部不适、嗳气、胃纳不佳、恶心、呕吐等临床症状；膈肌向上抬高时，压迫肺而导致呼吸困难；压迫胆道及门静脉时，可引起梗阻性黄疸、腹水、脾大等症状。当包虫囊体积继续增大时，会出现继发感染和囊肿破裂等并发症。大多数肝包虫病患者全身情况良好，但儿童包虫囊生长速度相对较快，在临床上以单发巨大囊肿最为多见，通常伴有全身营养不良等症状。肝包虫病的临床表现虽然缺乏特异性，但对其诊断具有重要的参考意义。

四、影像学检查

肝包虫病的影像学表现多种多样，分为单纯囊肿和具有碎片、子囊、膜分隔、壁钙化等特征表现的复杂囊肿。

1. X 线检查

X 线平片可提示肝脏轮廓有无增大，膈肌有无抬高和肝包虫有无钙化影，缺乏特异性。

2. 超声检查

单囊型包虫病超声下为无回声液性暗区，边界清楚，在其内外囊壁间可有潜在间隙界面，表现为"双壁征"，是其特异性声像表现。多囊型包虫病，在一个大的囊腔内可见大小不一、数目不等的小囊，呈现"囊中之囊"征象，还可以表现为花瓣形分隔的"车轮征"或"蜂房征"。包虫囊壁钙化时呈现强回声，常伴声影。肝包虫并发感染时，液性暗区内密度增高，可见点状、团状或絮状回声；出现内囊破裂时可见囊液中弯曲折叠的回声带，囊壁漂浮在囊液中，表现为"飘带征"或"水中百合花征"。成熟肝包虫退化衰亡发生实变，超声下轮廓清楚，囊壁增厚，回声强弱不均匀，类似肿瘤图像，"脑回征"是其特征性表现。见图 8-6-1。

3. CT 检查

（1）囊型肝包虫病：①平扫示肝实质内单发或多发、大小不等、圆形或类圆形的低密度囊性病灶，囊壁厚薄不一，边缘光滑锐利，境界清晰，有时可见环形、半环形、条索状或结节状钙化，对比增强后囊肿无强化。②囊内囊为其特征性表

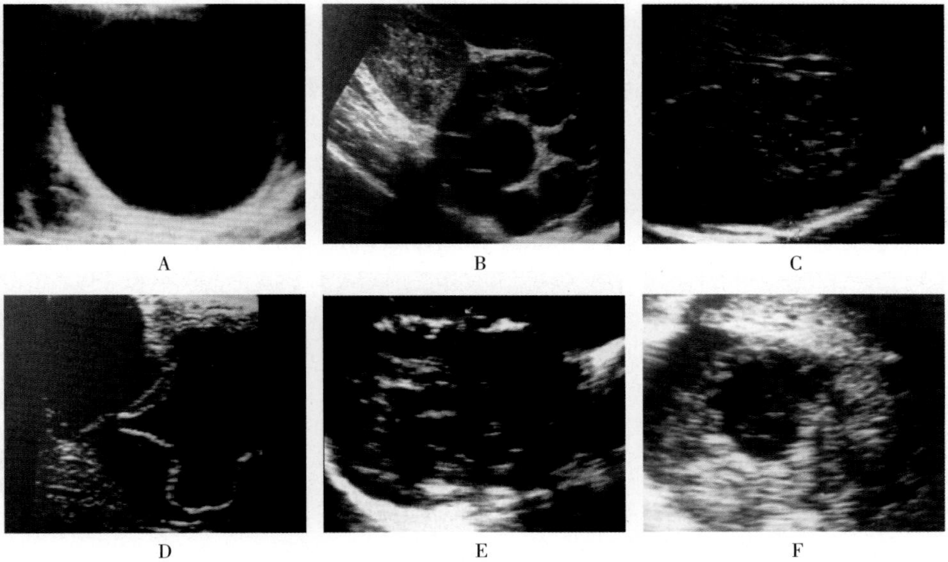

图 8-6-1 肝包虫病的超声表现：(A)单发囊肿型包虫；(B)包虫囊肿"车轮征"；(C)子囊孙囊过多呈"蜂窝状"征象；(D)包虫内囊破裂分离图；(E)子囊孙囊过多呈"蜂窝状"征象；(F)包虫内囊破裂分离。

现，即于母囊内有大小不一、数目不等的子囊(CT 表现为更低密度小圆形影)，形成多房或蜂窝状，有时呈车轮状。③囊内分离表现特殊：如内、外囊部分分离，囊肿显示"双边征"；内囊完全分离悬浮于囊液中，呈"水上浮莲征"；内囊完全分离脱落于囊液中呈"飘带征"。④实质型及钙化型征象，见环形或半环形囊壁钙化，还可见内容物钙化、子囊钙化以及实性软组织密度肿块影。见图 8-6-2(A~D)。

(2)泡型肝包虫病：病灶呈境界不清、形态不规则的低密度或高密度混合密度区，可见广泛的颗粒或不规则钙化，夹杂液化、坏死，无囊壁钙化；同时在病灶周边见大量小囊泡，即"小泡征"。见图 8-6-2(E、F)。

(3)MRI 检查：①囊型肝包虫病：单房型包虫囊肿呈现边缘光滑的圆形或者椭圆形囊泡，内囊液信号 T_1WI 呈低信号，T_2WI 呈高信号。多房型包虫囊肿囊内可以见多个子囊间隔，囊肿整个呈多边形车轮状或者玫瑰花瓣状，在 MRI 下显示为长 T_1、长 T_2 信号。子囊相对于整个囊肿 T_1WI 信号显示更低，T_2WI 则呈现比整个囊肿更高的高信号。其中内囊破裂 MRI 下显影可见"飘带征"。②泡型肝包虫病：MRI 表现为肝左右叶异常团块状信号，T_1WI 下表现为低信号，T_2WI 下表

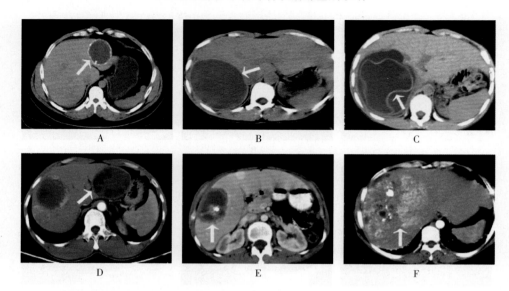

图 8-6-2　肝包虫病的 CT 表现:**(A)**包虫囊肿壁薄并钙化;**(B)**单房型包虫囊;**(C)**内囊分离,呈飘带征改变;**(D)**多子囊型包虫囊肿,无强化,大囊内充满大小不等、形态不一的子囊,子囊密度明显较母囊液低,子囊呈车轮状排列,并见假隔线和"葡萄串"样改变,部分病变囊壁见钙化影;**(E)**增强显示肝右叶见泡状棘球蚴病灶,病灶呈低密度为主的混杂密度灶,内部见结节样实性成分及结节状钙化灶;**(F)**肝内见巨大实性软组织块影及斑块状、片状钙化灶,无强化。

现为高低混合信号,以高信号为主,囊泡边界不清,为堆积一起的密集小囊泡,并向周边扩散。见图 8-6-3。

五、其他检查方式

此外,肝包虫病的免疫学检查:如皮内试验(Casoni 试验)、间接血凝试验(I-HAT)、酶联免疫吸附试验(ELISA)和斑点酶联免疫吸附试验(Dot-ELISA)、金标渗滤法等有助于肝包虫病的诊断。

六、鉴别诊断

1. 肝囊肿

单纯性肝囊肿囊壁薄,一般看不见囊壁,且囊壁很少钙化;而肝包虫囊肿的壁较清楚,比周围肝组织密度高;囊壁钙化常见。

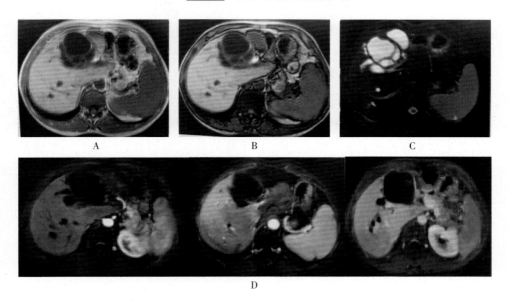

图 8-6-3　肝包虫病的 MRI 表现:(A)T_1WI 正相位图病灶呈低信号;(B)T_1WI 反相位图病灶无明显变化;(C)T_2WI 压脂序列,病灶呈高信号,囊壁等信号,病灶外见胆管扩张;(D)动态增强显示病灶无强化。

2. 细菌性肝脓肿

肝脓肿早期未完全液化坏死而表现为多个小脓肿聚集时,很像肝包虫内的多个小子囊聚集,两者容易混淆。当肝脓肿完全液化坏死形成完整的壁,CT 表现为双环征时,又与囊型肝包虫的双环征相似,两者也容易混淆。增强扫描肝脓肿壁及其分隔有明显强化,脓肿周围肝组织可见边界不清片状强化,且肝脓肿临床表现有发热症状;囊型肝包虫囊壁强化不明显,常多发,在邻近肝组织及腹腔中常可见肝包虫其他征象,囊壁钙化常见。

3. 肾积水

右肾积水表现为肾影增大,并见多个囊状低密度影,与肝右后下段多子囊型包虫囊肿相似。扩大扫描范围可确定病变位置,增强扫描右肾显影也可鉴别。

4. 阿米巴性肝脓肿

阿米巴性肝脓肿的壁可发生钙化,与囊型肝包虫囊壁钙化相似。阿米巴性肝脓肿钙化的壁一般较厚,囊液的密度较高。囊型包虫病的钙化壁相对较薄,囊液密度较低,可见多囊、子囊等征象。

5.肝肿瘤

泡型肝包虫表现为实质性块影并浸润周围组织时需与肝肿瘤鉴别,肝肿瘤有常见肿瘤的强化特点,钙化少见,除可见直接浸润外,还可见腹腔淋巴结肿大及远处转移征象。泡型肝包虫钙化明显,增强扫描无明显强化,无腹腔淋巴结肿大,可见多发肝包虫征象。肝包虫病的CT特征明显,根据其CT表现,一般能作出正确CT诊断,临床诊断时还需结合流行学病史及实验室检查。

肝包虫病对人体危害很大,主要依靠外科手段治疗肝包虫病,治疗方式有内囊摘除术、外囊剥除术和肝切除术等。

第七节　肝脏其他良性肿瘤或肿瘤样病变

一、血管平滑肌脂肪瘤

肝脏血管平滑肌脂肪瘤(hepatic angiomyolipoma,HAML)是一种少见的良性间叶源性肿瘤,主要见于中、青年女性,5%~10%可与肾脏血管平滑肌脂肪瘤、多发结节性硬化并存。

1.病理

血管平滑肌脂肪瘤病灶呈肿块状,质地中等至软、细腻,表面呈暗红色,与周围组织界限尚清。病灶切面淡黄、灰白及暗褐色,色泽不均匀;部分区域呈鱼肉状。部分病例见囊变、小灶状坏死、出血改变。病灶无包膜或有假性包膜。显微镜下显示肿瘤由畸形血管、分化不同阶段的平滑肌细胞及成熟脂肪组织按不同比例构成。肿瘤中可见丰富的窦性小血管,部分可见灶状髓外造血。根据血管、平滑肌和脂肪在肿瘤中所占比例及分布不同,Tsui将血管平滑肌脂肪瘤分为四型:Ⅰ型,混合型;Ⅱ型,脂肪瘤型;Ⅲ型,肌瘤型,又分为上皮样、梭形和中间型3种亚型;Ⅳ型,血管瘤型。

2.临床表现

HAML多发生于女性,年龄25~67岁,平均48岁。肿瘤多单发,可多发,肝血管平滑肌脂肪瘤合并结节硬化时,常为多发病灶。大多数患者无自觉症状,常于体检或做上腹部检查时偶然发现。部分患者可因肿瘤较大压迫而引起上腹部不适、腹部肿块、呕吐或疼痛等症状就诊,可伴食欲减退、消瘦。肿瘤大小相差悬殊,随访病灶多无明显变化,少数可逐渐增大。

3. 影像诊断与鉴别诊断

肿瘤由不同比例的血管、平滑肌和脂肪构成,CT平扫显示病灶密度差异大。混合型最为常见,其内可见脂肪和软组织密度,CT增强扫描病灶内实性部分强化明显;肌瘤型的脂肪含量小于10%,缺乏典型成熟的脂肪细胞,CT平扫显示为非脂肪性软组织肿块,增强扫描渐进性强化。血管瘤型以粗大迂曲的血管成分为主,强化异常显著,脂肪成分不明显。部分病灶可见假包膜。病灶内钙化、出血、坏死及囊变少见。

MRI平扫T_1WI表现为混杂信号,脂肪成分表现为高信号,是特征性表现,同反相位和脂肪抑制序列有助于检出病灶内脂肪成分。肌瘤型和血管型HAML表现为T_1WI等或等低信号。HAML在T_2WI多表现为混杂的高信号,脂肪抑制T_2WI可见脂肪成分表现为低信号。增强扫描病灶强化通常较为显著。部分病灶可有假包膜,是由邻近受压的肝实质和疏松的纤维组织构成,内有部分小血管,因此可表现为延迟强化。

混合成分的HAML在鉴别诊断时,如看到明确的脂肪密度或信号,则有助于鉴别。肌瘤型HAML需与肝脏腺瘤鉴别,由于纯脂肪成分含量少,可采用化学位移序列进一步明确肿块内是否含有脂质成分,有助于鉴别诊断。同时,肌瘤型HAML以渐进性强化为主要表现,腺瘤动脉期强化早,强化程度明显。值得注意的是,上皮样血管平滑肌脂肪瘤强化方式有所不同,部分病灶可表现为"快进快出"的特征,与原发性肝癌难以鉴别,需通过穿刺活检明确诊断。见图8-7-1。

二、肝脏炎性假瘤

肝脏炎性假瘤(inflammatary pseduotumor of the liver,IPL)又称为浆细胞性肉芽肿、纤维组织细胞瘤和纤维黄色瘤等,是一种由各类致炎因子引起的肝脏局部组织炎性细胞浸润和纤维组织瘤样增生为特征的非肿瘤性疾病,占全身炎

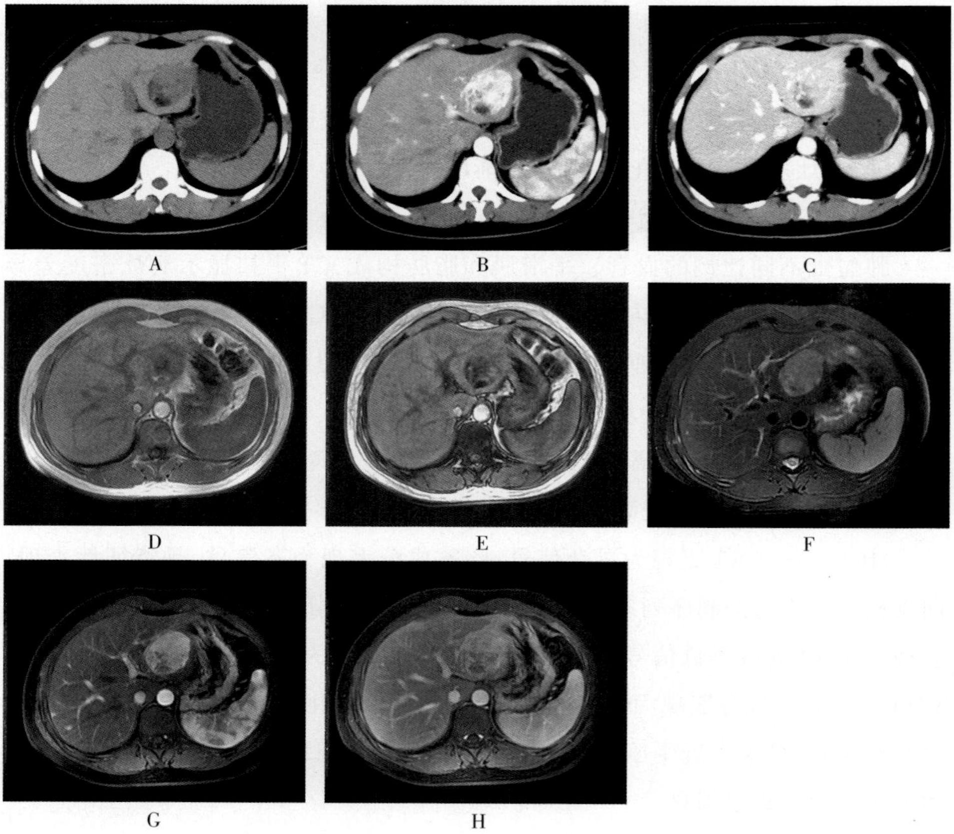

CT 平扫(A)示左肝外侧段类圆形占位灶,边界尚清,软组织密度为主,内可见多发局灶性脂肪密度区,病灶软组织密度区增强扫描动脉期呈显著强化(B),门脉期持续强化(C),强化幅度与肝实质相仿。

MRI 示左肝外侧段类圆形占位灶,在 T_1WI 同相位上呈混杂低信号影(D),其内不规则高信号区在 T_1WI 反相位上呈低信号影(E),T_2WI 脂肪抑制序列病灶呈略高信号,内见片状低信号区(F),增强扫描病灶动脉期显著强化(G),门脉期持续强化(H)。

图 8-7-1　肝血管平滑肌脂肪瘤

性假瘤的 7%~8%,部分肝脏 IPL 与 IgG4 密切相关。

1. 病理

病灶可有完整或部分包膜,也可以无包膜。切面一般表现为黄白、灰白或灰黄色。镜下基本病理学改变是炎症性增生性肿块,表现为细胞成分复杂、异型性不明显,肝组织结构破坏消失,可伴有大量凝固性坏死。以病灶内有明显的纤维组织增生,可见较多增生的小胆管和血管,并有较多淋巴细胞和炎症细胞浸润为特征。

肝脏炎性假瘤的组织形态变化往往多种多样,但常以某一种变化为主,Someren 根据细胞成分不同,将肝脏炎性假瘤分为 3 种组织类型:①以弥漫致密纤维组织增生为主型,称硬化性假瘤;②以组织细胞占优势者,称为黄色肉芽肿;③以浆细胞为主者,称为浆细胞性肉芽肿。目前,也有学者将其病理分型为:浆细胞肉芽肿型、静脉内膜炎型、黄色肉芽肿型、坏死型和硬化性假瘤型。由于同一病灶的不同时期不同细胞数量会发生变化,因此,其病理类型也可发生变化。有时单一病灶中可见到几种不同的组织病理改变。

2. 临床表现

肝脏炎性假瘤可以发生于任何年龄,以中青年居多,IgG4 相关炎性假瘤以老年人多见。男性多于女性。单发多见,发生部位多为肝右叶,其次为左叶,两叶同时受累者较少。肝脏炎性假瘤发病无一定的规律,无特异性的症状。多数患者缺乏临床症状而于 B 超体检时发现,或仅出现肝区不适和消瘦、乏力。半数患者出现白细胞增多、血沉加快及高球蛋白血症。

3. 影像诊断与鉴别诊断

肝脏炎性假瘤的 CT 平扫主要表现为低密度灶,形态多样,边缘可清楚或不清,少数可出现点状钙化。由于病灶内细胞成分复杂,且炎症过程是动态变化的,因此,其 CT 表现呈多样化特征。以干酪样坏死为主要成分的病灶,CT 平扫表现低密度,但高于水样密度,密度较均匀,边界较清楚,增强扫描无强化,周围肝实质无异常强化表现。病灶内凝固性坏死伴明显炎性细胞浸润的病灶,病灶边缘清晰,增强后轻至中度强化的病灶,强化幅度低于肝实质,病灶中心可不强化。病灶内有大量组织细胞、淋巴细胞及淋巴滤泡伴较多纤维组织时,病灶周围肝组织往往有广泛的充血及炎症反应,增强后呈明显强化成等密度,病灶周围有一过性片状强化。

MRI 表现与病灶内炎性细胞、纤维组织和坏死成分的构成、分布及病变的进程密切相关。T_1WI 上病灶为等或略低信号,在 T_2WI 上,若病灶以凝固性坏死为主,含水量少,表现为低或等信号。病灶内炎性细胞浸润时,表现为稍高信号。

321

MRI 增强扫描表现与 CT 增强扫描相似，动脉期强化不明显，门脉期、延迟期呈延迟强化，病灶内或边缘的纤维组织表现为环形、线状或结节状强化，凝固型坏死表现为不强化的低信号区。

典型的炎性假瘤根据延迟强化的表现，不难与"快进快出"的典型肝癌鉴别，但部分病例可表现为延迟期退出的强化特征，可结合 AFP 等临床指标加以鉴别。

（杨永波　石　磊　邵国良　任正刚）

参考文献

[1]　Schiff ER. Schiff′s Diseases of the Liver ［M］. 10th Edition. Lippincott Williams & Wilkins,2007.

[2]　姚光弼著. 临床肝脏病学［M］. 第 2 版. 上海：上海科学技术出版社,2011.

[3]　Yoneda N, Matsui O, Kitao A, et al. Hepatocyte transporter expression in FNH and FNH-like nodule：correlation with signal intensity on gadoxetic acid enhanced magnetic resonance images［J］. Jpn J Radiol,2012,30(6)：499-508.

[4]　Zhang HT, Gao XY, Xu QS, et al. Evaluation of the characteristics of hepatic focal nodular hyperplasia：correlation between dynamic contrast-enhanced multislice computed tomography and pathological findings［J］. Oncol Targets Ther, 2016,9：5217-5224.

[5]　刘婷,腾飞,王冠,等.结直肠癌肝转移瘤的 CT 动态增强强化特点及病灶分布规律［J］.放射学实践,2016,31(5)：407-410.

[6]　李涛,朱继业,王福顺,等.肝脏局灶性结节增生的诊断和治疗［J］.中华普通外科杂志,2016,31(3)：230-232.

[7]　唐艳华,张峰,王海屹,等.肝脏局灶性结节增生的不典型常规 MRI 影像表现［J］.中华医学杂志,2016,(7)：544-546.

[8]　何佳峻,张小鸽,张羲娥,等.螺旋 CT 及 MRI 检查在肝脏局灶性结节增生诊断中的价值研究［J］.临床误诊误治,2016,29(4)：101-104.

[9]　刘晓,杨连粤.肝脏局灶性结节状增生的诊断与治疗［J］.中华消化外科杂志,2015,14(2)：110-114.

[10]　朱倩,乔国梁,晏建军,等.对成人肝血管瘤自然发展进程及生长方式的新认识：队列研究［J］.中华肝胆外科杂志,2015,21(11)：721-725.

[11] 雷军强,陈勇,王晓慧,等.肝包虫病的 CT 和 MR 诊断[J].中国医学影像技术,2010,26 (2):291-293.

[12] 郑惠芳.超声造影在肝泡型包虫病与肝脏实性占位病变的鉴别诊断价值[J].中国继续 医学教育,2016,8(5):44-45.

[13] 徐明谦,哈德尔,库尔班,等.肝囊性包虫病的影像学诊断与分型[J].中华医学杂志 2002,82(3):176-179.

[14] 金征宇主编.医学影像学[M].北京:人民卫生出版社,2005.

[15] 梁长虹.肝脏疾病 CT 诊断[M].北京:人民卫生出版社,2009.276.

[16] 纪盛章,陈胜利,曹利荣,等.肝段 MRI 异常信号对肝脓肿诊断的价值[J].临床放射学杂 志,2006,25(7):644-646.

[17] 康素海,张辉,刘启旺,等.肝脓肿炎症期病变的 CT 与 MRI 诊断分析[J].医学影像学 杂志,2013,29(9):1452-1455.

[18] 叶慧义,郭智萍,李俊来,等.肝腺瘤的综合影像诊断[J].中华放射学杂志,2002,36 (2):156-158.

[19] 叶慧义,谢智峰,高元桂,等.肝血管平滑肌脂肪瘤的 MRI 与病理对照分析[J].中华放 射学杂志,2001,25(9):679-682.

[20] Matsuo Y,Sato M,Shibata T,et al. Inflammatory pseudotumor of the liver diagnosed as metastatic liver tumor in a patient with a gastrointestinal stromal tumor of the rectum: report of a case[J]. World J Surg Oncol,2014,12:140.

[21] 纪建松,章士正,邵初晓,等.肝脏单形性上皮样血管平滑肌脂肪瘤的影像表现[J].中 华放射学杂志,2007,41(7):716-718.

323

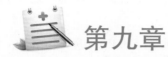

第九章
肝癌的临床诊断路径

　　肝癌是严重危害人们健康的主要恶性肿瘤之一,在我国和亚洲地区以原发性肝癌(以下简称为肝癌)多见,而在欧美地区则以转移性肝癌为多见。我国每年约 10 余万人死于肝癌,且肝癌的发病率及死亡率仍处于上升状态。由于其自身的病理特点,早期常无症状,一旦发现,多已属中晚期,且多合并肝硬化,故手术切除率不足 20%,若不治疗,平均生存期只有 6 个月。因此,肝癌的诊断也成为肿瘤科医生迫切关注的问题。

一、高危人群

　　与肝癌相关的病毒性肝炎包括乙型(HBV)、丙型(HCV)与丁型(HDV)三种。我国肝癌高发的趋势十分严峻,这是由于我国有 1.2 亿 HBV 携带者,每年还有约 100 万新生婴儿由于其母亲为携带者而感染 HBV。从我国肝癌高发于东南沿海看,黄曲霉素与饮水污染等对肝癌的发病也起重要作用。此外,男性较女性更易罹患肝细胞癌,吸烟、饮酒、肝硬化、长期口服避孕药、寄生虫感染、遗传因素等都与肝癌发生有关,但目前均未有充分的证据加以证实。

二、临床表现

1. 症状

　　肝癌起病比较隐匿,可分为亚临床型肝癌与临床型肝癌,亚临床型肝癌本身无任何症状、体征。临床型肝癌的表现可因肝癌部位、大小、邻近器官受侵犯程度、病程、转移情况以及有无并发症而异。患者出现明显的临床症状时,病情往往已是中晚期。临床表现的典型症状发生率国内外报道基本相同,首发症状以肝区疼痛最为常见,其次是上腹部包块、纳差、乏力、消瘦、腹胀、原因不明的发热、腹泻、腹痛和右肩酸痛等。此外,出血倾向、下肢水肿、急腹症也是其常见表现。也有部分患者表现为肝硬化的一些并发症,如黑便、呕血、黄疸等。个别患者以肺、脑、骨转移引起的症状而入院,如咯血、骨痛、一侧偏瘫等。

2. 体征

由于原发性肝癌多是在慢性肝炎、肝硬化的基础上发展而来,因此,不少患者常有慢性肝病及肝硬化的一些体征,如慢性肝病面容、肝掌、蜘蛛痣、腹壁静脉曲张、体质虚弱、男性乳房发育和下肢水肿等,除此之外,肝癌患者也有一些特殊的体征,如进行性肝肿大、胸腹水、黄疸、脾肿大、肝区血管杂音、Budd-Chiari综合征。晚期肝癌还可发生肺、肾上腺、骨、脑等处转移,如骨转移可有压痛、颅内转移可有神经定位体征、锁骨上淋巴结肿大等。

由于肝癌的征象呈多样性,凡有上腹包块、肝区疼痛、食欲减退、体重减轻和乏力等,必须考虑到此病的可能。结合患者的个体情况,不可轻易用"慢性肝病"、"肝硬化"、"胆道疾患"和"胃病"来解释处理,以免延误诊治。

3. 副癌综合征

副癌综合征(paraneoplastic syndromes)是指由于肝癌组织本身分泌某些具有特殊的生理活性物质如性激素等,引起的一组特殊症候群,这些症候群有的伴随肝癌的临床症状出现, 有的则在肝癌表现出临床症状之前就可以出现,因此,认识这些特殊的副癌综合征,有助于肝癌的早期诊断。此外,对这些综合征合理处理,也有助于减轻患者痛苦、提高生活质量、延长患者生命。肝癌常见的副癌综合征有低血糖症、红细胞增多症、血小板增多症、高血钙症、肥大性骨关节病、女性化的性征改变和类癌综合征等。

4. 转移与并发症

肝癌首先在肝内蔓延和转移。常沿门静脉播散,在肝内形成转移性癌结节。还可逆行蔓延至门脉主干,形成较大的癌栓,可引起门静脉高压。肝外转移常通

325

过淋巴转移至肝门淋巴结、上腹部淋巴结和腹膜后淋巴结。晚期可通过肝静脉转移到肺、肾上腺、骨等处。也可直接种植到腹膜和卵巢表面,形成种植性转移。

肝癌的并发症可以由肿瘤本身或肝硬化引起,常见于病程的晚期,主要为消化道出血、肝癌结节破裂、肝功能衰竭、肝性脑病、血性胸腹水感染及癌性发热、肝肾综合征、胆道大出血、恶液质等,肝外转移表现为呼吸困难伴血性胸水、偏瘫、昏迷以及难以忍受的骨痛与腰椎痛。这些并发症往往是导致肝癌死亡的直接原因。

三、辅助检查

1. 肝癌实验室检查

(1)血清标志物检查:AFP 的发现和应用,是肝细胞癌诊断的突破,使肝癌进入无症状诊断的新阶段,尤其对早期病例的筛检,更有优越性。常用的肝癌标志物有:AFP、γ-GT、异常凝血酶原(DCP)、α-L-岩藻糖苷酶(AFU)、α_1-抗胰蛋白酶(AAT)等。

(2)其他实验室检查:主要有肝功能检查、乙型肝炎感染的指标、丙型肝炎感染的指标、丁型肝炎感染的指标、免疫指标等。

2. 肝癌影像学检查

影像学检查在肝脏肿瘤的诊断方面占有重要地位。不同成像技术的相互补充显著地提高了诊断的准确性,为肝癌患者获得合理规范的综合治疗及疗效评价提供依据。在这些影像学检查方法中,以超声显像、CT、MRI 和血管造影检查等最为常用。

(1)超声检查:肝脏的超声检查是很好的筛查工具,特别适合于肝癌高危人群的慢性肝病患者的跟踪监测。肝脏超声检查结合 AFP 的血清学检测,已成为肝癌筛查的标准方法。其价值可归纳为:①确定肝内有无占位性病变,目前性能优良的 B 型超声诊断仪能分辨直径 1cm 左右的占位性病变,是肝脏局灶性和弥漫性病变首选的影像学检查方法。②提示占位性病变的性质。③明确肝癌具体位置、其与肝内重要血管的关系、邻近组织器官播散浸润情况,指导治疗。原发性肝癌的超声检查可表现为巨块型、结节型、弥漫型。

(2)CT 检查：除具有超声检查的优点外，CT 在放射治疗的定位、鉴别诊断原发性肝癌与继发性肝癌和肝脏良性肿瘤及肿瘤样病变方面具有独特的优势。螺旋 CT 为目前检查小肝癌最理想的方法之一，且在确定肿瘤能否切除时，应用螺旋 CT 扫描可更清楚地观察血管与肿瘤的关系及肝门淋巴结转移的情况。

(3)核磁共振(MRI)检查：肝癌的占位征象(如肝裂和肝门的变窄、闭塞、移位，下腔静脉受压变形、移位以及肝轮廓的局限性隆起)，肝门和腹膜后转移灶以及原发性肝癌患者常伴有的肝硬化都能在 MRI 上很好地显示。且 MRI 即使在不注射造影剂的情况下也可以清晰显示血管构造，清楚地显示肝癌与周围血管间的解剖关系，MRI 软组织分辨率高于 CT，无 X 线损伤，对良恶性肝内占位的鉴别均优于 CT。目前，利用顺磁性和超顺磁性造影剂有利于发现肝内小病灶和等信号病灶，为 MRI 在肝癌诊断中的应用开拓了更加广阔的空间。

(4)血管造影检查：随着介入治疗学的发展，肝血管造影已成为肝癌诊断的常用手段。主要包括肝动脉造影、肝静脉造影和门静脉造影。就造影的影像记录方式而言，有普通的 X 线摄影血管造影、数字减影血管造影(DSA)以及 CT 血管造影等。肝动脉造影是诊断肝脏疾病的一个重要方法，不仅有助于肝内占位病变性质的鉴别，而且能显示病变的范围、大小、数目及肝动脉系统的解剖变异，为手术方式的选择及手术范围的确定提供可靠判断。肝静脉造影作为原发性肝癌的定性定位诊断已较少采用，而门静脉造影对门静脉癌栓的诊断作用较大，在行肝动脉造影时可以同时完成。DSA 检查在肝癌的诊断中占有重要位置，无论肿瘤的大小位置如何，都具有比较特异性的改变，主要用于对病变的定性诊断及鉴别诊断方面。

(5) 放射性核素显像检查：虽然目前核素显像的运用基本被 CT、B 超所替代，但随着单光子发射计算机断层诊断(SPECT)和正电子发射计算机断层诊断(PET)技术的完善和进步，核医学技术仍将在肝癌诊断和治疗方面发挥作用。

3. 肝癌病理学诊断

经皮肝穿刺活检或手术标本证实，我国原发性肝癌中肝细胞癌约占90%以上，而肝内胆管细胞癌仅占 5%左右，其余为混合型肝癌。此外还有特殊类型肝癌：小肝癌和纤维板层型肝细胞癌。

肝癌病理诊断取材及诊断包含内容应当遵守中国抗癌协会肝癌专业委员会 2015 年《原发性肝癌规范化病理诊断指南》。

肝癌的诊断应明确三个方面，即定位、定性和定量。所谓定位就是要弄清肿瘤发生的部位，如是位于肝脏左叶还是右叶，与邻近血管、胆管的关系等；定性即分清肿瘤的良、恶性，如为恶性肿瘤则要区分是上皮来源的恶性肿瘤还是间叶组织来源恶性肿瘤等；定量则是指确定肿瘤的大小、瘤灶的数量、有无肝外转移等。诊断时应有机地采用各种手段和方法，取得诊断依据，但切忌盲目的、不必要的重复检查，以免给患者带来无谓的痛苦和经济负担，有时还有可能延误治疗。

四、诊断标准

1. 病理学诊断标准

肝脏占位病灶或者肝外转移灶活检或手术切除组织标本，经病理组织学和（或）细胞学检查诊断为肝细胞癌（HCC），此为金标准。

2. 临床诊断标准

在所有的实体瘤中，唯有 HCC 可采用临床诊断标准，国内、外都认可，非侵袭性、简易方便和可操作性强，一般认为主要取决于三大因素，即慢性肝病背景，影像学检查结果以及血清 AFP 水平；但是学术界的认识和具体要求各有不同，常有变化，实际应用时也有误差，因此，结合我国的国情、既往的国内标准和临床实际，专家组提议宜从严掌握和联合分析，要求在同时满足以下条件中的(1)+(2)a 两项或者(1)+(2)b+(3)三项时，可以确立 HCC 的临床诊断。

(1)具有肝硬化以及 HBV 和（或）HCV 感染（HBV 和（或）HCV 抗原阳性）的证据。

(2)典型的 HCC 影像学特征：同期多排 CT 扫描和（或）动态对比增强 MRI 检查显示肝脏占位在动脉期快速不均质血管强化 (arterial hypervascularity)，而静脉期或延迟期快速洗脱 (venous or delayed phase washout)。

a：如果肝脏占位直径≥2 cm，CT 和 MRI 两项影像学检查中有一项显示肝脏占位具有上述肝癌的特征，即可诊断 HCC；

b：如果肝脏占位直径为 1~2cm，则需要 CT 和 MRI 两项影像学检查都显示肝脏占位具有上述肝癌的特征，方可诊断 HCC，以加强诊断的特异性。

(3)血清 AFP≥400μg/L 持续 1 个月或≥200μg/L 持续 2 个月，并能排除其他原因引起的 AFP 升高，包括妊娠、生殖系胚胎源性肿瘤、活动性肝病及继发性肝癌等。

3. 注意事项和说明

(1)国外的多项指南(包括 AASLD、EASL 和 NCCN 的 CPGs)都强调对于肝脏占位进行多排 CT 扫描和(或)动态对比增强 MRI 检查，并且应该在富有经验的影像学中心进行；同时认为确切的 HCC 影像学诊断，需要进行平扫期、动脉期、静脉期和延迟期的四期扫描检查，病灶局部应 5mm 薄扫，并且高度重视影像学检查动脉期强化的重要作用。HCC 的特点是动脉早期病灶即可明显强化，密度高于正常肝组织，静脉期强化迅速消失，密度低于周围正常肝组织。如果肝脏占位影像学特征不典型，或 CT 和 MRI 两项检查显像不一致，应进行肝穿刺活检，但即使阴性结果并不能完全排除，仍然需要随访观察。

(2)近年来，国内外临床观察和研究结果均提示，血清 AFP 在部分肝内胆管细胞癌(ICC)和胃肠癌肝转移患者中也可升高，并且 ICC 也多伴有肝硬化。尽管 ICC 的发病率远低于 HCC，但两者均常见于肝硬化患者，因此，肝占位性病变伴 AFP 升高并不一定就是 HCC，需要仔细地加以鉴别。在我国和亚太地区大部分国家，AFP 明显升高患者多为 HCC，与 ICC 相比仍有鉴别价值，故在此沿用作为 HCC 的诊断指标。

(3)对于血清 AFP≥400μg/L，而 B 超检查未发现肝脏占位者，应注意排除妊娠、生殖系胚胎源性肿瘤、活动性肝病及胃肠道肝样腺癌等；如果能够排除，必须及时进行多排 CT 和(或)动态对比增强 MRI 扫描。如呈现典型的 HCC 影像学特征(动脉期血管丰富，而在门静脉期或延迟期消退)，则即可诊断 HCC。如检查结果或血管影像并不典型，应采用其他的影像模式进行对比增强检查，或对病灶进行肝活检。单纯的动脉期强化而无静脉期的消退对于诊断 HCC 证据不充分。如果 AFP 升高，但未达到诊断水平，除了应该排除上述可能引起 AFP 增高的情况外，还必须严密观察和追踪 AFP 的变化，将 B 超检查间隔缩短至 1~2 个月，需要

329

时进行 CT 和(或)MRI 动态观察。如果高度怀疑肝癌,建议进一步做选择性肝动脉造影(DSA)检查,必要时酌情进行肝穿刺活检。

(4)对于有肝脏占位性病变,但是血清 AFP 无升高,且影像学检查无肝癌影像学特征者,如果直径<1cm,可以严密观察。如果肝脏占位在动态显像中未见血管增强,则恶性的可能性不大。如果占位逐渐增大,或达到直径≥2cm,应进行 B 超引导下肝穿刺活检等进一步检查。即使肝活检结果阴性,也不宜轻易否定,要追踪随访;应每间隔 6 个月进行影像学随访,直至该病灶消失、增大或呈现 HCC 诊断特征;如病灶增大,但仍无典型的 HCC 改变,可以考虑重复进行肝活检。

(5)需要指出的是:我国的 HCC 中,5%~20%的患者并没有肝硬化背景,约 10%的患者无 HBV/HCV 感染的证据,约 30%的患者始终血清 AFP<200μg/L;同时,影像学上 HCC 大多数具有富血管性特征,但是确有少数表现为乏血管性。另外,在欧美国家,非酒精性脂肪性肝炎(NASH)患者可发展为肝硬化,进而发生 HCC(NASH 相关 HCC),已有较多报道,而我国尚缺乏有关数据。

五、鉴别诊断

1. 血清 AFP 阳性时,HCC 应该与下列疾病进行鉴别

(1)慢性肝病:如肝炎、肝硬化,应对患者的血清 AFP 水平进行动态观察。肝病活动时 AFP 多与 ALT 同向活动,且多为一过性升高或呈反复波动性,一般不超过 400μg/L,时间也较短暂。应结合肝功能检查,作全面观察分析,如果 AFP 与 ALT 两者的曲线分离,AFP 上升而 SGPT 下降, 即 AFP 与 ALT 异向活动和(或)AFP 持续高浓度,则应警惕 HCC 的可能。

(2)妊娠、生殖腺或胚胎型等肿瘤:鉴别主要通过病史、体检、腹盆腔 B 超和 CT 检查。

(3)消化系统肿瘤:某些发生于胃肠以及胰腺的腺癌也可引起血清 AFP 升高,称为肝样腺癌(hepatoid adenocarcinoma)。鉴别诊断时,除了详细了解病史、体检和影像学检查外,测定血清 AFP 异质体有助于鉴别肿瘤的来源。如胃肝样腺癌时,AFP 以扁豆凝集素非结合型为主。

2.血清 AFP 阴性时,HCC 应该与下列疾病进行鉴别

(1)继发性肝癌:多见于消化道肿瘤转移,还常见于肺癌和乳腺癌。患者可以无肝病背景,了解病史可能有便血、饱胀不适、贫血及体重下降等消化道肿瘤表现,血清 AFP 正常,而 CEA、CA19-9、CA50、CA724 以及 CA242 等消化道肿瘤标志物可能升高。影像学检查特点:

①常为多发性占位,而 HCC 多为单发;

②典型的转移瘤影像,可见"牛眼征"(肿物周边有晕环,中央缺乏血供而呈低回声或低密度);

③增强 CT 或 DSA 造影可见肿瘤血管较少,血供没有 HCC 丰富;

④消化道内窥镜或 X 线造影检查可能发现胃肠道的原发癌灶病变。

(2)肝内胆管细胞癌(ICC):是原发性肝癌的少见病理类型,好发年龄为30~50 岁,临床症状无特异性,患者多无肝病背景,多数 AFP 不高,而 CEA 和 CA19-9 等肿瘤标志物也可能升高。影像学检查 CT 平扫表现常为大小不一的分叶状或类圆形低密度区,密度不均匀,边缘一般模糊或不清楚,但是最有意义的是 CT 增强扫描可见肝脏占位的血供不如 HCC 丰富,且纤维成分较多,有延迟强化现象,呈"快进慢出"特点,周边有时可见肝内胆管不规则扩张;还可有局部肝叶萎缩,肝包膜呈内陷改变,有时肝肿瘤实质内有线状高密度影(线状征)。影像学检查确诊率不高,主要依赖手术后病理检查证实。

(3)肝肉瘤:常无肝病背景,影像学检查显示为血供丰富的均质实性占位,不易与 AFP 阴性的 HCC 相鉴别。

(4)肝脏良性病变

①肝腺瘤:常无肝病背景,女性多,常有口服避孕药史,与高分化的 HCC 不易鉴别,对鉴别较有意义的检查是 ⁹⁹ᵐTc 核素扫描。肝腺瘤能摄取核素,且延迟相表现为强阳性显像。

②肝血管瘤:常无肝病背景,女性多,CT 增强扫描可见自占位周边开始强化充填,呈"快进慢出",与 HCC 的"快进快出"区别,MRI 可见典型的"灯泡征"。

③肝脓肿:常有痢疾或化脓性疾病史而无肝病史,有或曾经有感染表现,有发热、外周血白细胞和中性粒细胞增多等,脓肿相应部位的胸壁常有局限性水

肿,压痛及右上腹肌紧张等改变。B超检查在未液化或脓稠时常与肝癌混淆,在液化后则呈液性暗区,应与肝癌的中央坏死鉴别;DSA造影无肿瘤血管与染色。必要时可在压痛点作细针穿刺。抗阿米巴试验治疗为较好的鉴别诊断方法。

④肝包虫:肝脏进行性肿大。质地坚硬和结节感、晚期肝脏大部分被破坏,临床表现可极似肝癌。但本病一般病程较长,常具有多年病史,进展较缓慢,叩诊有震颤即"包虫囊震颤"是特征性表现,往往有流行牧区居住及与狗、羊接触史。包虫皮内试验(Casoni试验)为特异性试验,阳性率达90%~95%。B超检查在囊性占位腔内可发现漂浮子囊的强回声,CT有时可见囊壁钙化的头结。由于可诱发严重的过敏反应,不宜行穿刺活检。

(胡智明　尚敏杰　杨立涛)

参考文献

[1] Gish RG,Lencioni R,Di Bisceglie AM,et al. Role of the multidisciplinary team in the diagnosis and treatment of hepatocellular carcinoma [J]. Expert Rev Gastroenterol Hepatol, 2012,6(2):173-185.

[2] 陈建国,陆建华,朱源荣,等. 乙型肝炎病毒感染与肝癌发生的31年随访研究[J]. 中华流行病学杂志,2010,31(7):721-726.

[3] 陈建国,陈万青,张思维,等. 中国2003-2007年肝癌发病率与死亡率分析[J]. 中华流行病学杂志,2012,33(6):547-553.

[4] Ryder SD,British Society of Gastroenterology.Guidelines for the diagnosis and treatment of hepatocellular carcinoma in adults[J]. Gut,2003,52:iii1-8.

[5] Kurpad R,Kim W,Rathmell WK,et al. A multidisciplinary approach to the management of urologic malignancies:does it influence diagnostic and treatment decisions[J]. Urol Oncol, 2011,29(4):378-382.

[6] Chang TT,Liaw YF,Wu SS,et al. Long-term entecavir therapy results in the reversal of fibrosis/cirrhosis and continued histological improvement in patients with chronic hepatitis B [J]. Hepatology,2010,52:886-893.

[8] Quiroz SC,Bucio L,Souza V,et al. Effect of endotoxin pretreatment on hepatic stellate cell response to ethanol and acetaldehyde[J]. J Gastroenterol Hepatol,2001,16(11):1267-1273.

［9］ Evans AA,Chen G,Ross EA,et al. Eight-year follow-up of the 90,000 −person Haimen City cohort:Ⅰ. Hepatocellular carcinoma mortality,risk factors,and gender differences［J］. Cancer Epidemiol Biomark Prev,2002,11(4):369−376.

［10］ Alka S,Hemlata D,Vaishali C,et al.Hepatitis B virus surface(S) transactivator with DNA-binding properties［J］. J Med Virol,2000,61(1):1−10.

［11］ Murakami Y,Saigo K,Takashima H,et al. Large scaled analysis of hepatitis B virus(HBV) DNA integration in HBV related hepatocellular carcinomas［J］. Gut,2005,54(8):1162−1168.

［12］ Yang HI,Lu SN,Liaw YF,et al.Hepatitis B e antigen and the risk of the hepatocellular carcinoma［J］. N Engl J Med,2002,347(3):168−174.

［13］ Fattovich G,Stroffolini T,Zagin I,et al. Hepatocellular carcinoma in cirrhosis:incidence and risk factors［J］. Gastroenterology,2004,127(5 Suppl 1):S35−50.

［14］ Cucchetti A,Trevisani F,Cescon M,et al. Cost-effectiveness of semi-annual surveillance for hepatocellular carcinoma in cirrhotic patients of the Italian Liver Cancer population ［J］. J Hepatol,2012,56(5):1089−1096.

［15］ 原发性肝癌诊疗规范(2011 年版)［J］. 临床肿瘤学杂志,2011,16(10):929−931.

［16］ 中国抗癌协会肝癌专业委员会,中国抗癌协会临床肿瘤学协作专业委员会,中华医学会肝病学分会肝癌学组. 原发性肝癌规范化诊治的专家共识 ［J］. 中华肝脏病杂志,2009,17(6):403−405.

［17］ 马冬,罗娅红,郑文恒. 256 多层螺旋 CT 一站式扫描在原发性肝癌中的应用［J］. 肿瘤学杂志,2015,21(10):839−842.

［18］ 郭立文,郑家平,邵国良.原发性肝癌伴门静脉癌栓的治疗进展［J］. 中国肿瘤,2016,25(5):375−379.

333

第十章
肝癌的临床分期

原发性肝癌(PHC)的分期对于后续的治疗及预后至关重要。由于肝癌起病方式不同,发病机制也异常复杂;同时各国临床医生对肝癌患者采取的治疗方法的差异等原因使得难以形成一个全世界公认的临床分期系统。

最早被使用的肝癌临床分期系统是由 Okuda 在 1985 年提出的 Okuda 分期,TNM 分期也是得到广泛运用的另一个肝癌临床分期系统。由于这两个系统在肝癌临床评估和治疗中都有比较明显的缺陷,因而随后出现了 JIS 分期,CLIP肝癌临床分期,CUPI 评分系统,BCLC 分期系统,French 分期系统和 ER 分期系统。

一、TNM 分期

国际抗癌联盟(UICC)/美国癌症联合委员会(AJCC)2010 版:

T-原发病灶

T_X 未能找到原发肿瘤

T_0 无原发肿瘤证据

T_1 肿瘤孤立无血管侵袭

T_2 孤立肿瘤伴有血管侵袭或多发肿瘤不超过 5cm

T_{3a} 多发肿瘤大于 5cm

T_{3b} 孤立肿瘤或多发肿瘤侵袭肝静脉或门静脉主要分支

T_4 肿瘤直接侵及周围组织,或致胆囊或脏器穿孔

N-区域淋巴结

N_x 不能确定淋巴结转移

N_0 无局部淋巴结转移

N_1 局部淋巴结转移

M-远处转移

M_x 不能确定远处转移

M_0 无远处转移

M_1 有远处转移

临床分期:

Ⅰ期　　　$T_1 N_0 M_0$

Ⅱ期　　　$T_2 N_0 M_0$

ⅢA 期　　$T_{3a} N_0 M_0$

ⅢB 期　　$T_{3b} N_0 M_0$

ⅢC 期　　　$T_4 N_0 M_0$

ⅣA 期 任何 T,$N_1 M_0$

ⅣB 期 任何 T,任何 N,M_1

TNM 分期主要根据肿瘤的大小、数目、血管侵犯、淋巴结侵犯和有无远处转移而分为 Ⅰ~Ⅳ 期,由低到高反映了肿瘤的严重程度;其优点是对肝癌的发展情况做了详细的描述,最为规范,然而 TNM 分期在国际上被认可程度却较低,原因在于:①多数肝癌患者合并有严重的肝硬化,该分期没有对肝功能进行描述,而治疗 PHC 时非常强调肝功能代偿,肝功能显著地影响治疗方法的选择和预后的判断,因此它经常需要与 Child-Pugh 肝功能评分系统等一起联用。②对于 PHC 的治疗和预后至关重要的血管侵犯,在治疗前(特别是手术前)一般难以准确判断,只有通过对手术后的标本进行病理诊断后才能进行评估,很显然 TNM 不能够将患者进行分类并指导治疗方式的选择。③各版 TNM 分期的变化较大,难以比较和评价。

二、BCLC 分期系统(2010 版)

BCLC 分期系统及治疗策略(2010)见图 10-1-1。病情评分(PST):

阶段 0:充分活动、正常生活、无症状。

第 1 阶段:轻微症状、可以做轻度运动。

第 2 阶段:有自我照顾能力,但不能进行工作。工作时间不能超过 50%以上。

第 3 阶段:自我照顾能力有限。卧床或坐在椅子上的工作时间>50%。

第 4 阶段:完全丧失活动能力。只能卧床或坐在椅子上。

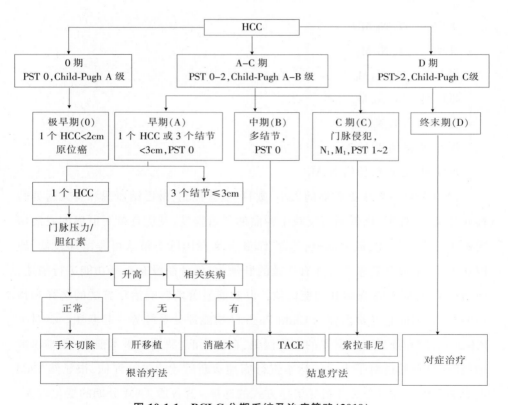

图 10-1-1　BCLC 分期系统及治疗策略(2010)

巴塞罗那肝癌临床分期(BCLC)系统在 1999 年首先由 Llovet 提出,在 2005 年被美国肝脏疾病研究协会修改,是目前国外肝癌学术界认可度较高的一个分期方法,已分别于 2001 年和 2005 年被欧洲肝病研究协会(European Association for Study of the Liver,EASL)和美国肝病研究协会(American Association for the Study of Liver Diseases,AASLD)认可接受。巴塞罗那分期最主要的特点是在充分考虑了患者的一般身体状况、肿瘤情况及肝功能情况基础上,依据循证医学的原则选择合适的治疗方案,同时能够判断预后,所以巴塞罗那分期更多的是一种治疗策略的选择和循证医学理念的贯彻。BCLC 主要包含了四类预后因素:①患者的一般状态;②肿瘤的状态;③肝功能状态;④可供选择的治疗方法。BCLC 分期系统被认为是最好的分期系统,而且在大量的临床研究中得到证实。BCLC 肝癌临床分期可以分成最早期、早期、中期、晚期和终末期五类,其中早期又可以分成四个亚组,具有较强的分类和预测预后的能力,通过对高危人群的监测能够鉴别出早期的肝癌患者进行诊治,最重要的是 BCLC 提出了针对不同患者采取不同的治疗方法,这是其他分期系统所无法比拟的。然而,在 BCLC 外科手术治疗指征方面存在一些争议,因为手术切除对象只局限在肿瘤直径小于 5cm 且血清总胆红素正常没有门脉高压的患者。有研究表明 BCLC 中期和晚期的患者接受手术治疗后可以获得与早期患者相似的结果。也有研究显示 BCLC 早期、中期和晚期的患者接受手术治疗的效果比接受其他治疗的效果要好。

三、Okuda 临床分期

Okuda 肝癌临床分期的定义见表 10-1-1,Okuda 肝癌临床分期可分为 Okuda Ⅰ~Ⅲ级。

表 10-1-1　Okuda 肝癌临床分期的定义

变量	评分	
	0	1
肿瘤大小	≤50%肝脏体积	>50%肝脏体积
血清白蛋白(g/dl)	≥3	<3
血清胆红素(mg/dl)	<3	≥3
腹水	无	有

Okuda 临床分期是第一个把肿瘤状态和肝功能结合起来并用于肝癌临床分期的系统,在其他新的分期系统制定出来之前得到广泛的应用。然而它只包含了肿瘤方面的预后因素:肿瘤大于或者小于整个肝脏的 50%,与肝功能方面的预后因素:胆红素水平、白蛋白、腹水;没有包括患者的一般状态和治疗方法的选择。由于 Okuda 分期系统中对肿瘤方面的预后因素描述过于简单和笼统,对预后非常重要的因素如血管侵犯、肿瘤数目和远处转移都没有包括在内,而且随着影像技术的进步以及对高危人群的筛查使得越来越多的肝癌在早期即被诊断,Okuda 分期已经不能满足临床实践对患者进行准确评估和分类的需要,和现代分期系统相比更不能指导临床治疗方案的制定和判断预后。目前仅限用于评估晚期肝癌患者是否可以参加药物试验来评价新药的功能,由于 Okuda Ⅲ期的患者预后太差,不能参加新药物试验。

四、CLIP 评分系统

意大利肝癌评分系统(CLIP)定义见表 10-1-2,CLIP 评分系统可以分为 CLIP0~ CLIP4 五组。

表 10-1-2　意大利肝癌评分系统(CLIP)定义

变量	评分		
	0	1	2
Child-Pugh 分级	A	B	C
肿瘤形态	单个且范围≤50% 肝脏体积	多个且范围≤50% 肝脏体积	肿瘤巨大或>50% 肝脏体积
甲胎蛋白(ng/ml)	<400	≥400	
门脉癌栓	无	有	

CLIP 评分系统包括了肿瘤方面的因素:肿瘤的形态、范围、门静脉血管侵犯以及 AFP 的水平,同时包含了 Child-Pugh 肝功能分期,一定程度上完善了 Okuda 和 TNM 分期。CLIP 已经在加拿大、意大利和日本的队列研究中得到证明,有研究认为 CLIP 分期简单易行,建议其作为常规的临床分期系统。但是 CLIP 分期中同样对于肿瘤状态的描述比较笼统,以大于或者小于肝脏体积的 50% 为标准,不能鉴别出早期的肝癌患者从而采取有效治疗方法。Chung 等研究

338

发现80%的患者局限在 CLIP0~2,因此缺乏对患者进行准确分类的能力。随着越来越多早期肝癌的发现,CLIP 渐渐失去其实用性。

五、CUPI 评分

CUPI 的定义见表 10-1-3,抗风险大小分组:低危组评分≤1 分;中危组评分2~7 分;高危组≥8 分。TNM 代表肿瘤、淋巴结和远处转移。

表 10-1-3　CUPI(the Chinese University Prognostic Index)的定义

变量	评分
TNM 分级	
Ⅰ 和 Ⅱ	−3
Ⅲa 和 Ⅲb	−1
Ⅳa 和 Ⅳb	0
无疾病相关临床表现	−4
腹水	3
血清甲胎蛋白≥500ng/ml	2
血清总胆红素水平(μmol/L)	
<34	0
34~51	3
≥52	4
碱性磷酸酸≥200U/L	3

2002 年中国通过对 926 例患者临床资料进行研究后提出 CUPI 评分,它包括肿瘤方面的 TNM 分期、AFP 水平,肝功能方面包含了总胆红素、碱性磷酸酶水平和有无腹水,以及患者的一般状态,这些预后因素可以将患者按生存时间分为三个等级。虽然 CUPI 包含了 TNM 分期,但与预后密切相关的血管侵犯仍然没有包括在内,其只对预后进行评估,没有提出对不同阶段患者的治疗方法,而且大部分的患者集中在晚期,只能行支持治疗,总体预后差,1 年的总体生存率只有 50% 左右, 因此 CUPI 也不能有效地鉴别出早期肝癌患者而进行合理治疗。目前 CUPI 还没有在其他国家得到验证。

六、JIS 评分系统

日本整合评分系统(JIS)定义见表 10-1-4,JIS 评分分为 JIS0~JIS5 六组。

表 10-1-4　日本整合评分系统(JIS)定义

变量	评分			
	0	1	2	3
Child-Pugh 分级	A	B	C	
TNM 分级	I	II	III	IV

JIS 评分由日本 TNM 分级系统和 Child-Pugh 肝功能分期组成,是由日本肝癌研究组提出的,与 TNM 分期系统及 CLIP 分期相比,JIS 大大加强了对患者的分类,在日本国内应用比较广泛。多项研究认为 JIS 评分系统对早期即被诊断的肝癌患者进行分类的能力比 CLIP 评分系统强,是很好的肝癌临床分期系统。但是有研究认为 JIS 对患者入选标准比较严格,仅限于可以手术的患者,这种情况下往往肿瘤体积小、单个、没有血管侵犯而且肝硬化程度轻,肝功能储备良好,所以患者主要集中在 JIS1~JIS3,没有 JIS4 或 JIS5 的患者,因此影响到了其评估的准确性。另一项研究认为只有对于行小范围肝切除的肝癌患者,JIS 评分才具有较好的分类能力和预测预后能力。说明 JIS 评分只具备对早期患者进行评估和指导治疗作用,缺乏对所有肝癌患者进行指导治疗的作用,同时 JIS 评分没有将患者一般行为状态这个重要预后因素纳入其中,也没有提出针对不同阶段的患者采取不同的治疗方法,因而有它的局限性。

七、French 分期

French 评分系统的定义见表 10-1-5,Karnofsky 指数>80% 时患者生活上完全能够自理。按风险大小分组:A 组(低危组),评分为 0;B(中危组),评分 1~5 分;C(高危组),评分≥6 分。

French 评分是法国学者对一组由酒精性肝硬化导致的肝癌患者进行研究后提出的分期系统,它包括了五个方面的因素:①一般行为状态;②超声检查提示有门脉癌栓;③血清胆红素水平;④血清碱性磷酸酶水平;⑤AFP 水平,患者

表 10-1-5　French 评分系统的定义

变量	评分			
	0	1	2	3
Karnofsky 指数(%)	≥80			<80
血清胆红素(μmol/L)	<50			≥50
血清碱性磷酸酶(μg/L)	<2		≥2	
血清甲胎蛋白(μg/L)	<35		≥35	
门脉癌栓(超声检查)	无		有	

被分成低危、中危和高危三组。这一评分系统在鉴别低危组患者比 Okuda 分期
优越,但是大部分的患者仍然处于晚期,预后很差。

八、ER 分期系统

雌激素受体分期系统由 Villa 在 2003 年提出, 主要是根据 96 例肝癌患者
的标本中雌激素受体的类型来评估预后,分为野生型和变异型雌激素受体。通
过研究得出野生型雌激素受体与预后呈正相关,而变异型雌激素受体则与预后
呈负相关。一直以来肝癌缺乏特异的组织标志物来帮助判断预后,雌激素受体
的出现在一定程度上弥补了这一不足。通过口服雌激素受体拮抗剂可以延长雌
激素受体阳性患者的生存时间,但是对雌激素受体的检测必须要通过标本的免
疫组织化学检查,不能在术前即起到相应的预测作用。也有研究表明,对肝癌的
组织检查发现,并不是所有的肝癌组织中都能找到雌激素受体,这些缺点限制
了雌激素受体的临床意义。

从 Okuda 开始应用于临床开始,分期系统在不断地完善,使之更能符合临
床实践的需要,Okuda 临床分期和 Child-Pugh 肝功能分期不能再作为分期系统
单独使用, 但是目前世界范围内还没有形成全球统一的肝癌临床分期系统,从
各国的研究中可以看出,在某个国家认为最有效的分期系统都是自己国内提出
的分期系统, 肝癌发病的复杂性和异质性使得这一状态可能还要持续较长时
间。French 分期、CUPI 评分中大多数患者集中在晚期,不能将早期的患者进行
分类,也没有在除本国以外的其他国家得到证实,最重要的是没有提出相应的
治疗方法。CLIP 评分和 JIS 评分虽然在其他国家得到证实,但 CLIP 评分中对肿

瘤的描述过于粗略,也缺乏对早期患者进行分类的能力,JIS评分中包含了TNM分期,需要对手术的标本进行研究后才能进行,不能在患者入院时即可进行评估,最重要的是两者都没有提出相应的治疗方法。与乳腺癌、前列腺癌等相比,肝癌缺乏特异性的分子标志物,在肝癌标本中检测到雌激素受体让人看到一些希望,ER分期系统根据雌激素受体的类型预测患者的预后具有较好的效果,雌激素受体阳性者则可以接受雌激素受体拮抗剂的治疗,但也需要对标本进行免疫组织化学检查,而且不是所有的标本都表达雌激素受体,和其他分期系统相比很重要的肿瘤相关因素、一般行为状态、肝功能状态都没有得到体现,如果和其他分期系统联用则能起到更好地预测和指导治疗的作用。BCLC肝癌临床分期比较接近理想的临床分期标准,包含了影响预后的四类因素,更重要的是提出了治疗方法,但是现在对其指定的治疗方法争议越来越多。首先,在巴塞罗那分期中肝癌手术切除及肝脏移植的手术指征局限于狭小的范围,仅有单发的及符合"米兰标准"的肝癌患者可考虑手术治疗,事实上这使部分可能获得手术根治的患者失去了长期生存的机会。其次,对于肝癌合并门静脉癌栓的治疗,巴塞罗那分期仅建议行索拉非尼治疗,目前国内周俭等研究显示通过肿瘤切除、门静脉取栓、化疗泵植入+术后门静脉肝素冲洗、持续灌注化疗+经肝动脉化疗栓塞等以外科为主的综合序贯治疗技术提高了肝癌合并门静脉癌栓患者的生存率,降低了术后转移复发率。再则,巴塞罗那分期完全否认了放射治疗在肝癌治疗中的作用。目前,肝癌放射生物学观念的改变已为肝癌放射治疗的开展奠定了理论基础。三维适形放疗、调强适形放疗、TOMO、重离子等新技术的应用,进一步提高了肝癌行放射治疗的疗效。另外,巴塞罗那分期仅仅依据患者的临床病理因素判断患者的预后及选择治疗方案,在目前分子生物学的时代是远远不够的,不断完善的分子分期系统将更具有客观性和鉴别力,两种方法的结合是未来的发展方向。

中国于2011年颁布了卫生部《原发性肝癌诊疗规范》,应用2005年WHO制定的肝和肝内胆管肿瘤组织学分类标准以及国际抗癌联盟(Union for International Cancer Control,UICC)的TNM分期(2010年修订)和BCLC分期(2010年修订),对中国的原发性肝癌具有一定的指导作用。随着分子生物学、影像学等的发展以及新的循证医学证据的出现，将使原发性肝癌的分型不断完善,最终进一步推动肝癌治疗的规范化、延长肝癌患者的生命。

（胡智明　尚敏杰）

参考文献

[1] Okuda K,Ohtsuki T,Obata H,et al. Natural history of hepatocellular carcinoma and prognosis in relation to treatment[J]. Cancer,1985,56:918-928.

[2] Kudo M,Chung H,Osaki Y. Prognostic staging system for hepatocellular carcinoma(CLIP score):its value and limitations,and a proposal for a new staging system,the Japan Integrated Staging Score(JIS score)[J]. J Gastroenterol,2003,38:207-215.

[3] The Cancer of the Liver Italian Program (CLIP) Investigators. A new prognostic system for hepatocellular carcinoma:a retrospective study of 435 patients [J]. Hepatology,1998,28:751-755.

[4] Leung TW,Tang AM,Zee B,et al. Construction of the Chinese University Prognostic Index for hepatocellular carcinoma and comparison with the TNM staging system,the Okuda staging system,and the Cancer of the Liver Italian Program staging system:a study based on 926 patients[J]. Cancer,2002,94:1760-1769.

[5] Llovet JM,Bru C,Bruix J. Prognosis of hepatocellular carcinoma:the BCLC staging classification[J]. Semin Liver Dis,1999,19:329-338.

[6] Chevret S,Trinchet JC,Mathieu D,et al. A new prognostic classification for predicting survival in patients with hepatocellular carcinoma[J]. J Hepatol,1999,31:133-141.

[7] Villa E,Colantoni A,Camma C,et al. Estrogen receptor classification for hepatocellular carcinoma:comparison with clinical staging systems[J]. J Clin Oncol,2003,21:441-446.

[8] Chen TW,Chu CM,Yu JC,et al. Comparison of clinical staging systems in predicting survival of hepatocellular carcinoma patients receiving major or minor hepatectomy [J]. Eur J Surg Oncol,2007,33:480-487.

[9] Bruix J,Sherman M. Management of hepatocellular carcinoma [J]. Hepatology,2005,42:1208-1236.

[10] 王征，周俭. 巴塞罗那分期挑战下的中国肝癌治疗 [J]. 肝胆外科杂志,2014,22(4):241-242.

［11］ Wang JH,Changchien CS,Hu TH,et al. The efficacy of treatment schedules according to Barcelona Clinic Liver Cancer staging for hepatocellular carcinoma-Survival analysis of 3892 patients[J]. Eur J Cancer,2008,44:1000-1006.

［12］ Cillo U,Bassanello M,Vitale A,et al. The critical issue of hepatocellular carcinoma prognostic classification:which is the best tool available?[J]. J Hepatol,2004,40:124-131.

［13］ Cillo U,Vitale A,Grigoletto F,et al. Prospective validation of the Barcelona Clinic Liver Cancer staging system[J]. J Hepatol,2006,44:723-731.

［14］ Befeler AS,Di Bisceglie AM. Hepatocellular carcinoma:diagnosis and treatment[J]. Gastroenterology,2002,122:1609-1619.

［15］ Torzilli G,Donadon M,Marconi M,et al. Hepatectomy for stage B and stage C hepatocellular carcinoma in the Barcelona Clinic Liver Cancer classification:results of a prospective analysis[J]. Arch Surg,2008,143:1082-1090.

［16］ Vitale A,Saracino E,Boccagni P,et al. Validation of the BCLC Prognostic System in Surgical Hepatocellular Cancer Patients[J]. Transpl Proc,2009,41:1260-1263.

［17］ Pons F,Varela M,Llovet JM. Staging systems in hepatocellular carcinoma [J]. Hpb, 2005,7:35-41.

［18］ Johnson P,Bruix J. Hepatocellular carcinoma and the art of prognostication[J]. J Hepatol, 2000,33:1006.

［19］ Farinati F,Rinaldi M,Gianni S,et al. How should patients with hepatocellular carcinoma be staged?[J]. Cancer,2000,89:2266-2273.

［20］ Chen CH,Hu FC,Huang GT,et al. Applicability of staging systems for patients with hepatocellular carcinoma is dependent on treatment method-Analysis of 2010 Taiwanese patients[J]. Eur J Cancer,2009,45:1630-1639.

［21］ Chung H,Kudo M,Takahashi S,et al. Review of current staging systems for hepatocellular carcinoma[J]. Hepatol Res,2007,37:S210-S215.

［22］ Llovet JM,Bruix J. Prospective validation of the Cancer of the Liver Italian Program(CLIP) score:a new prognostic system for patients with cirrhosis and hepatocellular carcinoma[J]. Hepatology 2000,32:679-680.

［23］ Chan SL,Mo FK,Johnson PJ,et al. Prospective validation of the Chinese University Prognostic Index and comparison with other staging systems for hepatocellular carcinoma in an

Asian population[J]. J Gastroenterol Hepatol,2011,26:340-347.

[24] Marrero JA,Fontana RJ,Barrat A,et al. Prognosis of hepatocellular carcinoma:comparison of 7 staging systems in an American cohort[J]. Hepatology,2005,41:707-715.

[25] Kondo K,Chijiiwa K,Nagono M,et al. Comparison of seven prognostic staging systems in patients who undergo hepatectomy for hepatocellular carcinoma[J]. Hepatogastroenterology,2007,54:1534-1538.

[26] Huang YH,Chen CH,Chang TT,et al. Evaluation of predictive value of CLIP,Okuda,TNM and JIS staging systems for hepatocellular carcinoma patients undergoing surgery [J]. J Gastroenterol Hepatol,2005,20:765-771.

[27] Llovet JM,Fuster J,Bruix J,et al. The Barcelona approach:diagnosis,staging,and treatment of hepatocellular carcinoma[J]. Liver Transpl,2004,10:S115-S120.

[28] Yin L,Li H,Li AJ,et al.Partial hepatectomy vs. transcatheter arterial chemoembolization for resectable multiple hepatocellular carcinoma beyond Milan Criteria:a RCT[J]. J Hepatol,2014,61(1):82-88.

第十一章

肝癌复发和转移的诊断及鉴别诊断

一、肝癌复发与转移的定义

肝癌患者接受外科切除、消融等根治性治疗后肝内或(和)肝外出现的新发肿瘤,称为复发与转移。肝内转移多在术后 2 年内出现,新发肿瘤通常在手术 2 年后被发现。肝癌复发、转移分为肝内转移(intrahepatic metastasis,IM),多中心发生(multicentric occurrence,MO)和肝外转移。肝癌根治性切除后近期(3 年)肝内复发多为肝内转移(IM),远期复发多是新生病灶即多中心发生(MO),远期复发的预后优于近期复发。肝癌肝外转移最常见的部位是肺。肝癌的复发可以是肝内转移或者是新发肿瘤。遗传学的研究结果认为, 在复发的肝癌中约 60%~70% 为肝内转移,约 30%~40% 为新发肿瘤。

二、肝癌治疗后复发或转移常用诊断方法及其临床价值

(一)病史和体检

1. 病史

患者既往有肝癌病史,已行切除、射频等根治性治疗,病理结果确诊为肝恶性肿瘤,术后随诊发现 AFP 等肿瘤标志物升高,影像学发现新发肿瘤。

2. 症状

(1)早期症状:早期常无明显不适症状,多因复查时发现 AFP 升高,CT、MRI

等影像学检查常提示新发病灶,但部分病例影像学可无明显异常。

(2)晚期症状:临床表现有肝区疼痛、腹胀、纳差、乏力、消瘦,进行性肝大或上腹部包块等;部分患者有低热、黄疸、腹泻、上消化道出血;肝癌破裂后出现急腹症表现等。

(3)转移症状:肝癌的转移分为肝内、肝外转移,肝内转移的症状如上所述;远处转移最常见转移部位为肺,转移至肺严重时可引起咳嗽、咳血;转移到肝门淋巴结、锁骨上、主动脉旁、胰、脾等处淋巴结。胸膜转移可使胸膜腔出现胸腔积液或血胸,易误诊为结核性胸膜炎。癌栓栓塞肺动脉或分支可引起肺梗死,突发严重呼吸困难和胸痛。癌栓阻塞下腔静脉,可出现下肢严重水肿,甚至血压下降;阻塞肝静脉可出现 Budd-Chiari 综合征。肿瘤转移到骨可引起局部疼痛,其疼痛特点为由间断性逐渐变为持续性,呈进行性加剧。转移部位骨骼表面向外突出,后期可出现病理性骨折,骨转移患者常因疼痛而就诊,对肝癌患者主诉骨痛而怀疑骨转移时,应仔细检查。种植转移少见,偶可种植在腹膜、横膈、胸腔等处,引起血性腹水、胸水;女性可在卵巢形成较大的癌块。

3. 体征

患者多为复查入院,常无明显阳性体征;阳性体征中以压痛为最常见的特征性体征之一,肝质地坚硬,表面及边缘不规则,常呈结节状。脾肿大多见于合并肝硬化与门静脉高压病例。门静脉或脾静脉内癌栓或肝癌压迫门静脉或脾静脉也能引起充血性脾肿大。少部分患者可有黄疸,当肿瘤广泛浸润可引起肝细胞性黄疸;当侵犯胆管或肝门淋巴结肿大压迫胆管时,可出现阻塞性黄疸。其余常见肝硬化的体征包括腹水、腹壁静脉曲张、蜘蛛痣、皮肤黏膜出血等;其中以腹水为常见,常见草绿色腹水,多因肝硬化门静脉高压、门静脉或肝静脉癌栓所致,向肝表面浸润的肿瘤局部破溃糜烂或肝脏凝血功能障碍可致血性腹水。转移灶相应体征可有锁骨上淋巴结肿大,胸膜淋巴转移可出现胸腔积液或血胸。骨转移可见骨骼表面向外突出,有时可出现病理性骨折。脊髓转移压迫脊髓神经可表现截瘫,颅内转移可出现偏瘫等神经病理性体征。

(二)实验室和影像学检查

1. 特殊肿瘤标志物

甲胎蛋白(α-fetal protein,AFP),糖类抗原 199(carbohydrate antigen 199,

CA199)，癌胚抗原(carcinoembryonic antigen，CEA)和 α-L-岩藻糖苷酶(α-L-fu-cosidase，AFU)在血清中的水平可对原发性肝癌及是否发生转移进行初步诊断，也可对原发性肝癌与肝癌转移部位鉴别诊断提供参考依据。其中 AFP、CA199 为常用重要标志物，如果指标短期内有进行性的升高，则考虑有肿瘤的复发。CA199 是与消化道肿瘤相关的一种糖蛋白，它属肿瘤相关抗原，其在进展期和转移性消化道肿瘤患者阳性率较高，已被临床用作消化道肿瘤外科治疗效果评价参数以及术后转移与复发等的重要随访指标。CEA 是一种蛋白多糖复合物，可广泛存在于内胚叶起源的消化系统癌，也存在于正常胚胎的消化道组织中，在正常人血清中也可有微量存在。癌胚抗原是一个广谱性肿瘤标志物，它能反映出多种肿瘤的存在，对结直肠癌、乳腺癌和肺癌的疗效判断、病情监测和预后评估是一个较好的肿瘤标志物，对肿瘤早期诊断作用不明显。近来国内外报道，原发性肝癌患者 AFU 活性显著升高，具有较高敏感性和特异性，提出 AFU 可作为诊断 PHC 的标志物，血清 AFU 活性动态对判断肝癌治疗效果、评估预后和预测复发是极其重要的。

2. B 超

可以初步确定肝内有没有占位性的病变；提示占位的性质以及位置，B 超还可以了解到占位的血供情况。现在 B 超已经成为肝癌的普查和术后随访的重要检查手段之一，其优点有实时性、无创性、重复性、灵敏度高等。近年发展起来的超声造影检查，明显提高了肝癌诊断，其能直观显示造影剂进入病灶直至消退的完整过程，对不典型小肝癌及良性结节的检出率和定性诊断率相当于增强 CT 和磁共振。但所有类型 B 超检查都存在超声难以检测的盲区，由于气体干扰、肋骨遮盖等因素导致部分特殊部位(如膈顶部)的病灶漏诊，而且很大程度上会受到操作者的知识、经验以及操作技巧的影响。影像的清晰度也是这三种检查中最低的。

3. CT

CT 影像可清晰地显示患者肝脏的生理解剖结构，为其后期的手术治疗提供可靠的依据；CT 可通过增强扫描的方式提高患者检查图像的清晰度；进行 CT 检查可细致地观察到肝癌患者病灶部位的形态、轮廓、出血情况等，以全面地了解其病情。

4. MRI

磁共振成像对肝癌的诊断具有重要价值。其扫描方法分为平扫(包括 SE、T1、T2 和质子加权像等常规序列)和增强扫描。磁共振(MRI 或 MR)无放射性辐射,组织分辨率高,可以多方位、多序列成像,较 CT 有着丰富的参数,有助于诊断肝癌。对肝癌病灶内部的组织结构变化如出血坏死、脂肪变性以及包膜的显示和分辨率均优于 CT 和 US。对良、恶性肝内占位,尤其与血管瘤的鉴别,可能优于 CT;同时,无需增强即能显示门静脉和肝静脉的分支;对于小肝癌 MRI 优于 CT。特别是高场强 MR 设备的不断普及和发展,使 MR 扫描速度大大加快,可以和 CT 一样完成薄层、多期相动态增强扫描,充分显示病灶的强化特征,提高病灶的检出率和定性准确率。另外,MR 功能成像技术(如弥散加权成像、灌注加权成像和波谱分析)以及肝细胞特异性对比剂的应用,均可为病灶的检出和定性提供有价值的补充信息,有助于进一步提高肝癌的检出敏感率和定性准确率以及全面、准确地评估多种局部治疗的疗效。因 MRI 可提供多种参数,有利于判断肝癌消融后病灶边缘是否有肿瘤的残留。另外有锰和超顺磁性氧化铁颗粒(SPIO)正作为造影剂在研究和使用。这些物质可以增加病灶显示的特异性,而转移性病变则不能,因此肝脏原发肿瘤强化而转移灶不强化,从而鉴别病灶来自肝内或肝外;但 MRI 仍有其缺点,其检查成像速度较 CT 慢;费用相对较高,且金属对核磁影响很大,体内有金属:如装有心脏起搏器,体内其他金属异物等患者均不能行此检查,以免造成伤害。

5. PET-CT

由 PET 提供病灶详尽的功能与代谢等分子信息,而 CT 提供病灶的精确解剖定位,一次显像可获得全身各方位的断层图像,具有灵敏、准确、特异及定位精确等特点,可一目了然地了解全身整体状况,达到早期发现病灶和诊断疾病的目的,能准确判定肿瘤治疗后的肿瘤复发。

6. ECT

ECT 全身骨显像是一种灵敏度高和非创伤性的诊断方法,对恶性肿瘤早期骨转移具有较高的检出率,是诊断骨转移的常规检查手段,可以为肿瘤分期提供临床依据。据相关研究表明,ECT骨显像诊断骨转移肿瘤的阳性率一般为70%~90%。

三、肝癌原发病灶复发的诊断与鉴别诊断

术后两年内多为复发性肝癌的高危险期,肝癌的复发也存在单中心和多中心复发两种,复发性肝癌与术前肝癌的生物学特征也基本一致。术后随访、定期复查是早发现肝癌复发的主要方法,目前首推的方法是B超和AFP检测。通常AFP阳性的肝癌患者行根治术后,AFP可转为阴性,如再度出现AFP异常或升高,往往提示复发、转移的可能性,这也是亚临床复发或转移的第一征象。B超检查是一种简便易行而无创伤的方法,对检出复发性肝癌具有辅助诊断和动态监测的重要作用。每2~3个月全面进行生化和B超检查是完全必要的,如出现可疑征象而经上述检查不能做出结论时,可结合CT、数字减影血管造影以及磁共振等影像学检查进一步明确诊断。

四、肝癌复发/转移的再次手术治疗指征

肝癌复发的外科治疗主要包括再次手术切除和肝移植。

1. 再次手术切除

再次手术切除是治疗肝癌术后复发的有效手段,据文献报道,再次手术切除术后5年生存率为22%~83%,与首次切除预后相近,明显好于未治疗患者(2年生存率为7.3%)。目前肝癌术后复发行再次肝切除手术指征:具有良好的肝功能,一般要求Child-Pugh评分A级;余肝有不同程度的代偿性增生,再次手术后残肝体积足够;复发肿瘤单发,多发结节应局限于一叶或一肝段内,无肝门主要血管及胆管侵犯;若伴单发或较局限的肝外转移病灶可手术切除者,也可考虑同时切除。至于手术方式的选择,应综合考虑肿瘤数目、部位、肝功能等因素,在完整切除肿瘤的前提下,尽量保存正常肝组织。可供选择的有局部切除术、肿瘤剜除术、肝段或肝叶切除术。局部切除及肿瘤剜除术的主要优势在于可以保存更多的正常肝组织,特别是对于肿瘤数目为多发,且不在同一肝段上者,局部切除及肿瘤剜除术对于正常肝段的保护程度更明显,且此类手术操作上更

加简单易行,在复发性小肝癌的应用中也更广泛。而肝段切除或肝叶切除术可以根据血管的分布进行解剖性的肝切除,可以更大程度地切除沿微血管播散的肿瘤细胞,但其切除的肝组织更多,对复发性肝癌患者可能引起术后肝功能严重不全甚至肝功能衰竭。

在临床过程中由于患者肝硬化,一般情况差,可施行术中大的复发病灶切除,微小病灶的局部微波射频消融治疗,或可在腹腔镜下行复发肝癌切除联合局部消融治疗。

对于肝癌患者术后复发,有学者提出有计划性肝切除方式,通过经导管肝动脉化疗栓塞术(transcatheter arterial chemoembolization,TACE)后联合选择性门静脉栓塞术(portal vein embolization,PVE),将患者保留侧肝脏养大,增加余肝体积,扩大手术适应证,并取得良好效果。

2. 肝移植

挽救性肝移植的方法与普通肝移植的方法并无差别,但由于术后复发的患者常存在着腹腔粘连、术后肝功能受损等情况,因此,肝移植手术的难度和风险更大,可能增加术中的出血及术后并发症的发生率,甚至围手术期病死率也会更高。

351

五、肝癌复发/转移的局部治疗指征

部分肝癌术后复发转移者,由于肿瘤多发、肝脏的基础病变以及肝功能等影响,无法耐受手术切除。而局部消融治疗对患者肝功能影响较小,对于合并严重肝硬化、肝功能不全的复发患者也能施行,因此,局部消融治疗对复发性肝癌的疗效日益受到重视。目前临床上常用的局部治疗为局部消融治疗、TACE、放射治疗等。

1. 局部消融治疗

局部消融治疗包括射频消融(radiofrequency ablation,RFA)、微波消融、冷冻治疗、高强度聚焦超声消融以及无水乙醇注射治疗,其通常适用于单发肿瘤,最大径≤5cm;或肿瘤数目≤3个,且最大直径≤3cm;同时无血管、胆管和邻近器官侵犯以及远处转移。局部消融治疗的优势在于经皮穿刺,从而避免了再次手术,可反复多次治疗,最大限度地保护了残肝的功能。国外多项研究结果证实了 RFA 在复发性肝癌治疗中的价值,指出 RFA 对于病灶较小的肝内复发肿瘤,可与再切除一样得到相似的根治效果。

2. TACE

经肝动脉血管介入治疗是目前肝癌治疗中应用最广泛的治疗手段,其中 TACE 是一种动脉内化学药物治疗和栓塞联合的肝内局部治疗方式,在导致肿瘤坏死方面具有协同作用,是目前肝癌中应用最广的治疗方法,适用于多发性肿瘤或肿瘤较大不宜手术切除者,在复发性肝癌中的作用明显。对于转移性的复发性肝癌,在肿瘤转移病灶发现的同时,有可能隐藏了影像学检查无法探及的微小转移灶,这类复发性肝癌预后较差,手术或局部消融仅能治疗可以发现的病灶,因此效果不甚理想。而且,肝癌切除术后肝内播散灶由于手术的刺激,以及术后机体的免疫力下降,播散灶增生更加迅速,而 TACE 作为一种全肝治疗方法,对于此类患者,较之手术切除和局部消融,可以起到良好的效果。目前,颇具争议的是 TACE 对于肝癌根治术后复发的预防作用。一般来说,TACE 能杀灭残存的卫星灶和肿瘤细胞,最大可能抑制肿瘤复发。有学者认为术后辅以 TACE 治疗有望降低术后复发率,但是否对所有肝癌术后患者应进行常规 TACE 治疗以预防复发,目前文献报道观点不一致。

3. 放射治疗

随着肝细胞癌放射生物学观念的改变,肝细胞癌目前被认为是一种放射敏感性肿瘤,传统放射治疗由于其并发症——放射相关性肝病发生率高,限制了其在肝癌临床治疗中的应用。近年来,放射治疗技术发生了飞速发展,三维适形放射治疗、调强适形放射治疗、立体定向放射治疗甚至四维适形放射治疗在临床中已经广泛应用,大大降低了各种肝癌放射治疗并发症的发生率,放射治疗已在肝癌治疗中得到进一步发展。当然也应当看到,放射治疗仍是局部控制肿瘤,对于复发性肝癌,需要联合其他治疗方法才能进一步提高总体疗效。另外,约有 41% 患者对放射治疗不敏感,需要寻找放射敏感性的生物标志物,以对不同患者采取个体化治疗,从而提高临床效果,延长总体生存时间。

六、肝癌复发/转移多学科治疗模式

随着早期诊断技术和外科治疗技术的提高，肝癌患者术后疗效不断提高，但其远期疗效仍不理想。对于复发的肿瘤，治疗方法应包括再次手术治疗、局部治疗及系统治疗等多学科治疗手段。多学科治疗是提高复发肝癌总体疗效的关键措施，它可以根据病情实际，合理运用不同学科的治疗手段并联合应用，发挥各种治疗方法的优势，以便达到最好的治疗效果。

对于肝癌的治疗，依据患者的身体状况、病理分期和分型以及基因表达等情况，合理科学地运用外科手术、局部治疗、化疗、放疗、分子靶向治疗、抗病毒治疗等方法进行 MDT 的综合治疗模式已经是共识。目前，临床上对于复发性肝癌常用的多学科联合治疗方法有：再次手术切除联合术后 TACE 治疗、RFA 联合 TACE、姑息切除联合靶向治疗、TACE 联合放射治疗、TACE 联合靶向治疗等。

病毒性肝炎感染导致的慢性肝炎、肝纤维化和肝硬化是肝癌的发生和肝癌复发的重要危险因素，因此，积极的抗病毒治疗有利于降低其复发率，延长生存时间。分子靶向药物索拉非尼单独或与其他治疗方法联合，已被推荐用于肝癌术后复发转移的患者。mTOR 抑制剂——西罗莫司等新的分子靶向药物目前正在开展临床研究，有望成为索拉非尼一线治疗失败后的选择。对于肝功能良好的晚期复发肝癌患者，化疗仍不失为可供选择的治疗方法，有证据显示奥沙利铂联合 FOLFOX4 方案优于单一的阿霉素。其他治疗手段，如免疫疗法、中医中药等，尚缺乏高级别的循证医学证据支持，需要进一步观察和研究。

（胡智明　尚敏杰）

参考文献

［1］ Torre LA，Bray F'Siegel RL，et al.Global cancer statistics，2012 ［J］. CA Cancer J Clin，2015，65（2）：87-108.

［2］ Fomer A，Llovet JM，Bruix J.Hepatocellular carcinoma ［J］. Lancet，2012，379（9822）：1245-1255.

［3］ Chan DL，Morris DL，Chua TC.Clinical efficacy and predictors of outcomes of repeat hepatectomy for recurrent hepatocellular carcinoma-a systematic review ［J］. Surg Oncol，2013，22(2)：e23-30.

［4］ Cabibbo G，Enea M，Attanasio M，et al.A meta—analysis of survival rates of untreated patients in randomized clinical trials of hepatocellular carcinoma［J］.Hepatology，2010，51(4)：1274-1283.

［5］ 徐立，石明，张亚奇，等.肝细胞癌手术切缘对患者术后复发与生存的影响［J］.中华肿瘤杂志，2006，28(1)：47-49.

［6］ Tang YH，Wen TF，Chen X.Resection margin in hepatectomy for hepatocellular carcinoma：a systematic review［J］. Hepatogastroenterology，2012，59(1 17)：1393-1397.

［7］ 汤钊猷.再论肝癌根治术后复发转移的研究［J］.中华肝胆外科杂志，2001，7(1)：643-645.

［8］ Huang ZY，Liang BY，Xiong M，et al.Long-term outcomes of repeat hepatic resection in patients with recurrent hepatocellular carcinoma and analysis of recurrent types and their prognosis：a single-center experience in China［J］. Ann Surg Oncol，2012，19(8)：2515-2525.

［9］ Zhu Y，Dong J，Wang WL，et al.Short-and long-term outcomes after salvage liver transplantation versus primary liver transplantation for hepatocellular carcinoma：a meta-analysis［J］. Transplant Proc，2013，45(9)：3329-3342.

［10］ Liang HH，Chen MS，Peng ZW，et al.Percutaneous radiofrequency ablation versus repeat hepatectomy for recurrent hepatocellular carcinoma：a retrospective study［J］. Ann Surg Oncol，2008，15(12)：3484-3493.

［11］ Peng ZW，Zhang YJ，Liang HH，et al.Recurrent hepatocellular carcinoma treated with sequential transcatheter arterial chemoembolization and RF ablation versus RF ablation alone：a prospective randomized trial［J］.Radiology，2012，262(2)：689-700.

［12］ Choi JW，Park JY，Ahn SH，et al.Efficacy and safety of transarterial chemoembolization in recurrent hepatocellular carcinoma after curative surgical resection ［J］. Am J Clin Oncol，2009，32(6)：564-569.

［13］ Zeng ZC，Tang ZY，Fan J，et al.Consideration of role of radiotherapy for lymph node metastases in patients with HCC：retrospective analysis for prognostic factors from 125 patients ［J］. Int J Radiat Oncol Biol Phys，2005，63(4)：1067-1076.

［14］ Wang SN，Chuang SC，Lee KT.Efficacy of sorafenib as adjuvant therapy to prevent early recurrence of hepatocellular carcinoma after curative surgery:a pilot study〔J〕. Hepatol Res,2014,44(5):523-531.

［15］ 广东省抗癌协会肝癌专业委员会. 肝癌多学科综合治疗团队建立——广东专家共识(1)[J]. 临床肝胆病杂志,2014,30(11):1112-1115.

［16］ 胡智明,赵大建,邹寿椿,等. TACE 联合选择性 PVE 在计划性肝切除术中的初步体会[J]. 中华普通外科杂志,2012,27(6):524-525.

［17］ 杨鸿国,李更天,胡智明,等. 肝动脉化疗栓塞联合选择性门静脉栓塞在计划性肝切除术中的应用[J]. 中华肝胆外科杂志,2015,21(3):204-205.

第十二章
肝癌的预后因素和随访

一、肝癌的预后因素

目前针对原发性肝癌预后的总体评价标准尚未达成权威共识,依据各临床病理因素的特性可将原发性肝癌的预后因素大致归结为:宿主因素、肿瘤因素和治疗因素三个层面。

(一)宿主因素

宿主因素包括性别、年龄、Child-Pugh 肝功能分级、乙肝病毒感染等。有报道显示女性肝癌患者预后较男性好,生存期较男性患者长。年龄是否与肝癌的预后有关目前仍存在争议,有研究发现年龄越小,恶性度越高,预后越差。目前 Child-Pugh 肝功能分级作为肝癌预后的独立影响因子被广泛认同,其反映了肝脏的生理功能和代谢能力。肝功能分级越差,生存率越低。因为不论是手术切除还是肝动脉化疗栓塞术(TACE)或者肝癌射频消融术等对肝功能均有一定程度的损害,从而严重影响了其生存质量和预后。乙肝病毒作为肝癌的重要致癌因素之一,在肝癌的发生、发展中发挥着相当重要的作用。长期的乙肝病毒复制会导致肝功能代偿能力下降,进而发展为肝硬化,最终肝硬化发展为肝癌,这作为肝癌的主要致病机制而被广泛认可。多项研究均表明,乙肝病毒的活动是肝癌预后的独立影响因素。

(二)肿瘤因素

(1)肿瘤大小:肿瘤大小集中体现了肿瘤的生物学特性,也反映了肿瘤生长迅速的生物学特性。肿瘤大小是影响肝癌患者预后的重要因素。肝癌体积越大，其预后越差，有报道发现肝癌直径>10cm者，1年生存率为37.5%，<10cm者，1年生存率为63.2%。

（2）肿瘤数目：肿瘤单发者较多发者好，5年生存率分别为46%和24%。

（3）肿瘤生长方式：膨胀性生长者周围可形成假包膜，不易发生周围侵犯，预后较好，5年生存率可达54.5%，而浸润性癌包膜不完整，容易发生血管侵犯和转移，5年生存率仅达21.4%。

（4）肿瘤分化程度：肿瘤分化程度与肝癌患者预后有明显的关系，1年生存率Ⅰ、Ⅱ、Ⅲ、Ⅳ级分别为60%、31.8%、24%、0。作者统计的20例患者中，病程在2年以上者无一例为Ⅳ级，而3个月以下者无一例为Ⅰ级。

（5）肝内静脉癌栓：肝内静脉无癌栓者优于肝内静脉有癌栓者，5年生存率分别为63.9%和40.8%。

（6）门静脉癌栓形成：肝癌由肝动脉和门静脉两个途径供血。肝动脉主要供应肿瘤的中央部分，门静脉则供应肿瘤周边癌细胞生长活跃的部分，故约40%~60%的肝癌在手术切除时已经有肝内转移，包括癌栓侵犯肝内门脉分支。肝癌门静脉癌栓的镜下发生率高达90%，门静脉癌栓形成是肝癌肝内广泛播散的重要原因。

（7）肿瘤分期：亚临床肝癌较中期和晚期患者预后好，5年生存率分别为53.2%、28.2%和0。

（8）分子生物学特性：肝癌复发和转移是一个复杂的生物学过程，涉及多个基因和多种分子变化。肿瘤细胞自身与宿主之间错综复杂的关系，受多种基因调控如p53基因、H-ras基因、Heparanse基因、MDM2基因、血管内皮细胞生长因子（VEGF）、C-myc基因、nm23基因、KAI-l基因等。肝癌转移基因的激活和转移抑制基因的失活均可诱发肝癌细胞转移表型的改变而导致转移的发生。

（三）治疗因素

目前针对肝癌的治疗方法越来越多，临床上常见的有手术切除、肝动脉化疗栓塞术（TACE）、肝癌射频消融术、微波治疗、冷冻疗法、放疗、化疗、中医中药治疗等。选择不同的治疗方法对肝癌的预后有着不同的结果，肝切除术依然作为肝癌治疗的首选方法,是目前公认的唯一有可能治愈肝癌的手段。肝癌患者如能够根治性切除,其5年生存率可达50%以上。而影响肝癌手术切除效果的因素包括肿瘤切缘、围手术期输血量、医源性播散以及术后有无酗酒、有无辅助性化疗等。

肝癌切除通常分为根治性切除与姑息性切除两类。而肿瘤切缘是评价是否为根治性切除的一个重要指标,对肝癌手术而言,切缘大小,一方面要考虑肿瘤的根治性,切缘愈大愈彻底;另一方面要考虑残留肝脏的代偿能力。在肝癌手术中,每增加1cm的切缘将损失一大片无瘤肝组织,尤其是合并肝硬化的肝癌,切除过多肝组织将引起术后肝功能失代偿。我国85%以上的肝癌患者合并有肝炎后肝硬化,因此必须在足够的肿瘤清除和最大限度地保留残留肝组织之间取得一个平衡。一般认为,切缘距肿瘤边缘1cm以上均能达到根治。

多项研究表明术后酗酒可促进肝癌复发,其可能原因包括:引起肝细胞损伤;诱导肝微粒酶促使癌前病变转化为癌;马洛里小体(Ma LLory's Body)致病性的"癌前体"假说,它可能同控制肿瘤特征的细胞基因有关,提高了新的原发癌变的敏感性和促进肝内转移。

围手术期输血可能促进肝癌复发,因输血使免疫调节T细胞及NK细胞减少,机体抗肿瘤免疫受到抑制。香港大学癌症研究中心的一项大型回顾性研究结果显示,减少围手术期输血和根据筛查早做诊断均能极大地提高肝切除患者的总体生存率。

二、肝癌治疗后的随访

(一)随访的意义

(1)目前肝癌的有效治疗方法包括肝切除、肝移植及各种局部消融疗法及TACE等。综合治疗更为肝癌的治疗提供了新的理念,也使肝癌患者的治疗取得了新的进展,但总的预后仍不令人满意,治疗后的5年生存率仍只有30%左右。

(2)复发转移的机制仍不明确,通过随访,可以掌握更多的信息,寻找更多的原因,以便为更多的患者寻找预防措施。

(3)肝癌的自然病程也无确定的时间,因此对各种治疗效果的评价也缺乏很客观的指标。

(4)早期发现复发转移,给予对应的治疗,仍可取得较好的效果。

(5)肝癌的复发与肿瘤的大小、数量、血管侵犯情况和生长方式、乙肝病毒的复制等因素有关,经过随访可以更清楚地掌握每位患者的情况,为患者提供合理化的建议和健康指导,以及进一步的治疗措施。

(6)肝癌患者心理状态或多或少会有负情绪,而负情绪会加重或加速病情的发展,通过随访,可及时了解患者的心理状态,给予对应的心理干预,提高患者的生活质量。

(7)肿瘤的治疗不再是单一强调生存率及生存时间,生活质量更被医务工作者及患者重视,何种治疗措施及治疗方法可以提高患者的生活质量,只有通过随访才能得出可靠的结论。

(二)随访的方法

随访的方法有病案跟踪、电话随访、信访、家访等。

(三)随访的时间

(1)在医院死亡病例:此部分病例不需进行电话随访和信访,通过整理病案即可掌握到病例的情况。

(2)病危出院病例:此部分病例绝大部分于出院后近期死亡,近期随访 1 次即可得到结果。但也有个别出现例外者。

(3)治疗效果较好出院病例:此部分病例中,相当部分生存时间较长,需反复回院复查治疗。根据治疗方式的不同又可以分为:

①肝癌术后:2 年内,每 3 个月复查 1 次,有研究发现原发性肝癌,肿瘤的体积倍增时间为 3.18±1.18 个月,所以 3 个月复查即使肿瘤有复发,3 个月内仍可以早发现,早治疗。以后每半年复查 1 次。

②TACE 治疗后:前 3 个月每月复查 1 次,2 年内,每 3 个月复查 1 次,以后每半年复查 1 次。

③射频消融治疗后:前 3 个月每月复查 1 次,2 年内,每 3 个月复查 1 次,以后每半年复查 1 次。

④对于性质不明小结节,建议前 3 个月每月检查 1 次,病变稳定可延长至

每2~3个月随访1次,对有增大时可建议穿刺活检。

(4)确诊后未治疗出院病例:此部分病例可能会到其他医院治疗或回当地行中草药治疗,也有不进行任何治疗者。此类病例也需按第3类病例随访。

(四)随访的内容

随访内容包括初次治疗的方法、患者身体现状、生活自理能力、工作能力、家庭或社会状况、情绪状况、院外治疗情况、患者及家属对医院的要求、提醒患者按时回院复查治疗及联系方法、患者死亡时间、死亡原因。随访情况登记和生活质量调查表举例如下:

随访情况登记

初次治疗的方法:手术切除□,射频消融□,TACE□,其他□(注明具体方法)

一、随访时间:_____年_____月____日

二、随访时情况:

□1. 任何正常情况不受限制。

□2. 强体力活动受限制,但可行动并能做轻工作。

□3. 能活动和生活自理,但不能做任何工作。白天卧床时间不超过半天。

□4. 仅有部分生活自理的能力,白天卧床或坐椅子上的时间超过半天。

□5. 生活完全不能自理,整天卧床或坐在椅子上。

三、若目前不幸有复发或转移,则请注明并在该项目后填上日期

1. 局部复发:_____年_____月____日

2. 远处转移:肝□,肺□,骨□,其他:_____年_____月____日

3. 腹膜种植转移:□_____年_____月____日

4. 复发后采用的对应处理措施:

手术□,射频消融□,TACE□,其他(请注明方法)□_____年_____月____日

四、若目前不幸死亡,则请注明并在该项目后填上日期

1. 局部复发:_____年_____月____日

2. 远处转移:肝□,肺□,骨□,其他:_____年_____月____日

3. 腹膜种植转移:□_____年_____月____日

4. 基础肝病:_____年_____月____日

5. 上消化道出血:_____年_____月____日

6. 其他疾病：_____年_____月____日

五、生存期

患者无病生存时间：_____年_____月____日

无进展生存时间：_____年_____月____日

带瘤生存时间：_____年_____月____日

实际生存时间：_____年_____月____日

生活质量调查表

(一)患者基本信息

年龄,性别,种族,受教育程度(文盲,小学,高中,中专,大专,本科及以上),职业,婚姻状况(单身,已婚,分居,离婚,寡居或鳏居)

(二)临床特征

1.病变部位(尾叶,左肝：Ⅱ、Ⅲ、Ⅳ,右肝：Ⅴ、Ⅵ、Ⅶ、Ⅷ)。2.病变情形(结节型：单发、多发；肿块型、弥漫型)。3.当前治疗(否;是:手术、介入、射频消融、化疗、放疗、其他;治疗时间)。

(三)肿瘤患者功能评价

功能评价:包括四部分生活质量评价内容。

表1　身体健康状况(physical well-being)评价

Physical well-being 身体健康状况	Not at all (一点也不) 0	A little bit (一点点) 1	Some what (有一些) 2	With a bit (有点多) 3	Very much (很多) 4
I have a lack of energy. 我缺乏精力。					
I have nausea. 我有恶心。					
Because of my physical condition,I have trouble meeting the needs of my family. 由于身体状况问题,难满足家庭需要。					
I have pain. 我有疼痛。					
I am bothered by side effects of treatment. 我对治疗的副作用感到烦恼。					
I feel ill. 我感觉难受。					
I am forced to spend time in bed. 强迫自己卧床。					

表 2　社会/家庭（social/ family well-being）状况评价表

Social/family well-being 社会/家庭健康状况	Not at all (一点也不) 0	A little bit (一点点) 1	Some what (有一些) 2	With a bit (有点多) 3	Very much (很多) 4
I feel close to my friends. 我感觉朋友亲近。					
I get emotional support from my family. 我得到家人情感上的支持。					
I get support from my friends. 我得到朋友的支持。					
My family has accepted my illness. 我的家人已接受了我的病。					
I am satisfied with family communication about my illness. 有关我的疾病与家人的沟通我很满意。					
I feel close to my partner or the person who is my main support. 我感觉得到我与我的配偶（或主要的支持者)亲近。					
Regardless of your current level of sexual activity,please answer the following question,if you prefer not to answer it, please check this box □ and go to the next section. 不管你现在的性生活如何，请回答下列问题,如果不愿意回答,请选择□并进行下一个项目！ I am satisfied with my sexlife. 我对我的性生活满意。					

表 3　情绪状况(emotion well-being)评价表

情绪状况 (Emotion well-being)	Not at all (一点也不) 0	A little bit (一点点) 1	Some what (有一些) 2	With a bit (有点多) 3	Very much (很多) 4
I feel sad. 我感到悲伤。					
I am satisfied with how I am coping with my illness. 我对我怎样应对疾病感到满意。					
I am losing hope in the fight against my illness. 我对与疾病斗争失去希望。					
I feel nervous. 我感觉紧张。					
I worry about dying. 我担心将死亡。					
I worry that my conditong will get worse. 我担心我的状况会越来越差。					

表 4　功能状况(functional well-being)评价表

功能状况 (Functional well-being)	Not at all (一点也不) 0	A little bit (一点点) 1	Some what (有一些) 2	With a bit (有点多) 3	Very much (很多) 4
I am able to work(include work at home). 我能工作包括家庭工作。					
My work(including at home) is fulfilling. 我的工作(包括家庭工作)能够完成。					
I am able to enjoy life. 我能享受生活。					
I have accepted my illness. 我已接受了我的病。					
I am sleeping well. 我睡眠好。					
I am enjoying the things I usually do for fun. 我以做我通常爱做的事为乐。					
I am content with the quality of my life right now. 我满足于我现在的生活质量。					

肝胆系统肿瘤功能评价附加相关内容(additional concerns FACT-Hep)

附加相关内容 (Additional concerns)	Not at all (一点也不) 0	A little bit (一点点) 1	Some what (有一些) 2	With a bit (有点多) 3	Very much (很多) 4
I have swelling or cramps in my stomach area. 我的腹部胀痛或痉挛性痛。					
I am losing weight. 我体重下降。					
I have control of my bowels. 我能控制大便。					
I can digest my food well. 我消化良好。					
I have diarrhea. 我有腹泻。					
I have a good appetite. 我食欲很好。					
I am unhappy about a change in my appearance. 我对我的外貌不满意。					
I have pain in my back. 我有背痛。					
I am bothered by constipation. 我对便秘感到烦恼。					
I feel fatigued. 我感到乏力。					
I am able to do my usual activities. 我能完成我通常的活动。					
I am bothered by jaundice or yellow color to my skin. 我因黄疸或皮肤发黄感到烦恼。					
I have had fevers. 我曾有发热。					
I have had itching. 我曾有发痒。					
I have had a change in the way food tastes. 我曾有口味的改变。					
I have had chills. 我曾有寒战。					
My mouth is dry. 我经常嘴干。					

(续)肝胆系统肿瘤功能评价附加相关内容(additional concerns FACT-Hep)

附加相关内容 (Additional concerns)	Not at all (一点也不) 0	A little bit (一点点) 1	Some what (有一些) 2	With a bit (有点多) 3	Very much (很多) 4
I have discomfort or pain in my stomach area. 我有上腹部不适或疼痛。					
I am bothered by swelling in my legs. 我因下肢水肿而烦恼。					
Do you have a hepatic artery infusion pump? 你有肝动脉灌注泵吗? If yes,please answer the following question. 如果选择有,请回答下列问题。	no □无□ yes□有□				
My hepatic artery infusion pump interferes with my usual daily activities. 我的动脉灌注泵影响我的日常活动。					
Biliary tubes, or bags, interfere with intimacy. 胆道管子或袋子影响我性生活。					
I am embarrassed by my biliary drainage tubes or bags. 胆道管子或袋子使我感到很尴尬。					
Caring for my biliary tubes is difficult. 护理这些管子很困难。					

365

(五)随访时复查内容

(1)血常规、肝肾功能、消化系统肿瘤标志物(至少含 AFP、CEA、CA199,有些患者 AFP 正常,但后两项指标增高,也是复发转移的迹象)。

(2)上腹部增强 CT 扫描。必要时加作胸部 CT 或胸部 X 线片检查。对体检发现相应部位可疑结节者,可针对相应部位进行必要的 CT 或超声检查。射频消融治疗的患者,可选择超声造影检查。超声造影检查可能发现切缘复发或肝内微小癌变的结节。

(3)乙肝阳性抗病毒治疗的患者,每 3 个月复查 HBV-DNA 拷贝数,以了解病毒控制情况。

(4)ECT 全身骨显像,尽管不作为常规复查项目,但对一些不能解释的不适或疼痛,可以排除骨转移。

(胡　超　王新保)

参考文献

[1]　陈万青,郑荣寿,曾红梅.2011 年中国恶性肿瘤发病和死亡分析[J].中国肿瘤,2015,24(1):1-10.

[2]　顾栋桦,朱亚珍,王翔,等.肝细胞癌中雄激素受体与乙型肝炎病毒 X 蛋白表达的相关性及临床意义[J].中华肿瘤杂志,2013,35(4):282-287.

[3]　Nie H,Cao Q,Zhu L,et al.Acetylcholine acts on androgen receptor to promote the migration and invasion but inhibit the apoptosis of human hepatocarcinoma [J].PLoS One,2013,8(4):e61678. doi:10.1371/journal.pone.0061678. Print 2013.

[4]　Lau H,Fan ST,Ng IO,et al.Long term prognosis after hepatectomy for hepatocellular carcinoma:a survival analysis of 204 consecutive patients[J]. Cancer,1988,83:2302.

[5]　Nagashima I,Haneda C,Naruse K,et al. Surgical resection for small hepatocellular carcinoma[J]. Surgery,1996,119(1):40-45.

[6]　Su CW,Chiou YW,Tsai YH,et al. The influence of hepatitis B viral load and pre-S deletion mutations on post-operative recurrence of hepatocellular carcinoma and the tertiary preventive effects by anti-viral therapy[J].PLoS One,2013,8(6):e66457.

[7]　Liang XU,Loncarevic IF,Tang ZY,et al. Resection of hepatocellular carcinoma:oligocentric origin of recurrent and multinodular tumour[J]. J Gastroenterol Hepatol,1991,6(1):77-80.

[8]　Chen Z,Xie B,Zhu Q,et al. FGFR4 and TGF-β1 expression in hepatocellular carcinoma:correlation with clinicopathological features and prognosis[J].Int J Med Sci,2013,10(13):1868-1875.

[9]　潘胜利,陈孝平,张万广,等. Paxillin 和 pl30Cas 蛋白在肝癌中的表达及意义[J].中华外科杂志,2006,44(23):1648-1649.

[10]　Vlodavsky I,Friedmann Y,Elkin M,et al Mammalian heparanase:gene cloning,expression and function in tumor progression and metastasis[J].Nat Med,1999,5(7):793-802.

[11]　Yano M,Asahara T,Dohi K,et al. Close correlation between a p53 or hMSH2 gene muta-

tion in the tumor and survival of hepatocellular carcinoma patients[J]. Int J Oncol,1999, 14(3):447-451.

[12]　Endo K,Ueda T,Ohta T,et al. Protein expression of MDM2 and its clinicopathological relationships in human hepatocellular carcinoma[J]. Liver,2000,20(3):209-215.

[13]　Dowman JK,Hopkins LJ,Reynolds GM,et al.Loss of 5α-reductase type 1 accelerates the development of hepatic steatosis but protects against hepatocellular carcinoma in male mice [J]. Endocrinology,2013,154(12):4536-4547.

[14]　宋丽杰,叶胜龙,王凯峰,等. DL C-1 基因表达与肝细胞癌复发转移的关系[J]. 中华肝脏病杂志,2005,13(6):428-431.

[15]　Rose AT,Rose DM,Pinson CW,et al.Hepatocellular carcinoma outcomes based on indicated treatment strategy[J]. Am Surg,1998,64(12):1128-1134.

[16]　Kumamoto T,Tanaka K,Matsuo K,et al. Adjuvant hepatic arterial infusion chemotherapy with 5-Fluorouracil and interferon after curative resection of hepatocellular carcinoma:a preliminary report[J]. Anticancer Res,2013,33(12):5585-5590.

[17]　Okada S,Ishii H,Nose H,et al. Influence of alcohol abuse onrecurrence after curative resection of hepatocellular carcinoma[J].Hepatogastroenterology,1995,42(6):944-949.

[18]　Bruno S,Savojardo D,Almasio PL,et al. Critical reappraisal of risk factors for occurrence of hepatocellular carcinoma in patients with hepatitis C virus[J]. Hepat Med,2011,3:21-28.

[19]　Yamamoto J,Kosuge T,Takayama T,et al. Perioperative blood transfusion promotes recurrence of hepatocellular carcinoma after hepatctomy[J]. Surgery,1994,115(3):303-309.

[20]　范上达,邱宗祥,潘冬平.肝癌的综合治疗[J].中华消化外科杂志,2011,10(4):241-246.

[21]　Lee JI,Kim JK,Chang HY,et al. Impact of postoperative hepatitis B virus reactivation in hepatocellular carcinoma patients who formerly had naturally suppressed virus [J]. J Gastroenterol Hepatol,2013,doi:10.1111/jgh.12472.

[22]　Budnik A,Grewe M,Gyufko K,et al. Analysis of the production of soluble ICAM-1 molecules by human cell[J]. Exp Hematol,1996,24(3):352-359.

[23]　魏矿荣,梁智恒,岑惠珊.广东省中山市 1995-2009 年主要癌症净生存率分析[J]. 中国肿瘤,2016,25(10):747-751.

[24]　廖彩仙.原发性肝癌的自然病程观察[J]. 肝胆外科杂志,1997,5(4):236-238.

[25]　夏冬,严律南. MMPs-TIMPs 与肝癌转移[J]. 中华肝胆外科杂志,2005,11(8):574-576.

367